传承集萃
——远方教授肾病临证辑要

远 方 主 编

北方联合出版传媒（集团）股份有限公司

辽宁科学技术出版社

图书在版编目（CIP）数据

传承集萃：远方教授肾病临证辑要 / 远方主编 .

沈阳：辽宁科学技术出版社，2024. 11. -- ISBN 978-7 -5591-3851-4

Ⅰ . R256.5

中国国家版本馆 CIP 数据核字第 20241AD449 号

出版发行：辽宁科学技术出版社

（地址：沈阳市和平区十一纬路25号　邮编：110003）

印　刷　者：辽宁鼎籍数码科技有限公司

经　销　者：各地新华书店

幅面尺寸：184 mm × 260 mm

印　张：12.25

字　数：360千字

出版时间：2024 年 11 月第 1 版

印刷时间：2024 年 11 月第 1 次印刷

策划编辑：寿亚荷

责任编辑：凌　敏

封面设计：刘　彬

版式设计：袁　舒

责任校对：闻　洋

书　　号：ISBN 978-7-5591-3851-4

定　价：98.00元

联系电话：024—23284356
邮购热线：024—23284502
E-mail：lingmin19@163.com
http://www.lnkj.com.cn

编委会

前　言

肾脏病是影响全球人类健康的重要疾病。据 2020 年世界卫生组织的报告显示，慢性肾脏病已成为导致死亡的前 10 位病因之一。2024 年中华医学会世界肾脏日公益活动的学术动态显示，我国慢性肾脏病患者人数已超过 1.3 亿人，急性肾损伤患者每年新发 100 万～300 万，尿毒症患者 100 万～200 万。慢性肾脏病和终末期肾病透析患者呈逐年增多趋势，给患者、家庭及社会带来沉重负担。因此，肾脏病已成为影响我国国民健康的重大疾病和重要公共卫生问题。尽管我国在原发性肾病、继发性肾病、慢性肾脏病、急性肾损伤、终末期肾病血液净化的诊治方面取得了飞速发展，但当前我国肾脏病防控依然面临严峻挑战。中医药在慢性肾脏病的防治方面取得了显著成效，辽宁省卫生健康委员会高度重视我省中医药事业的传承与发展，于 2022 年启动远方辽宁省名中医传承工作室建设项目，旨在通过传帮带，推动地方医院中医诊治能力的学习和提高。

本书《传承集萃——远方教授肾病临证辑要》以此立意，由远方辽宁省名中医传承工作室成员共同撰写。全书从学术思想、学术精华、专病论治、医案医话、专病专药等方面对远方教授的临床实战经验进行了挖掘整理，重点阐述了针对临床常见肾脏疾病治疗的学术思想和临床经验。全书分为 3 章：第一章专病论治篇，对慢性肾小球肾炎等 12 个病种，从疾病介绍、诊疗思路、审证求因、审因论治、日常饮食及情志调摄、验案举隅、临床心悟 7 个方面，分别进行阐述；第二章临床常见症状的诊治篇，以引言和临证经验为纲目，结合古代文献，系统论述了耳鸣、耳聋等 13 种症状的临床辨证及加减用药经验；第三章临床常用药味篇，按解表药、补虚药等 15 类，对 84 味中药的用药经验进行横向系统阐述。写作宗旨是贴近临床，突出实用性。

远方教授从事肾脏病的临床医教研工作 30 余年来，深入挖掘中医经典理论内涵，继承中医名家和前辈经验，对本专业的常见病、疑难病的中医药诊治积累了丰富经验，形成中西医融合、辨病辨证相参、经方时方合用的多维诊疗模式，有效防范肾脏疾病进展风险，深受患者信赖及肯定。本书在中医理论，抑或临床实践方面均具有较好的指导意义和实用价值，可供研究生、中医肾病爱好者、中西医肾病医师学习参考。

本书为远方辽宁省名中医传承工作室成员花费 1 年时间的倾心之作，力求尽我等所能全面汇集远方教授数十年的临证经验和学术思想。但因编者水平能力有限，尚有不全面或存在认知不当之处，敬请各位读者斧正。

编者

2024 年 4 月

目 录

第一章　专病论治　/ 01

第一节　慢性肾小球肾炎　/ 01

第二节　肾病综合征　/ 12

第三节　IgA 肾病　/ 25

第四节　膜性肾病　/ 37

第五节　梗阻性肾病　/ 45

第六节　中老年尿路感染　/ 53

第七节　尿道综合征　/ 61

第八节　糖尿病肾病　/ 69

第九节　高血压肾损害　/ 80

第十节　尿酸性肾病　/ 89

第十一节　过敏性紫癜性肾炎　/ 97

第十二节　慢性肾衰竭　/ 108

第二章　临床常见症状的诊治　/ 125

第一节　耳鸣、耳聋　/ 125

第二节　口干、口苦　/ 126

第三节　咽痛　/ 127

第四节　腹胀　/ 128

第五节　腰痛　/ 129

第六节　少尿、无尿　/ 130

第七节　便秘　/ 131

第八节　自汗、盗汗　/ 132

第九节　失眠　/ 133

第十节　水肿　/ 134

第十一节　潮热　/ 135

第十二节　肢冷　/ 136

第十三节　皮肤瘙痒　/ 136

第三章　临床常用药味　/ 139

第一节　解表药　/ 139

第二节　清热药　/ 145

第三节　泻下药　/ 149

第四节　化湿药　/ 150

第五节　利水渗湿药　/ 152

第六节　温里药　/ 158

第七节　理气药　/ 160

第八节　止血药　/ 161

第九节　活血化瘀药　/ 163

第十节　化痰止咳平喘药　/ 169

第十一节　安神药　/ 171

第十二节　平肝息风药　/ 172

第十三节　补虚药　/ 174

第十四节　收涩药　/ 181

第十五节　肾科特色药　/ 184

附：医家小传　/ 185

个人简介　/ 185

第一章 专病论治

第一节　慢性肾小球肾炎

一、疾病介绍

慢性肾小球肾炎（CGN）简称慢性肾炎，是由多种原因、多种类型组成的原发于肾小球的一组疾病。临床特点为起病缓慢，病程迁延，多有一段时间的无症状期，呈缓慢进行性发展。一般有明显的蛋白尿、血尿、水肿等表现中的一种或数种，症状可轻可重，且时轻时重，有时可伴有肾病综合征和重度高血压。病程中可有肾炎急性发作，常因感染诱发，部分病例可自动缓解，也可出现病情加重。随着病情发展，可伴有不同程度的肾功能减退、贫血、电解质紊乱、肾脏对称性缩小等情况。

本病大部分是免疫复合物疾病，可由循环内可溶性免疫复合物沉积在肾小球，亦可由肾小球固有抗原或外源性种植性抗原与抗体在肾小球原位形成免疫复合物，激活补体，引起组织损伤；也可不通过免疫复合物，而由沉积在肾小球局部的细菌毒素、代谢产物等通过"旁路系统"激活补体，从而引起一系列炎症反应，导致肾小球肾炎。在局部免疫损伤后，非免疫介导的肾损害也起到很重要的作用：①肾小球病变引起肾内动脉硬化，加重肾实质缺血损害。②肾血流动力学代偿性改变可引起肾小球损害。③高血压对肾小球结构与功能的影响。④肾小球系膜的超负荷状态引起系膜细胞及基质增生，最终导致肾小球硬化。

慢性肾炎长期持续进展，可导致肾小管和肾间质出现继发性改变，导致肾小管萎缩，间质炎症细胞浸润，纤维结缔组织增生，出现间质纤维化，肾脏体积缩小硬化。中医学无慢性肾炎的病名记载，依据其临床表现，可归属于"水肿""肾风""腰痛""尿血""眩晕""虚劳"等范畴。

二、诊疗思路

肾小球肾炎作为一种慢性肾脏病，常常由于患者素体禀赋不足，或劳倦太过，饮食不节，七情过用，致诸脏受损，气血阴阳亏虚，复外感六淫邪气，内外因相引而致病。概而言之，脾肺肾亏虚、阴阳失调为其病机根本，水湿、湿热、瘀血阻滞为其病机关键。临证强调以扶正固本为大法，祛邪清源为基础，既要辨病又要辨证。因慢性肾炎病情复杂，肾炎同病，但证候多变，临床表现具有差异性，故笔者针对蛋白尿、血尿、水肿等不同临床表现，运用专病专方论治，并随证加减，同病异治，为本病治疗的特色。

三、审证求因

中医对慢性肾炎的病因认识，不越内外两端。内因多为禀赋不足，饮食起居失调，以及七情、劳倦、病后体衰等损伤正气，尤易损伤脾、肺、肾三脏，导致其功能失调。外邪乃风、寒、湿、热及疮毒等，乘虚侵袭人体，内外相引，气血运行失常，三焦水道受阻，继而形成水湿、湿热、瘀血等内生之邪，损及内脏，阴阳失调，出现水肿、蛋白尿、血尿、腰痛、眩晕等单一病症或多病共存的局面，如此循环往复，致病情缠绵难愈。

1.脾肺肾虚损、阴阳失调为发病基础

关于水肿的产生，早在《素问·水热穴论》篇有云："肾者，胃之关也，关门不利，故聚水而从其类也。"肾居下焦，内寓真阴真阳，其气化以达三焦，推动水液循环流通，蒸腾布化；其气化下及州都，主司膀胱开阖启闭，储蓄津液，排出浊液。当肾元受损时，肾气亏虚而失于开阖，肾不制水，水液潴留，发为水肿。华佗《中藏经》曰："水者肾之制也，肾气壮则水还于海，肾气虚则水散于皮。"可见肾气不足是水肿发生的关键。其次，脾居中焦，主运化水湿，以制约下焦水液而不使泛滥。如《素问·至真要大论》篇所云："诸湿肿满，皆属于脾。"若脾气不运，则水无所制而泛滥为肿。肺为水之上源而主司诸气，若肺气不足，宣降失职，则精微不能布散；水道失于通调，也可导致精微漏泄，水液停聚而为水肿。故《素问·水热穴论》有"其本在肾，其末在肺"之论，《景岳全书》亦提出："凡水肿等证，乃肺、脾、肾三脏相干之病。盖水为至阴，故其本在肾；水化于气，故其标在肺；水惟畏土，故其制在脾。"可见水肿的发生与肺、脾、肾三脏密切相关。

肾藏精，受五脏六腑之精气而藏之，是指脾运化水谷精微，由肺宣发布散周身，并封藏于肾。肾气充足，则精气内守，精微固摄而不流失；若脾失运化，肺失宣降，肾失封藏，则精关不固，蛋白精微失守，下泄尿中，出现蛋白尿。肾中精气亏虚，无以濡养腰部经脉，或肾虚外邪乘袭，闭阻肾络而致腰痛。肾精亏虚，髓海不足，或因脾胃亏虚，无力化生气血，气虚清阳不升，清窍失养；或脾失健运，水谷不化，聚湿生痰，痰湿中阻，清阳不升，浊阴不降；或素体阴血亏虚，或房劳过度，或久虑多思，阴精暗耗，肝肾不足，风阳上亢，皆可引发眩晕。肾气不足，下元亏虚，封藏失职，血随尿出；或阴亏日

久，虚热内生，灼伤尿道，则致血尿。因此，纵观慢性肾炎的发病以及病情演变，与内脏虚损、阴阳失调有密切关系。

2. 湿热内蕴、瘀血互结为病机关键

水湿内停是脾、肺、肾功能失调的病理产物。水湿郁久不化，易于阻滞气机，成为瘀血形成的主要因素之一。湿郁日久，还易酿成湿热，与瘀血相互搏结，阻滞于下焦肾络，形成慢性肾炎本虚标实的病理状态。湿热内盛，三焦壅滞，气滞水停，可致水肿；热伤阴络，血渗膀胱，可致尿血；湿热耗损脾肾，脾失统摄，肾失封藏，精微下泄，可致蛋白尿；瘀血化水，致水肿加重；瘀血不去，血不循经，溢于脉外，加重血尿。如此虚、湿、热、瘀互为因果，形成恶性循环，使病情迁延不愈。

四、审因论治

慢性肾炎以内脏虚损为本，水湿、湿热、瘀血为标，常常本虚与标实并见。脾肾虚弱是内在病理根本，也是湿热、瘀血产生的原因。另一方面，湿热、瘀血内生又进一步损伤脾肾，影响诸脏气化功能，故治疗遵循证候参合，斟酌权衡的原则。如《景岳全书·腰痛》篇云："盖此证有表里虚实寒热之异，知斯六者庶乎尽矣，而治之亦无难也。"笔者主张补虚泻实，标本兼顾。基本治则以补肾健脾为主，清热化湿、活血化瘀为辅，扶正固本，祛邪清源，虚实兼顾。慢性肾炎病情复杂，证候多变，或以血尿为先，或以蛋白尿为主，或有眩晕血压升高，或以腰痛、水肿为重，故临床以专病专方论治，随证加减，辨病与辨证结合，同病异治，化繁为简。

（一）蛋白尿

蛋白尿是慢性肾炎主要的化验异常指标，通常将蛋白尿定性检查为（+）～（++++），连续 1～2 次复查仍为阳性，且定量检查＞150mg/24h，称为肾性蛋白尿。因脾肾亏虚，精微下泄为其主要病机，湿热、瘀血是其致病因素，故以健脾益肾为主，兼以清利、活血、通络为辅，根据证候变化，随证加减治疗。自拟愈肾方，以黄芪、党参、白术、山茱萸、菟丝子、丹参、半枝莲、泽泻等药物组成。根据患者主症及舌脉的不同，在专方基础上分别加入解表药、清热化湿药、活血化瘀药及虫类药。如有感冒，当分辨风寒及风热的不同，酌加疏风散寒或清热解表利咽之品，有助于尿中蛋白的下降；若出现口苦口黏、舌质红绛、舌苔黄腻等湿热征象，可加入清热祛湿泻火之品；久治不愈者，可加入虫类药通络散瘀而取效。除主方外，笔者将常用的减少尿蛋白的药物大致分为以下 5 类：

第一类：具有疏风散寒、清热解表作用的药物，如金银花、荆芥、麻黄、连翘、桔梗、芦根等，适用于外感风寒或风热表证，见恶寒、身热、咳嗽、咽痛、头痛、鼻塞等表证者。

第二类：具有清热祛湿解毒作用的药物，如土茯苓、白花蛇舌草、半边莲等，适用于湿热内盛，症见舌质红绛、舌苔黄腻、脉象滑数者。

第三类：具有通络作用的药物，如蝉蜕、僵蚕、地龙、鬼箭羽等，适用于蛋白尿久治不消、久病入络者。

第四类：具有滋阴潜阳作用的药物，如炙龟板、炙鳖甲、知母、黄柏，适用于肾阴不足，症见腰酸膝软、五心烦热、头晕耳鸣、舌红少苔、脉细数者。

第五类：具有补肾固精作用的药物，如金樱子、芡实、桑螵蛸、益智仁等。此类治本药物各型均可应用，尤以兼见小便频数或精关不固者效果更佳。运用时，应以患者湿热、瘀血及脾肾亏虚的轻重程度作为用药轻重的依据，经过辨证分析，合理选用以上药物进行治疗。

（二）水肿

水肿是慢性肾炎的常见症状，水肿的出现往往预示蛋白尿的增多、病情的加重。治疗时应权衡邪正双方力量的对比而辨证施治。专方以参芪五皮饮合五苓散为主方，根据水肿的轻重及邪正盛衰将治疗分为3个阶段，分别进行辨治。

初期，水肿初起水湿内盛，正气未虚，表现为眼睑、头面及四肢水肿较重，按之没指，周身酸重，大便干燥，小便短少，舌质淡，舌苔厚腻，脉弦滑。此时，虽水湿壅盛，水肿较重，但正气尚未大伤，可耐受攻伐，治疗以攻邪为主，常重用葶苈子、车前子、泽兰、益母草以利水消肿，活血通络。用药应注意中病即止，防止久服伐伤太过，耗损正气。

中期，水湿未去而正气已伤，表现为水肿，乏力，面色㿠白，舌质淡，苔腻或薄白，脉滑或沉细。此期，由于疾病损伤，或治疗不当，或病情迁延，水湿未去而正气已伤，此时祛邪有利于扶正，正气充足有利于驱邪外出，治宜攻补兼施，正邪兼顾，常用六味地黄汤合茯苓导水汤加减，以补肾健脾，利水消肿。

间歇期，水肿不重或基本消退，表现为体倦乏力，腰膝酸软，面色少华，舌质淡，苔薄白，脉沉或沉细无力。此时水肿虽不重，但元气已伤，水湿只是暂时退却，如遇外感风寒、饮食不当、过度劳累等诱因常致病情反复，故此期当以扶正为主预防复发。处方以白术、黄芪、太子参、枸杞子、金樱子、山茱萸、丹参、泽兰、山药、茯苓以补益脾肾，恢复正气，防止水肿复发。另外，间歇期应坚持服药，通常需服药3~6个月。

（三）血尿

慢性肾炎常可见到镜下血尿或发作性肉眼血尿，其病机多为血热妄行，灼伤络脉，或气虚致血失统摄，血溢脉外发病。专方专药，笔者对血尿实证者多以小蓟饮子加减；虚证者以补中益气汤合六味地黄汤加减。近年来，许多医家运用活血化瘀法治疗血尿取得了一定疗效，究其病因，慢性肾炎多数病程较长，肾络瘀阻，常伴有瘀血形成，因此适当运用活血化瘀法能提高肾炎血尿疗效。根据止血药能针对湿、热、瘀、虚等不同病理机制的特点，笔者将止血药分为以下4类：

第一类：止血兼有清热之性的药物，如茜草、白茅根、地榆、大蓟、小蓟、生蒲黄。

第二类：止血而兼能利尿的药物，如白茅根、小蓟、蒲黄。

第三类：止血兼有化瘀作用的药物，如茜草、蒲黄、地榆、三七粉。

第四类：止血兼能补虚的药物，如墨旱莲、仙鹤草、鸡冠花、三七粉、阿胶、鹿角胶。

其中许多药物兼有多种功效。如茜草、地榆既能清热又可祛瘀，小蓟既可清热又能利尿。而蒲黄一药兼具清热、祛瘀、利湿3种功用，为笔者常用。《神农本草经》对白茅根有如下描述：白茅根"味甘，性寒，无毒。治劳伤，虚羸，补中益气，除瘀血、血闭、寒热、利小便"。可见白茅根利小便能祛湿，性寒能除热，既能补中益气，又能化除瘀血，此一味药而兼具补中、清热、利湿、祛瘀4种功用，可谓全能之药，也为笔者喜用。作为补益药应用，白茅根常与仙鹤草、墨旱莲等配伍用以加强补虚止血功效，因其补性较小，长于清利；偏热盛者，可加用石韦、大蓟、小蓟以增清热凉血止血之功；伴水肿者，加用益母草、泽兰、泽泻等以活血利水；兼有血瘀征象者加用茜草、牛膝、蒲黄、地榆、丹参、三七粉等以化瘀止血；兼阴虚者可用女贞子、墨旱莲、阿胶以滋阴养血止血。

（四）高血压

慢性肾炎常并发高血压，如头晕明显，可按"眩晕"辨证治疗。导致眩晕的发病机制，诸如脾肾虚衰、痰湿内蕴、痰火上扰、气滞血瘀等虚实因素皆可引发。《素问·至真要大论》曰："诸风掉眩，皆属于肝。"尽管眩晕的成因有多种，但均与肝木失于条达有关。久病伤肾，肾虚失于对肝木的濡养，肝阴不足，则肝阳上亢，扰乱清窍而发为头痛、眩晕。故慢性肾炎之眩晕，仍要归之于肾虚水不涵木为本，阴不敛阳，肝阳上亢为标。专方以天麻钩藤饮，或镇肝息风汤合六味地黄汤加减，滋阴益肾，平肝潜阳。常用天麻、钩藤，重者加石决明以潜阳平肝；肝阳上亢易伤阴化火，故用菊花、黄芩、栀子以清肝泄热；白芍、枸杞子、生地黄、制何首乌以滋补肝肾之阴；少加杜仲，取阳中求阴之意，以恢复肝肾之阴阳平衡。需要注意的是，尽管有些患者肝火较盛，但由于疾病的长期性，阴虚是潜在的，故清火药不宜多用。因为阴能制阳，治疗时侧重养阴，肝肾阴液充足可发挥敛阳的作用，则肝阳自平，眩晕自止，血压平顺，有助于肾病康复。

（五）腰痛

慢性肾炎常伴有腰痛表现。其特点为：腰痛隐隐，或重着或怕冷，喜温喜按，可伴见膝软无力、耳鸣、睡眠不佳等症状。因肾居下焦，处至阴之地，易受寒邪侵袭；湿性趋下，亦常流注下焦，湿邪与寒邪相搏则成寒湿之证，故肾府易受寒湿侵袭。如素体阳盛，或喜食辛辣厚味，则可形成湿热；寒湿之邪久郁也可转化为湿热。湿邪易阻滞气机，气滞则血瘀，故病程长者往往又兼有瘀证。无论寒、热、湿、瘀均能影响肾脏的气化功能，而耗伤肾气，久之则可出现肾虚的症状。这些病理产物常常并见，只是兼夹轻重程度不同，如湿热、瘀血兼夹肾虚，或寒湿、瘀血兼夹肾虚。病程初期湿热、寒湿重，而病久肾虚和瘀血的表现突出。临证时常将腰痛分为以下2类进行施治：

第一类，湿热瘀血兼肾阴虚。初期湿热重，阴虚轻。症见腰痛重着而热，阴雨天加重，活动后减轻，身体困重，小便黄，舌质红，舌苔黄腻，脉滑或弦数。治疗以清热祛湿为主，常用黄柏、泽泻、车前子、薏苡仁、茯苓、青风藤、牛膝等。病久湿热未去，瘀血及肾阴虚明显，出现口渴咽干，耳鸣，腰膝酸软，手足心热，舌质暗，脉细数或涩。治以滋肾、活血、清利为主，选用生地黄、赤芍、枸杞子、女贞子、麦冬、丹参、泽兰、黄柏等。

第二类，寒湿瘀血兼肾阳虚。初期寒湿重，阳虚轻。症见：腰部冷痛重着，遇寒遇阴雨天加重，腰部活动不利，小便清长，舌质淡，苔白腻，脉沉迟濡缓。治疗以散寒祛湿为主，方用苍术、干姜、茯苓、桂枝、桑寄生、杜仲。病久寒湿未去，肾阳不足者，出现形寒肢冷，腰痛隐隐，喜温喜按，舌质淡，苔薄白，脉沉细无力。治以温肾散寒为主，处方用制附子、肉桂、干姜、炙甘草、鹿角胶、狗脊、续断等。

需要注意的是，中医的精髓是整体观念和辨证论治，临证时要做到三因制宜，尤其要做到因人而治。慢性肾炎病程较长，不同的患者不仅湿、热、瘀、虚的兼证不同，而且程度不同；同一患者不同时期的症状不同，病机也不尽相同，因此需要灵活加减用药，使药证相符，发挥疗效。

五、日常饮食及情志调摄

（一）生活起居

预防感冒、节制房事、忌食烟酒、减肥、适当锻炼。重症患者应绝对卧床休息。高度水肿而致胸闷憋气者，可取半坐卧位。下肢水肿严重者，适当抬高患肢。水肿减轻后可适当活动，劳逸结合。

（二）饮食调护

低盐、低脂、优质蛋白质饮食。伴高血压患者每日盐的摄入量 < 5g，调整饮食中蛋白质与含钾食物的摄入，每日蛋白质的摄入量 < 0.8g/kg。避免辛辣刺激之物，少食海鲜及贝类食品，尤其不新鲜的海产品，其性寒凉，易致腹泻，加重病情。

（三）情志调摄

鼓励患者树立与疾病做斗争的信心，消除恐惧、忧虑、急躁、悲观失望的情绪，使其采取积极态度配合治疗。

（四）水肿的日常管理

严密观察水肿的部位、程度、消长规律，尿量及颜色。保持皮肤清洁干燥，避免溃破感染。

（五）疾病的预后

本病一般为慢性过程，如出现肾功能急剧恶化，或蛋白尿增多，需及时行肾组织活检明确病理诊断，并根据各种不同的病因及时采取正确、精准的治疗。肾病理有活动性表现者，根据病情需要，联合糖皮质激素和（或）免疫制剂，或生物制剂治疗。对发生急性肾衰竭者，要及时行血液净化及对症治疗。

六、验案举隅

病案1

王某，女性，42岁。

主诉：双下肢水肿反复发作5年，加重1周。

现病史：5年前无明显诱因出现双下肢水肿，尿中泡沫增多，诊断为"慢性肾小球肾炎"，曾辗转多地治疗未见好转。1周前因着凉后腰痛，下肢水肿加重，遂来就诊。否认其他慢性疾病史。现症见：双下肢水肿，周身困重，乏力，畏寒，脘腹胀满，腰膝酸软，大便稀溏，小便短少。查体：血压正常，面白少华，舌体胖大，边有齿痕，舌色暗淡，舌苔白滑厚腻，脉沉细，双下肢指压痕（+++）。

辅助检查：血常规正常，尿蛋白（+++），红细胞5~12/HP。肝肾功能正常，肾脏超声提示慢性肾脏病改变。

中医诊断：水肿病（阴水-脾肾阳虚证）。

西医诊断：慢性肾小球肾炎。

辨证：中年女性，肾阳不足，脾阳虚衰，水液代谢输布异常，而水湿重浊易袭阴位，故以下肢水肿为重。四诊所见符合脾肾阳虚，运化及温煦失司，水湿内停征象。

治法：补肾健脾，温阳化气，利水消肿。

处方：黄芪30g、炒白术20g、菟丝子20g、泽兰10g、牛膝10g、干姜10g、制附子（先煎1小时）10g、生姜15g、桑白皮15g、厚朴10g、茯苓20g、车前子20g、金衣30g、翠衣30g，14剂，每日1剂，水煎300mL，分早晚2次，饭后温服。

二诊：服药后水肿渐消，周身困重感及腹胀减轻，不怕冷，小便较多，双下肢指压痕（++）。查体：舌质淡红，舌苔腻、中间略黄，舌面略干，脉沉细。复查：尿蛋白（++），红细胞8~15/HP。处方：前方去桑白皮、生姜，将金衣、翠衣各减量至15g,14剂，每日1剂，服法同前。

三诊：药后水肿消退大半，面色少华，周身困重感消失，乏力，大便略干，小便正常，双下肢指压痕（±）。查体：舌质红，苔薄黄，脉细略数。复查：尿蛋白(+)，红细胞3~5/HP。处方：炒白术20g、黄芪30g、菟丝子20g、泽兰10g、茯苓20g、车前子20g、金樱子20g、太子参10g、生地黄15g、墨旱莲15g，7剂，每日1剂。此后以上方加减治疗2个月，水肿消退，体力增加，尿蛋白波动在（+）~（±），偶有红细胞3~5/HP。1年后复诊，患者无明显不适，复查尿蛋白（±），红细胞0~4/HP，肾功能正常，病情缓解。

按语：本证为脾肾阳虚水肿证。初诊水肿较重，阳虚明显，故用真武汤合茯苓导水汤加减。以炒白术、黄芪健脾益气；制附子、干姜温肾助阳，化气行水；桑白皮宣肺，利水之上源，生姜散水气，茯苓渗湿利水，以复脾脏制水之能；重用金衣、翠衣利水，使水湿从小便排出。待水肿渐消，出现舌红、舌面少津，及时去除利水伤阴药，酌加生地黄、墨旱莲补肾滋阴之品，使阴阳调和，疾病向愈。

治疗水肿笔者喜将白术、泽兰、牛膝三药同用。白术一味兼具四能：其一，健脾；其二，脾气健旺可化生气血以养肾；其三，燥湿；其四，《神农本草经疏》中描述白术为"逐皮间风水、结肿，利腰脐间血"，正契合脾虚生湿，湿气下流，阻于肌腠间，致气血不畅之病机。泽兰具有活血化瘀利水功效，牛膝能活血化瘀并引药下行，两者配伍可除下焦瘀血水肿。焦树德在《用药心得十讲》中用此配伍治疗瘀血腰痛，言"前人有牛膝配泽兰可利腰膝间死血的经验。证之临床，确有一定效果"。此法可借鉴应用。

病案 2

王某，女，56岁。

主诉：间断性双下肢水肿3年，加重1周。

现病史：患者自诉3年前无明显诱因出现双下肢水肿，时轻时重，反复发作，虽治但未坚持。1周前水肿加重，伴血压升高，遂来医院求治。平素易感冒，高血压病史1年，间断口服卡托普利降压治疗，血压135/85mmHg。现症见：双下肢水肿，按之凹陷，周身乏力，口干不欲饮，头晕沉，腰膝酸软，纳差，夜寐欠安，夜尿频（每夜3次左右），大便不爽。查体：血压150/90mmHg，精神不振，面色晦暗，舌质暗淡，苔薄白，舌下络脉色紫黯迂曲，脉沉缓，双下肢指压痕（++）。

辅助检查：尿蛋白（+++），红细胞5～8/HP，尿蛋白定量2.2g～2.8g/24h，红细胞畸形率80%，肝肾功能正常。

中医诊断：水肿病（阴水-脾肾两虚兼血瘀证）。

西医诊断：①慢性肾小球肾炎；②高血压病。

辨证：中老年女性，脾肾不足，运化无力，气血生化乏源，水液代谢输布异常，瘀血水湿互结，瘀阻脉络，故见水肿、乏力、夜尿频诸症及血瘀舌脉。

治法：健脾补肾，益气利水，活血化瘀。

处方：黄芪40g、熟地黄20g、白术20g、茯苓30g、川芎10g、菟丝子10g、丹参20g、车前子20g、杜仲10g、金樱子10g、赤芍10g、芡实10g、熟大黄5g、益母草20g，10剂，每日1剂，水煎300mL，分早晚2次，饭后温服。

嘱低盐饮食，达标血压为120～130/70～80mmHg。

二诊：服药10剂后水肿减轻，夜尿减少为1～2次，头晕、头沉减轻，但大便略溏，每日2次，畏寒肢冷，夜寐欠安，舌脉瘀象有减轻。上方去熟大黄，加肉桂10g、白豆蔻10g，14剂，饭后温服，以温阳补脾止泻。

三诊：药后诸症好转，水肿减轻明显。尿蛋白（++），尿红细胞3～5/HP，尿蛋白定量1.7g/24h，大便调。辨病辨证准确，继以益气健脾、补肾活血利水法治疗3个月，血压达标，尿蛋白波动在（+）～（++），尿蛋白定量0.8g～1.0g/24h。病情好转，守方加减续服1个月以巩固疗效。1年后随访病情稳定，肾功能正常。

按语：慢性肾炎主要临床表现为水肿、蛋白尿、血尿，感受外邪易致病情复发加重。巢元方《诸病源候论》始有水肿病之称，并提出脾肾俱虚论："水肿无不由脾肾虚所为，脾肾虚则水妄行，盈溢于皮肤而令周身肿满。"《医宗必读·水肿胀满》以虚实为纲，分辨水肿，提出："阳证必热，热者多实；阴证必寒，寒者多虚。"尿中蛋白是人体精微物质自尿中漏泄，故治以扶正固摄为主，佐以祛邪。由于本病病程缠绵，反复不愈，饮食失调，导致脾胃虚弱，精微不化，则疲乏无力，大便溏。水肿反复发作，精神疲惫，腰膝酸软，口咽干燥。故以健脾补肾，益气利水，活血化瘀法治疗。选方以黄芪、白术、茯苓健脾益气，合金樱子、芡实固摄精微防流失；以熟地黄滋肾阴，菟丝子平补阴阳益肾；茯苓、车前子通利小便；川芎、赤芍、丹参活血化瘀通经络；熟大黄活血利湿浊，配伍应用，推陈致新。随证加减服药 6 个月，症状缓解，水肿减轻，化验尿常规，蛋白尿、血尿明显好转。

病案 3

姚某，女，42 岁。

主诉：小便色红反复发作 2 年，加重伴腰酸痛 3 周。

现病史：患者自诉 2 年前感冒发热后出现尿中带血，尿色鲜红，排尿略有涩滞感，自服头孢类抗生素数日后，尿色转黄。化验尿常规，提示镜下红细胞增多，诊断为"急性肾小球肾炎"，给予青霉素静脉点滴 1 周，症状好转，未进行系统治疗。3 周前又因感冒咽部不适，再次出现尿色深红，尿常规见红细胞满视野，红细胞畸形率 70% 以上，蛋白尿（+）。医院建议行肾穿刺活检确定病理诊断，患者不接受，故来医院求治。否认患有其他内科疾病史。现症见：时有小便色红，腰膝酸痛，咽部有异物感，手足心热，时有心烦。查体：血压 122/78mmHg，扁桃体Ⅱ度增大，舌质淡红，少苔，脉细弱。

辅助检查：尿蛋白（+），红细胞 30~35/HP，红细胞畸形率 75% 以上，血常规、肝肾功能正常，泌尿系超声无异常，左肾静脉超声未见胡桃夹现象。

中医诊断：尿血（肺肾阴虚证）。

西医诊断：①慢性肾小球肾炎；②慢性扁桃体炎。

辨证：外感风热，侵袭上焦肺卫门户，致咽部异物感，扁桃体增大；肺气不利，热邪循经下移于肾络，热盛动血，随小便而出，故见尿色深红；肾阴不足，虚热内扰，肾府失养，故见腰酸、手足心热、时有心烦诸证。

治法：滋阴补肾，凉血止血。

处方：知柏地黄丸加女贞子 15g、墨旱莲 15g、蒲黄 10g、连翘 10g、荆芥 10g、玄参 10g，14 剂，水煎 300mL，分早晚 2 次，饭后温服。

二诊：服药后尿色转淡黄，咽部不适、腰酸痛、手足心热症状有所减轻，仍心烦，舌红，苔少，脉细。查尿常规：尿蛋白（±），红细胞 20~25/HP。上方加栀子 15g、仙鹤草 25g，14 剂，温服。

三诊：无明显不适症状，小便正常，舌脉同前。复查尿常规：尿蛋白（±），红细胞 6~12/HP，病情好转。上方加减巩固治疗 2 个月，未再发。

按语：《素问·气厥论》云："胞移热于膀胱，则癃溺血。"《素问·至真要大论》："厥阴之胜……化而为热，小便黄赤。"说明脏腑热盛，血脉受扰，血不寻常经溢于脉外，则见血尿。本证尿血屡发，色鲜红或淡红，咽干咽痛，五心烦热，腰膝酸痛，为外邪袭表，太阳受病，表邪化热，传经入里，热结肾与膀胱，脉络受损，血溢水道所致。选用具有滋阴降火的知柏地黄汤，配伍二至丸补益肝肾，滋阴制阳，凉血止血；加蒲黄化瘀止血；针对外感咽痛，反复感冒，选用连翘、荆芥、玄参解表利咽，祛邪为先，截断病根，以利血尿消失，收效显著。本案病情发作与咽部感染相关，建议患者到相关科室就诊。

病案 4

柴某，女，40岁。

主诉： 下肢水肿6个月，加重7天。

现病史： 患者6个月前因着凉后出现颜面及下肢水肿，当时未予重视，症状持续存在，伴有腰酸痛，近7天症状加重，遂来我院就诊。否认其他慢性疾病病史。现症见：下肢水肿，腰酸痛，自汗乏力，少气懒言，易感冒，时有咳嗽，二便调，睡眠可。查体：血压124/80mmHg，舌质淡，苔白，脉细，双下肢指压痕（++）。

辅助检查： 尿蛋白（++），白细胞6~8/HP，红细胞＞40/HP，红细胞畸形率80%以上，其余检查结果正常。

中医诊断： 水肿病（阴水–脾肾气虚证）。

西医诊断： 慢性肾小球肾炎。

辨证： 中年女性，感受风邪，表闭肺部，失治日久，母病及子，肺病及肾，肾气虚腰府失养，故见腰酸痛；肾失开阖，水液代谢异常，故下肢水肿；脾气虚则乏力，卫外不固而易患感冒、自汗出。四诊合参，符合脾肾俱虚之阴水证。

治法： 健脾益肾利水。

处方： 黄芪35g、桂枝10g、白术15g、桑寄生20g、杜仲15g、山药15g、杏仁9g、桑白皮15g、防风10g、白茅根30g、蝉蜕15g、熟地黄20g、茜草15g、仙鹤草15g，14剂，水煎300mL，分早晚2次，饭后温服。

二诊： 患者自诉腰痛症状好转，水肿仍然存在，舌淡苔白，脉细。复查尿常规：尿蛋白（+），无镜下白细胞，红细胞15~20/HP。前方去杜仲，加入泽泻15g、猪苓15g，14剂，续服。

三诊： 水肿减轻，化验尿蛋白（+），镜下红细胞10~15/HP，守方继续巩固3个月。此后门诊随诊，化验尿蛋白（–）~（±），镜下红细胞少量，病情好转。

按语： 本案因脾肾俱虚出现水肿、蛋白尿、镜下血尿，诊断为慢性肾小球肾炎，给予健脾益肾、利水消肿之法治疗。方中黄芪、桂枝、白术益气健脾补虚，通阳化气除湿，发挥中焦升清降浊之功；熟地黄、山药、桑寄生、杜仲益肾强腰，行使固肾摄精之能；茜草、白茅根、仙鹤草既能利尿消肿，又可补虚治血尿；黄芪、白术、防风组成玉屏风散，补气固表止汗，增强免疫力，防止外感复发而加重蛋白尿。患病之初寒邪袭表，失治日久，时有咳嗽，说明表邪闭肺，肺气不利，故在首方中伍用杏仁、桑白皮、蝉蜕、防风，既可止咳，又可解表宣肺利水，使上焦宣发肃降职能恢复正常。全方以健脾益肾利水为主，宣肺止咳固表为辅，肺脾肾三脏同调，三焦水液代谢通道顺畅，精微物质摄纳有序，则水肿减轻，蛋白尿、血尿流失减少，此为笔者选方用药寓意所在。

病案5

苑某，男，52岁。

主诉：头晕1年余，加重1周。

现病史：患者1年前无明显诱因出现头晕、头痛，自服去痛片后头痛症状缓解，但每因劳累、生气则头晕易发，曾测血压155/90mmHg，偏高，未予理会。1周前因上述症状加重不缓解，考虑既往有蛋白尿5年的病史，遂来肾病科就诊。否认其他内科疾病病史。现症见：头晕沉，腰酸痛，手心热，偶有耳鸣，大便调，睡眠可，夜尿2~3次。查体：血压155/95mmHg，舌质红，少苔，脉弦细数。

辅助检查：尿常规：尿蛋白（++），红细胞2~3/HP，尿比重1.015，尿β2微球蛋白升高，尿微量白蛋白/尿肌酐585mg/g，肝肾功能、血糖及肾脏超声均正常。

中医诊断：眩晕（肝肾阴虚证）。

西医诊断：①慢性肾小球肾炎；②肾性高血压。

辨证：综合四诊所见，证属肝肾阴虚，阴不制阳，肝阳上亢，虚火上扰清窍，发为眩晕。

治法：滋阴补肾，平抑肝阳。

处方：①熟地黄30g、山药20g、山茱萸15g、泽泻15g、牡丹皮10g、枸杞子15g、天麻15g、钩藤15g、石决明10g、龙骨（先煎）30g、牡蛎（先煎）30g、桑寄生15g、白茅根15g、土茯苓25g、蝉蜕15g，14剂，水煎300mL，分早晚2次，饭后温服。②奥美沙坦酯20mg，每日1次，口服，降血压，控制蛋白尿。

二诊：药服14剂后患者头晕症状改善，仍有腰酸痛，手心热。测血压140/85mmHg，化验尿蛋白（+），红细胞3~5/HP，镜下白细胞2~4/HP。上方易熟地黄为生地黄15g、女贞子15g、麦冬20g、杜仲15g，14剂，温服。

三诊：患者自诉腰酸痛症状减轻，头痛、眩晕症状已缓解。查血压140/80mmHg，化验尿蛋白（+），红细胞0~3/HP，前方加牡丹皮15g，续服半个月。

四诊：服药半个月现无明显不适。血压135/78mmHg，复查尿蛋白（±），嘱降压药继续口服。门诊随诊2个月，病情未复发。

按语：高血压是慢性肾脏病的常见并发症之一，也是加重肾损伤的独立危险因素。眩晕是高血压的首发症状，其中医诊治当首辨虚实，是外感还是内伤。本证为肝肾阴虚所致内伤眩晕，故补虚泄实，调整阴阳，为治疗之关键。针对肝肾阴虚，肝阳上亢，虚火上扰清窍之眩晕症状，治以补肾阴，平肝风为主，方选六味地黄汤合天麻钩藤饮加减，滋阴补肾，平抑肝阳。方中重用熟地黄，滋阴补肾、填精益髓为君；山茱萸补养肝肾并能涩精，山药补益脾阴，亦可固精，共为臣。三药相配，滋养肝肾脾，为"三补"之药；茯苓、丹皮、泽泻具有健脾利水、清热泄浊作用，为"三泻"之品。加入枸杞子增强补益肝肾之功能。阴不敛阳，故加用天麻钩藤饮及龙骨、牡蛎潜阳平肝。全方恐滋阴之药过多，易致滋腻碍胃，故加白茅根、土茯苓等清热利尿解毒之品，调和药性，更好地发挥组方药效。

七、临床心悟

1.补虚与泻实法的应用

慢性肾炎病程冗长，病情反复发作，顽固难愈。在临床各个阶段，往往虚实兼夹、交互错杂为其显著的病理特点。疾病过程中，或因虚致实，或因实致虚，虚实夹杂，互为因果，形成病理上的恶性循环。临床应补泻兼施，根据虚实之标本主次，或以补虚治本为主，泻实为辅，或以泻实治标为重，补虚为次。补泻同施，并行不悖，相反相成，各取其长。

2.重视活血化瘀法的运用

瘀血内阻是贯穿慢性肾炎病程始终的病机。慢性肾炎脾肺肾三脏功能失调，水停气滞，血脉不畅，因实致瘀；慢性肾炎久病必虚，气血阴阳不足，气虚无力帅血，血虚脉道涩滞，阴虚血浓血黏，阳虚血寒凝滞，而引起血行迟滞，瘀血内阻。现代医学研究显示，凝血机制不良是肾炎病变形成的重要因素，纤溶异常是肾小球硬化及间质纤维化的信号，肾炎的发生与全身微循环障碍有关。宏观辨识瘀血，主要表现为面色黧黑或晦暗，腰痛固定有刺痛，肌肤甲错，舌质紫暗或有瘀点、瘀斑，脉细涩等；微观来看，可检测到纤维蛋白原和 D2 聚体升高，血小板及全血黏度增高，以及肾脏病理显示的细胞增生、基质增多，毛细血管堵塞，肾小球及肾小管间质硬化、纤维化等。活血化瘀药物应用方面，笔者常选用桃红四物汤、补阳还五汤及虫类药与主方配伍使用，必要时联合西药抗凝治疗，以达到理想的活血化瘀效果，降低蛋白尿等肾炎指标。

（于金令、樊妍妍、李志明）

第二节　肾病综合征

一、疾病介绍

肾病综合征（NS）简称肾综，是一组临床证候群，为症状性的诊断名词。指各种原因导致的大量蛋白尿（＞3.5g/d）、低白蛋白血症（＜30g/L）、水肿和（或）高脂血症，其中前两项为诊断的必备条件。现代医学按病因可分为原发性肾综（PNS）、继发性肾综（SNS）以及遗传性肾综（HNS）3 种类型。临床上遗传性肾综较少见，原发性肾综约占75%，继发性肾综约占 25%。常见的继发性肾病有糖尿病肾病、过敏性紫癜性肾炎、系统性红斑狼疮性肾炎、乙型病毒性肝炎相关肾病、淀粉样变肾病、肿瘤相关肾病等。原发性肾综根据肾脏病理改变可分为常见的五大类：微小病变性肾病（MCD）、IgA 肾病（IgAN）、膜性肾病（MN）、系膜增生性肾小球肾炎（MPGN）、局灶节段硬化性肾小球肾炎（FSGS）。

现代医学治疗原发性肾病以肾上腺皮质激素、免疫抑制剂及生物制剂作为主要的治疗手段，尚存在一定的局限性。中医学将本病归属于"水肿"病范畴，历代医家对本病的治疗各有独特的见解，笔者以三焦统五脏个体化辨证施治取得较好疗效。

二、诊疗思路

肾病综合征以水肿为主要临床表现。笔者以气机升降为经，气化运行为纬，以三焦统五脏，强调气、血、水共调辨治本病，为其诊治特色。肾病综合征发病从内而言与肺、脾、肾、肝、三焦、气血、阴阳失调相关，从外而论与风、寒、湿、热毒、痰瘀关系密切。风寒湿热痰毒是致病之标，肺、脾、肝、肾失调是致病之本，血脉瘀阻是致病之关键。标本相合，气机升降及气化功能失常，水湿痰饮内停，气血运行受阻，终致水瘀互结，瘀血阻络，发为本病。病性多为寒热错杂，虚实夹杂之证。临床上将本病分为上焦二证：风水相搏证、邪热内蕴证；中焦三证：脾胃气虚证、脾阳不足证、湿热壅滞证；下焦五证：肾阳不足证、肝郁气滞证、肝肾阴虚证、气阴两虚证、水瘀互结证。上述证型常多兼夹出现，应注意辨证互参，三焦兼顾。此外，在辨证的基础上活用藤类药、虫类药、化瘀通络药，注意日常饮食和生活起居的调护也至关重要。恰当地采取中医药治疗，不仅可以控制蛋白尿，减轻水肿，而且能防止激素及免疫抑制剂带来的损害。

三、审证求因

（一）风寒湿邪乘虚侵袭是主要诱因

《素问·平人气象论》云："面肿曰风。"风为阳邪，易袭阳位，侵袭人体多表现为面目水肿，由于风寒之邪袭肺，肺失通调，导致水液代谢受阻，溢于肌肤，发为水肿，常被称为风水。湿为阴邪，易袭阴位，易伤脾阳，湿邪重浊黏腻，常阻碍气机的升发布散，叶天士《温热论》中有"湿胜则阳微"之说。水湿之邪日久或郁而化热，或过用温补之剂从阳化热，终致湿热内生，"湿热交阻，如油入面"；湿热扰动致肾关不固，则可见蛋白精微随溺而出，亦是本病进展的重要因素。

（二）肺、脾、肾、肝功能失调，三焦决渎失司是致病之源

肺主气司呼吸，参与气的生成和调节气机；脾胃为气血生化之源；肾藏精纳气，为一身阴阳之根；肝为血海，主疏泄调节气机的升降出入。《黄帝内经》曰："三阴结谓之水。"《景岳全书》曰："凡水肿等证，乃脾、肺、肾三脏相干之病。盖水为至阴，故其本在肾；水化于气，故其标在肺；水惟畏土，故其制在脾。"肺虚则气不化精而化水，脾虚则土不制水而反侮，肾虚则水无所主而妄行。肝主疏泄，疏泄不畅，气机升降失调，水湿不能正常输布运转发为水肿。三焦为水液运行的通道，借肺脾肾三脏气化功能，来推动水

液的蒸化、吸收、输布、利用、排泄。借肝之刚脏，领气机之运行而使水液枢转于腠理皮肤。肾病综合征由脏腑功能失调、三焦决渎失职、水湿泛滥、精微下泄所致。追本溯源，笔者主张以宣肺健脾、益肾摄精、疏肝行气、通利三焦为治疗原则。

（三）水肿发生与气血阴阳失和关系密切

气属阳，血属阴，气行则血行，气滞则水停，气血不调，阴阳不和，百病丛生。气血阴阳盈虚与五脏盛衰密切相关，脏腑功能异常均可导致气虚或气滞、血虚或血瘀，《景岳全书》指出："治气者必兼水也，治水亦兼气也。"另外"水分"与"血分"亦密切相关，《金匮要略·水气病脉证并治》就有"血不利，则为水"的论述。《血证论》也指出："血与水本不相离。"故水肿发生与气血输布运转失常、阴阳失和密切相关。

（四）热毒痰瘀既是致病因素，又是病理产物

外感风热毒邪直中脏腑，肌肤痈疡疮毒，未能清解消透，疮毒内归脾肺等脏亦可导致本病的发生。热毒痰瘀既是本病的致病因素，又是本病的病理产物。外感风寒湿邪日久不愈，可化热伤津为痰为瘀，血液黏滞浊稠，可见高脂血症。痰瘀互结日久不化，影响气血正常运行输布，气滞则水停，血不利则为水，导致水肿发生。又有外感风热、热毒之邪，伤营损卫，直中脏腑，使本病反复发作，迁延难愈。

四、审因论治

本病多由于内外因相引为病。内因是禀赋不足、七情内伤、饮食失宜、劳累过度、营养不良、久病体虚等，造成肺、脾、肾、肝、三焦、气血、阴阳等不足。外因有风、寒、湿、热、毒邪侵袭，内伤五脏，水液不循常道而形成本病。对于发病后表现的证候，则有阴阳、寒热、痰瘀之不同。初起可有阳热之候或寒热错杂，后期多为阴水之证，热毒、痰瘀、虚损兼夹互见，数脏同病，增加了本病的治疗难度。笔者运用辨证论治原则，将本病分为风水相搏等10个证型，按临床表现、证机概要、治法方药分别予以论述。

（一）风水相搏证

临床表现：颜面或眼睑水肿，起病迅速，可波及四肢周身，肢节酸重，乏力，小便不利，尿中泡沫多。风寒明显者，多恶寒，发热，咳嗽，鼻塞，流清涕，舌淡苔白，脉浮紧。饮邪明显者多见咳嗽，咳黄白相间的泡沫样痰。

证机概要：风邪袭表，肺失宣降，通调失职，风遏水阻。本证见于外感风寒或饮邪犯肺引起的肾病综合征，还可见于肾病病情平稳时感受外邪使病情反复或加重。

治法方药：疏风解表，宣肺利水为治则。风寒者治以荆防败毒散加苏叶、杏仁等；若宿有饮邪，复感寒邪，外寒引动内饮，见肢体水肿且沉重、恶寒、无汗、咳喘等，治以小青龙汤温肺化饮；若表邪日久不解，入里化热，邪热壅肺，见发热、口渴、咳嗽、小便短黄、大便秘结等，治以麻杏石甘汤清热宣肺；疾病缓解期，治以玉屏风散合桂枝汤

益气固卫以扶正。

（二）邪热内蕴证

临床表现：眼睑水肿，延及周身，肌肤患痛疮肿毒或咽喉红肿疼痛，或见皮肤痤疮破溃，尿少黄赤，舌质红，苔薄黄或干燥，脉浮数或滑。

证机概要：肺主皮毛，邪热壅肺可出现肌肤疮疡；足少阴肾经循行经过咽喉部，故外感风热或邪热上扰咽喉，循经下行于肾，致膀胱气化失司，湿热下注则尿少黄赤；肺主出气，肾主纳气，邪热内犯肺卫，气机不利，发为水肿。肾病综合征患者常因外感风热或皮肤感染而发病，或出现病情反复，或因为使用大剂量激素而出现相应症状。

治法方药：疏散风热，清热解毒为治则。风热表证明显者，治以轻清上浮之银翘散加减；咽喉肿痛者，治以越婢加术汤加牛蒡子、山豆根、蝉蜕；热邪内蕴，皮肤痛疮破溃者，治以麻黄连翘赤小豆汤合五味消毒饮加减；若肺热日久，化火伤阴，见咽哑、咽痛，治以沙参麦冬汤加金银花、连翘、芦根滋阴润肺，清热利咽。

（三）脾胃气虚证

临床表现：面浮肢肿，按之凹陷不易恢复，倦怠乏力，气短，不思饮食，脘腹胀满，大便溏薄，舌淡苔白，脉缓或弱。

证机概要：脾胃气虚，运化腐熟失司，水液不循常道，精微下陷。本证可见于肾病综合征的各阶段，是中焦证的病理基础。

治法方药：益气健脾，和中利水为治则。治以香砂六君子汤或参苓白术散加减。纳呆、呕恶、气逆明显者加佛手、枳壳等宽胸理气，使气行水行，如张景岳说："凡治肿者必先治水，治水者必先治气。"若气虚日久，脾阳不振，面浮肢冷，大便溏或无力，舌淡苔白腻，治以实脾饮合理中汤温阳利水，健脾除湿。

（四）脾阳不足证

临床表现：全身水肿，下肢明显，按之没指，身体困重，胸闷，纳呆，泛恶，小便短少或清长，舌淡苔白腻，脉沉缓。缓慢起病，病程较长。

证机概要：久处潮湿阴冷之地或贪凉饮冷，寒湿内生，伤及脾阳，水湿内停。本证见于素体阳气虚弱易感受寒湿之邪，伤及脾阳，或肾病日久气虚，脾阳不振者。

治法方药：运脾化湿，通阳利水为治则。治以实脾饮合五苓散加减。若患者水肿反复发作，病久不愈，湿邪弥漫，笔者常以茯苓导水饮治疗。方中君以黄芪、党参、茯苓、白术、陈皮补中益气、健脾化湿畅中焦之气机；臣以菟丝子、牛膝平补下焦之肝肾；佐以桑白皮开上焦之肺气，通利小便。猪苓、茯苓皮、大腹皮利水消肿，祛肌肤腠理之水湿，丹参、泽兰、牡丹皮活血利水，补泻同施，上、中、下三焦脏腑兼顾。若寒湿郁久化热，见舌苔黄腻呈寒热错杂之象，配合半夏泻心汤辛开苦降调气机，寒热平调和阴阳。

（五）湿热蕴结证

临床表现：周身水肿，皮肤绷急光亮，头重如裹，胸脘痞闷，口渴口臭，大便干结，小便色黄，舌质红，苔黄腻，脉滑。若湿热迁延不除，日久化毒外发而见肌肤疮疡疖肿等上焦症状。

证机概要：湿热内盛，气机壅塞，水溢肌肤；本证多见于素体阳盛者，喜食肥甘厚味，湿热内生，因皮肤或咽喉感染而发病，或服激素后出现满月脸、水牛背、精神亢奋者。

治法方药：清热利水祛湿为治则。水肿明显者给予疏凿饮子加减。徒清热则湿不退，仅祛湿则热愈炽，湿邪偏重者配伍三仁汤清利湿热，宣畅气机；若脾不升清，胃不降浊，肠道燥热内结呈阳明腑实证，见小便量少色黄、大便干结、舌苔黄燥等，治以大承气汤导水湿浊邪从肠道而出，减轻水肿。

（六）肾阳不足证

临床表现：水肿反复发作，面浮身肿，腰以下甚，尿量减少或反多，畏寒肢冷，腰痛脚软，舌淡胖苔薄，脉细弱。甚至出现心悸气短，喘咳不能平卧，并发胸腹腔积液、心包积液等，舌质淡，苔白，脉细数。

证机概要：肾阳不足，水寒内聚。本证见于肾病综合征患者素体阳气不足，感邪伤及肾阳者。"温邪上受，首先犯肺，逆传心包"。正气不足，肺卫之病逆传心包，而出现水气凌心犯肺证。由于本病急性发作或慢性发展未得到良好控制，出现急性肾衰竭、心衰竭等危重情况。

治法方药：温肾助阳，化气行水为治则。治以济生肾气丸酌加续断、杜仲。若见表情淡漠，动作迟缓，小便清长量多，舌苔白等阳虚水气不化较甚者，予真武汤温阳化气利水；见畏寒肢冷、遗尿、尿频属肾精不足、收涩不利者，予金锁固精丸加菟丝子、巴戟天、淫羊藿等；若出现水饮之邪凌心犯肺证，治以四逆加人参汤合葶苈大枣泻肺汤，酌加桑白皮泻肺利水治其标，桂枝温通心阳治其本。如病情不缓解，需运用现代医学手段紧急救治。

（七）肝郁气滞证

临床表现：四肢水肿，情绪不畅，郁闷，善太息，胁肋不适，舌淡，苔薄，脉弦。

证机概要：肝主疏泄，喜调达、恶抑郁，气滞水停，泛溢肌肤，发为水肿。本证多见于更年期女性或病情日久不见好转者。生活节奏快、工作压力大等社会因素均可加重本证而不利于疾病恢复。

治法方药：理气疏肝解郁为治则，治以逍遥散加减。若见口干、口苦、面红目赤、小便黄、大便干之肝郁化火者，予柴胡舒肝丸合金铃子散加减；若见口苦、口黏、小便黄、大便黏腻之肝胆湿热者，予黄连温胆汤加减。

（八）肝肾阴虚证

临床表现：四肢水肿或症状不明显，手足心热，咽燥口干，口渴，心烦，小便短少，大便干燥，舌红少苔，脉细数。

证机概要：阴虚血少，水热互结发为本病。常见于肾综急性发病阶段，使用糖皮质激素治疗的患者。中医认为激素为阳刚之品，足量、长期使用易导致阳热亢盛，耗伤阴津，表现为本证。

治法方药：滋阴清热利水为治则。治以猪苓汤加减；阴虚内热，面部色红，痤疮，咽喉疼痛，口干，眼眵多，予增液汤加减；若阴虚日久肝阳上亢，如出现急躁、易怒、头晕、耳鸣、耳聋、血压偏高等症时，治以天麻钩藤饮加龙胆草、栀子、夏枯草等平肝潜阳，清泻肝胆虚热。

（九）气阴两虚证

临床表现：面浮肢肿，神疲乏力，少气懒言，手足心热，咽燥口干，舌淡苔薄，少苔，脉细。

证机概要：病久耗气伤阴，体质虚弱。本证见于患者激素减量阶段，或水肿减退以及激素使用不当所致。

治法方药：益气养阴为治则。治以参芪地黄汤，方中参可用太子参或党参，气虚明显者加大黄芪用量，脾虚明显者重用党参、茯苓、山药，兼有便溏者可加入薏苡仁、扁豆，肾阴不足者可重用熟地黄，或合用二至丸。

（十）水瘀互结证

临床表现：面浮肢肿，面色晦暗或黧黑，肌肤甲错，舌质紫暗，苔薄，脉细。

证机概要：本证常常存在上述每一种临床证候中，因气虚、血虚、阴虚、阳虚、寒凝、痰凝、湿热、气滞等均可引发血瘀，形成水瘀互结证。

治法方药：活血化瘀利水为治则。自拟益气通络利水方加减，方中君以黄芪、白术健脾益气，臣以土茯苓、白茅根、车前子、白芍清热利湿泄浊，佐以红曲、地龙、僵蚕、鸡血藤、三七活血通络祛瘀，使以枳壳理气化水，调畅三焦。并根据瘀象的程度选择用药，或用桃红四物汤加三七、丹参、泽兰、鸡血藤等补血活血，化瘀利水；或伍血府逐瘀汤加地龙、僵蚕等祛风通络、活血化瘀。瘀象更重时，酌加莪术、水蛭、牡蛎等逐瘀消癥散结。

五、日常饮食及情志调摄

（一）保证充足的能量

饮食主张低盐易消化食物，保证足够的热量及优质蛋白质摄入。水肿明显者控制入水量，一般每日进水量为前日尿量加 500mL；钠盐摄入每日 < 6g，水肿者每日 < 3g；每日适宜的热量供给为 30 ~ 35kcal/kg（1kcal=4.19kJ）。水分或热量摄入不足，易出现贫血或肾血容量不足等情况。蛋白质的摄入量按 1g/（kg·d）计算，蛋白质可以从鱼、肉、蛋、奶、豆制品中获取。患者应了解每种食物蛋白的大致含量，以正常标准体重［身高（cm）－105］为参照，避免摄入过少导致营养不良，或摄入过多加重肾脏负担。如果出现肾功能异常，蛋白质摄入一般在 0.6 ~ 0.8g/（kg·d）。可适当服用加味鲫鱼汤或鲤鱼汤等补充营养，利尿消肿。对于儿童肾病综合征患者，考虑生长发育的需要，膳食蛋白质供给量应在 2g/（kg·d）的基础上再增加 50%。

（二）适当控制脂肪

对于胆固醇、三酰甘油升高的患者，每日饮食中胆固醇限制在 300mg 以内，尽量少选脑、内脏、蟹黄等胆固醇高的食物，糖分摄入量也应减少，多吃富含可溶性纤维的食物如各类蔬菜，也有助于降低血脂。

（三）补充维生素 D 和钙

适当补充维生素 D 可预防骨质疏松及激素的副作用。含钙高的食物有牛奶及其制品、虾皮、海带、芝麻酱、核桃、油菜、芥菜等。

（四）管理钠钾摄入

大多数肾病综合征患者早期有水肿和高血压，因此钠盐摄入量不超过 2g，不用盐腌制品。忌用咸菜、腌菜等含钠量高的食物，以免加重病情。

（五）劳逸结合，调畅情志

生活中一定要防寒保暖，不可过度劳累，损伤脾肾之气，同时要适当运动锻炼，增强脾胃大肠蠕动之力而促进机体的代谢废物排出。情绪上避免焦虑、紧张。情志不畅易影响人体气机疏泄，气滞水停，良好的心态对疾病恢复有重要的意义。

六、验案举隅

病案 1

穆某，女，39 岁。

主诉： 双下肢及面部水肿 6 周。

现病史： 患者 6 周前无明显诱因出现双下肢及面部水肿，自行服用利尿药（具体不详），症状未见明显好转。平素性格内向多虑，否认其他慢性疾病病史。现症见：双下肢及面部水肿，乏力，腰背疼痛，心烦，手足心热，咽干口燥，尿频，大便不成形，纳差，寐可。查体：血压 130/80mmHg，颜面水肿，舌质淡暗，苔薄白微腻，脉沉细。双下肢指压痕（++）。

辅助检查：尿蛋白（++），尿蛋白定量 3.9g/24h，血清白蛋白 26.5g/L，纤维蛋白原 4.9g/L。甲状腺功能及肾功能正常。

中医诊断：水肿（阴水－脾肾气阴两虚证）。

西医诊断：肾病综合征。

辨证：思虑伤脾，脾气不足，运化无力，肾气亏虚，水湿泛溢肌肤，出现双下肢及颜面水肿；气虚日久见乏力、纳差；手足心热、心烦、咽干口燥为阴虚内热之象；尿频、腰背疼痛为肾气不足之象；大便不成形为脾虚不能运化水谷精微所致。舌质淡暗，苔薄白微腻，脉沉细，符合脾肾气阴两虚，水湿内停征象。

治法：益气养阴，补肾健脾。

处方：参芪地黄汤加减。太子参 15g、黄芪 20g、生地黄 15g、山茱萸 15g、炒白术 15g、山药 15g、泽泻 15g、菟丝子 15g、牡丹皮 12g、酒女贞子 10g、法半夏 6g、黄芩 6g、金樱子 15g、芡实 20g、续断 15g、蝉蜕 10g，14 剂，每日 1 剂，水煎 300mL，分早晚 2 次，饭后温服。

二诊：服药后 14 日复诊，患者尿频、腰背疼痛、手足心热较前减轻，仍有水肿、乏力、纳差、小便量少、痛经、肌肉酸痛。查体：舌质淡、苔白、脉沉。化验肾功能正常。考虑气虚日久，脾阳不振，阴虚日久，水热互结，予上方配合五苓散及五皮饮加减，食欲不振加鸡内金、红曲健脾消食；痛经、小便量少给予益母草、泽兰活血调经利水；肌肉酸痛，给予川芎活血行气止痛等。处方如下：党参 15g、黄芪 30g、山茱萸 15g、麸炒白术 15g、桂枝 6g、陈皮 15g、冬瓜皮 20g、桑白皮 15g、牡丹皮 12g、茯苓 20g、盐泽泻 20g、泽兰 15g、猪苓 15g、益母草 30g、牛膝 15g、菟丝子 20g、鸡内金 15g、红曲 6g、川芎 10g，20 剂，续服。

三诊：患者自觉乏力、颜面水肿较前减轻，仍有肌肉酸痛，舌质淡，苔白，脉沉。复查尿蛋白（++），尿蛋白定量 3.77g/24h，血清白蛋白 23.3g/L，总胆固醇 10.57mmol/L。上方加水蛭 5g 活血化瘀止痛，30 剂，续服。

四诊：药后复诊，自述耳鸣、尿频、尿急、月经后阴部瘙痒。尿蛋白（++），尿蛋白定量 2.17g/24h，血清白蛋白 24.66g/L。考虑湿热内生，上方去牛膝，加黄柏 10g 清热燥湿，蔓荆子 10g 疏散风热利耳窍，蒲公英 10g 清热去火，30 剂，续服。

五诊：耳鸣及下肢水肿明显缓解，时有腰酸，舌质淡，苔薄白，脉细。尿蛋白（+），尿蛋白定量 1.04g/24h，血清白蛋白 27.55g/L，肾穿刺活检提示"膜性肾病"。上方加蝉蜕 15g 疏散风热，桑寄生 15g 补肝肾强筋骨，30 剂，随诊半年，病情平稳。

按语：患者以双下肢及面部水肿、大量蛋白尿、低白蛋白血症为主要表现。综合分析初次就诊所见，总属脾肾气阴两虚，水液代谢失常所致。选方以参芪地黄汤加减，益气养阴，补肾健脾，利水消肿。方中黄芪、太子参、炒白术益气健脾；生地黄、山茱萸、山药滋阴补肾；桂枝温阳化气；金樱子收敛固涩；续断补肾气强腰膝；法半夏、黄芩辛开苦降，调畅气机；蝉蜕可祛外风、息内风、走表、治上，着重于祛邪，善治咽喉疼痛；芡实可健脾、固肾、走里、治下，着重于扶正。诸药相辅相成，共奏祛风除邪、内外同治、上下同调之功。脾阳不足兼有阴虚水热互结之象出现时，以五苓散、猪苓汤、五皮饮加减治疗。笔者对于蛋白尿顽固不降时喜用芡实、蝉蜕对药。芡实，有健脾补中之效，又补肾助精，可培后天以养先天。病久难愈，正气虚弱，腠理不固，易感受风邪。蝉蜕主入肺经，《本草易读》言其"治哑病"，功可利咽开音，善治咽喉疼痛。芡实得蝉蜕，则健脾益肺又可升举清阳，可治上以利咽散邪。本病日久不愈，肾元亏虚，易有肾络伏风，需内外同治。故蝉蜕得芡实，既能疏散在外之邪气，祛湿浊以保护肾元，又能健补在里之脾胃，固肾精以止蛋白漏泄。

病案 2

马某，女，15 岁。

主诉：双下肢水肿半年，加重 20 余日。

现病史：患者半年前无明显诱因出现双下肢水肿，于当地医院诊断为"肾病综合征"，住院系统治疗后病情有所缓解，出院予醋酸泼尼松 50mg，每日 1 次，晨起顿服，3 周后尿蛋白转阴，自行减量，现为 30mg 口服中。20 天前因着凉后出现咳嗽、咳痰，双下肢水肿复发，口服止咳药症状略有好转。因肾病复发前来就诊。现症见：周身水肿，身体困重，胸闷，咳嗽、咯黄痰，口苦纳呆，小便量少，大便正常。查体：血压 140/80mmHg，体重 50kg，眼睑水肿，舌质淡红，苔黄腻，脉沉缓，双下肢指压痕 (++)。

辅助检查：尿蛋白 (+++)，尿蛋白定量 9.76g/24h，血清白蛋白 27.7g/L，三酰甘油 2.74mmol/L，总胆固醇 6.19mmol/L，纤维蛋白原 4.8g/L，血常规及肾功正常，胸部 CT 未见异常。

中医诊断：水肿（肺脾气虚，湿热蕴结证）。

西医诊断：①肾病综合征；②血脂异常。

辨证：患者为二七天癸至年龄段发病。先天肾精不足，后天脾肾失养，先天不养后天，脾胃之气不足，运化失常，水湿内停，可见双下肢及周身水肿；寒邪袭表，肺气不利，入里化热，可见咳嗽、咯黄痰；肺失肃降之职，可见周身水肿，少尿。脾胃运化无力，胸阳不振，可见胸闷；脾胃气虚，水湿内停，气机壅滞，可见身体困重、纳呆。口苦、舌苔黄腻、脉沉缓均为脾胃气虚兼湿热蕴结之象。

治法：健脾祛湿，宣肺解表，清热利水

处方：①太子参 20g、黄芪 30g、山茱萸 6g、麸炒白术 10g、陈皮 12g、蜜桑白皮 10g、大腹皮 10g、牡丹皮 12g、猪苓 15g、茯苓皮 20g、白茅根 15g、桔梗 15g、牛膝 10g、泽兰 10g、益母草 15g、川芎 12g、丹参 10g、蝉蜕 6g，14 剂，每日 1 剂，水煎 300mL，分早晚 2 次，饭后温服。②醋酸泼尼松 50mg，每日 1 次，晨起顿服。

二诊：疫情原因互联网平台就诊。自述水肿减轻，面部痤疮，咽喉疼痛，口干，眼眵多，五心烦热，潮热汗出，大便干。患者出现阴虚燥热之证，给与育阴清热、解毒利水之法。处方：生地黄 20g、玄参 10g、麦冬 10g、北沙参 10g、牡丹皮 12g、地骨皮 10g、赤芍 20g、黄芩 10g、甘草 6g、芦根 10g、土茯苓 30g、连翘 10g、薄荷 6g、蝉蜕 6g、蒲公英 15g、淡豆豉 10g、银柴胡 6g、生白术 10g，20 剂，口服。

三诊：下肢水肿较前减轻，五心烦热、潮热汗出基本消失，仍有痤疮、咽干不适，大便干。舌质红，苔薄白，脉沉细。尿蛋白（++），尿蛋白定量 4.5g/24h。处方：上方加炒牛蒡子 10g、大黄 10g，14 剂。醋酸泼尼松 40mg，每日 1 次，口服。

四诊：患者水肿改善，乏力，痤疮，偶有痛经，尿蛋白（++），尿微量白蛋白 2821.5mg/L，尿蛋白定量 2.2g/24h，血清白蛋白 39.2g/L。给予益气祛湿清热法。处方：黄芪 20g、太子参 10g、干益母草 15g、茜草 10g、丹参 15g、金樱子 20g、醋鳖甲 20g、桑叶 10g、菊花 6g、荷叶 15g、佩兰 6g，14 剂。醋酸泼尼松减量至 35mg，每日 1 次，顿服。

五诊：无明显不适，大便溏每日 3 次。自带尿蛋白（+），尿蛋白定量 0.8g/24h，肾功正常。查体：激素面容，舌红，苔白，脉细。上方加白扁豆 10g 化湿止泻，14 剂。醋酸泼尼松减至 30mg，每日 1 次，顿服。

患者激素减量维持阶段，继续给予益气健脾，调和阴阳之法，随访症状日趋好转，尿蛋白定量 0.5g/24h 以下。

按语：本案青少年患者，因外感导致肾病水肿复发，出现大量尿蛋白。肺失宣降、脾失健运，肾失封藏，水湿内生，郁久化热，见水肿、胸闷、咯黄痰、口苦、纳呆、身体困重、小便量少等诸多证候。以肺脾气虚、湿热蕴结为主要病机，故予健脾祛湿、宣肺解表、清热利水之法为主。首方君以太子参、黄芪、白术、陈皮补中益气，健脾化湿，畅中焦之气机；臣以猪苓、茯苓皮、大腹皮利水消肿，白茅根清热利尿，桑白皮、桔梗开上焦之肺气，通利小便，丹参、泽兰、牡丹皮、益母草活血利水；佐以山茱萸、牛膝平补下焦之肝肾，蝉蜕疏散风热通络。该患者因大量蛋白尿，服用肾上腺皮质激素治疗。笔者认为，激素大剂量使用阶段易"助阳生热耗津"，当患者出现痤疮、咽喉肿痛、潮热汗出等肝肾阴虚内热征象时，及时给予增液汤、银翘散或五味消毒饮加减，滋阴清热，泻火解毒，可减轻激素的副作用，发挥降蛋白尿的正作用。方中生地黄、玄参、麦冬、北沙参滋肺肾之阴，牡丹皮、地骨皮清热利水，黄芩、赤芍、芦根、连翘、蒲公英清热泻火，解毒利咽，土茯苓、淡豆豉清热祛湿，薄荷、蝉蜕疏散风热，银柴胡退虚热；佐以生白术健脾顾护脾胃，甘草调和诸药。激素逐渐减量过程中，笔者根据患者的病机转化随证加减用药，使气血阴阳达到相对平衡状态，加速病情缓解。

病案 3

赵某，女，38 岁。

主诉：双下肢水肿 6 个月，加重 1 周。

现病史：患者 6 个月前发现双下肢水肿，尿沫增多，就诊于当地医院，临床诊断为"肾病综合征"，具体化验指标不详，建议做肾活检明确病理诊断，未接受。经 ELISA 法检测抗磷脂酶 A2 抗体（PLA2R）为 128.13RU/mL（正常成人 < 14RU/mL），确诊为 PLA2R 阳性的膜性肾病，给与醋酸泼尼松 30mg 每日 1 次、他克莫司起始 1mg 每日 2 次口服方案，2 个月后水肿减轻，尿蛋白下降。1 周前因劳累下肢水肿再发并加重，寻求中药治疗来诊。现症见：双下肢水肿，周身乏力，畏寒肢冷，纳差，月经量少，痛经，有血块，大便稀溏。查体：血压 120/80mmHg，舌质暗红，苔薄白，脉细，双下肢指压痕（+++）。

辅助检查：尿蛋白（+++），尿微量白蛋白 8469.6mg/L，尿蛋白定量 6.5g/24h，血清白蛋白 22.6g/L，血脂异常，凝血化验提示高凝状态，PLA2R 抗体 78.43RU/mL，有所下降。

中医诊断：水肿（脾阳亏虚，水瘀互结证）。

西医诊断：肾病综合征（PLA2R 阳性膜性肾病）。

辨证：患者青年女性，劳累伤脾，脾阳不振，温煦运化失司，水液代谢失常，水瘀互结，故见水肿、乏力、畏寒、纳差、痛经、舌质暗红等脾阳亏虚兼血瘀之证。

治法：温运脾阳，活血利水消肿。

处方：太子参 15g、黄芪 30g、干姜 10g、山茱萸 15g、麸炒白术 15g、桂枝 10g、陈皮 10g、冬瓜皮 20g、蜜桑白皮 10g、猪苓 10g、茯苓 20g、大腹皮 9g、炒鸡内金 10g、益母草 30g、牛膝 10g、川芎 10g、盐菟丝子 15g、盐益智仁 6g，21 剂，每日 1 剂，水煎 300mL，分早晚 2 次，饭后温服。

二诊：水肿明显减轻，大便成形，痛经缓解，舌质暗红，苔白，脉滑。尿蛋白定量 4.8g/24h。调整用药方案：醋酸泼尼松 30mg 口服 4 个月，减至 25mg 继续口服 1 个月；他克莫司浓度偏低，增为 1.5mg，每日 2 次口服。上方酌减利水药，21 剂，续服。

三诊：水肿基本缓解，汗出易感冒，舌质红，苔白，脉滑。复查尿微量白蛋白 296mg/L，上方加防风 10g，21 剂。

后随诊调方 1 年余，尿蛋白定量 0.5g/24h 以下，激素和他克莫司小剂量维持口服，病情长期稳定。

按语：肾病综合征因水肿不消，水湿不化，气机运行不畅，使脾阳不振，疾病难愈。尤其是膜性肾病，病势缠绵，需要坚持长期治疗。笔者重视健脾化湿，温阳活血，培土制水，给予益气通络利水方合五苓散、五皮饮加减取效。方中君以黄芪、干姜、麸炒白术、太子参健脾温阳益气；臣以桂枝、菟丝子温阳化气，猪苓、茯苓利水渗湿，山茱萸、益智仁益肾固精，冬瓜皮、大腹皮、桑白皮利水消肿，陈皮行气化湿；佐以川芎、牛膝、益母草行气化瘀，活血利水，引药下行；使以鸡内金消食化积，助脾运化。激素的使用，对敏感患者而言可以迅速缓解病情，但激素足量治疗过程中，或化热出现阳气过盛，或伤阳出现畏寒、腹泻等阳气不足的表现，需要灵活辨证选方用药。当水肿减轻时，减大腹皮、桑白皮防利水伤阴，加补骨脂温阳补肾止腹泻。牡蛎、五味子具收敛固涩之性，可防蛋白质流失，蝉蜕利咽开音治咽哑，僵蚕祛风通络，山楂化瘀消食，防风益气固表止汗，可酌情加减使用。1 年多的辨证调方治疗，患者尿蛋白逐渐下降至临床缓解阶段，收效显著。

病案 4

尤某，女，21 岁。

主诉：周身水肿反复发作 19 年。

现病史：患者 19 年前被诊断为"肾病综合征"，应用醋酸泼尼松治疗后好转，但病情时有反复，每于感冒后加重，对激素敏感有效。11 年前肾病复发，周身水肿，应用醋酸泼尼松联合环磷酰胺治疗约 6 个月蛋白转阴，后定期复查 5 年未复发。6 年前因感冒后肾病再次复发,静点甲泼尼龙注射液 40mg,每日 1 次,2 天后改为甲泼尼龙片口服(具体剂量不详),后逐渐减量至停药,尿蛋白转阴,经口服中药汤剂治疗,维持 4 年未复发。2 年前感冒后肾病第 3 次复发,予他克莫司 1mg,每日 2 次,服用半年,尿蛋白波动于(-)~(+++)。1 周前因着凉感冒发热,体温 39℃,周身水肿症状加重来诊。既往糖耐量异常史 1 年,应用钠-葡萄糖协同转运蛋白 2 抑制剂(SGLT2 抑制剂)10mg,每日 1 次,口服,血糖控制平稳。现症见:周身水肿,咳嗽,少痰,咽痛,时觉胸闷气短,小便短黄,大便干,夜眠欠佳。查体:舌淡红,苔黄腻,脉浮数,下肢轻度指压痕。

辅助检查: 尿蛋白(+++),尿蛋白定量 5.76g/24h,血清白蛋白 27.3g/L,三酰甘油 3.25mmol/L,总胆固醇 8.53mmol/L,血红蛋白 157g/L,空腹血糖及肾功能正常。

中医诊断: 水肿(阳水-风水相搏,邪热内蕴证)。

西医诊断: ①难治性肾病综合征;②类固醇性糖尿病。

辨证: 患者先天肾气亏虚,肾精不足,在幼儿时期诊断为肾病综合征,反复使用激素及免疫抑制剂。正气不足,风邪袭表,肺失宣降,可见咳嗽、少痰;足少阴肾经循喉咙,挟舌本,故肾经受邪,可见咽痛;风遏水阻,气机不畅,郁久化热,阴虚火旺,可见小便短黄、大便干、夜眠欠佳等症。舌淡红,苔黄腻,脉浮数,均为风水相搏兼邪热内蕴之证。

治法: 疏风解表,清热利水。

处方: ①麻黄 10g、桂枝 15g、杏仁 10g、石膏 30g、黄芩 10g、桑白皮 15g、陈皮 15g、柴胡 10g、桔梗 10g、芦根 15g、甘草 10g、荆芥 15g、川芎 10g、丹参 10、蝉蜕 5g,10 剂,每日 1 剂,水煎 300mL,分早晚 2 次,饭后温服。②SGLT2 抑制剂 10mg,每日 1 次,口服,降糖护肾。

二诊: 患者无发热,水肿、咳嗽、咽痛较前减轻,偶有头痛。

辅助检查: 尿蛋白(++),上方去麻黄,加黄蜀葵花 3g、蔓荆子 10g、青风藤 10g,14 剂,口服,方法同前。随诊 1 年余,尿蛋白定量逐步下降至 0.5g~0.8g/24h,病情稳定。

按语: 本案幼年发病,为多次反复发作的难治性肾病综合征,每因感冒诱发。"上焦如雾,治上焦如羽,非轻不举"。肾病外感,应采用轻轻上浮之品,宣肺解表祛邪,正如《伤寒论》曰:"上焦得通,津液得下,胃气因和,身濈然汗出而解。"但对于肾病水肿因上焦不利引发者,笔者认为应升降同施,可适当使用石膏、黄芩等甘寒、苦寒、降气之品,因上焦气机通畅,是体内水液正常输布代谢的先决条件。患者外感风寒之邪后水肿加重,给予麻黄、桂枝宣肺解表,柴胡、荆芥解表退热;风遏水阻,气机郁滞不畅,出现胸闷、气短,给予丹参、川芎活血行气;气机不畅,郁久化热,可见小便短黄、大便干等,给予石膏、黄芩清解肺胃之热,以泻大肠邪热;咳嗽、少痰、咽痛,给予芦根、蝉蜕疏散风热,桔梗、甘草化痰利咽止咳,调和诸药,诸证减轻。待表证缓解后,首方去麻黄,加蔓荆子疏散风热、清利头目解头痛,青风藤祛风除湿清热,黄蜀葵花清热利湿解毒。善后调理 1 年余,病情稳定未再复发。

七、临床心悟

肾病综合征病机错综复杂，临床证候变化不一，病情评估至关重要。如活动性病变较强或病理类型较重者，需联合激素、免疫抑制剂、生物制剂等治疗方案，防止肾功能下降。笔者主张根据患者病情变化进行灵活加减，辨证施药，分期、分阶段诊治，化繁为简。

（一）分期治疗

1. 水肿期

在水肿突出阶段注重调理脾胃及协调气、血、水三者的关系。初病以邪实为主，后期以本虚为主。认为水肿病应先分阳水或阴水，将阳水分为 3 个证型，分别为风寒水肿、风热水肿、水湿浸渍水肿，应用疏风散寒、疏风清热、祛湿健脾行水之法，方药分别以越婢加术汤加减、银翘散合五皮饮加减、五苓散合胃苓汤加减。阴水分为阳虚水肿、阴虚水肿，采用温阳、滋阴利水，方用真武汤、猪苓汤加六味地黄丸加减。

2. 水肿消退期

水肿消退期以健脾补肾固精为主。阳虚偏重者多用温肾助阳药，温肾以助气化水行，但温燥同时勿伤阴，可根据患者阳虚程度轻重酌情选用温燥之性不同的药物，从强到弱依次为炮附子、肉桂和干姜，巴戟天、肉苁蓉和淫羊藿，骨碎补和川续断，菟丝子、杜仲和枸杞子等药物组合。

（二）分阶段治疗

糖皮质激素仍然是目前治疗原发性肾病综合征的常用药物，既往多遵循起始足量、缓慢减药，长期维持，结合病理类型调节用量及时间等原则，并依据患者对激素的反应不同，分为激素敏感型、激素依赖型、激素抵抗型及频繁复发型。医家普遍认为，激素属阳热之品，大剂量激素长期应用，于人体有助阳化热的作用。故在激素应用的不同阶段，将中医辨证、辨机、随证加减用药的优势融入其中，可起到减毒增效、减少伤害、缩短起效时间的作用。

1. 激素诱导缓解阶段

"使有热象才有效"，需配伍温肾补气升阳之品助其"热象"产生。现代药理研究，温肾补气升阳药多具有肾上腺皮质功能促进作用，对下丘脑－垂体－肾上腺系统具有调节作用，促进蛋白质和受体的结合，辅助激素发挥疗效，缩短起效时间。

2. 激素起效阶段

用大剂量激素的过程中，似有助长下焦相火之势，患者常表现出阴虚阳亢的症状，"养阴清热是基本方略"，方选知柏地黄丸合二至丸加减，配伍清热化湿解毒药物，如黄连、黄芩、焦山栀、牡丹皮、薏苡仁、藿香、佩兰、蒲公英、白花蛇舌草等对抗激素酿湿生热的不良反应。若出现感染，湿毒流火者，如面部痤疮、皮肤脓肿等，治以清热利湿解毒为主。

3. 激素撤减阶段

在激素足量之后的撤减过程中，患者常常表现为阴阳两虚，特别是激素减至维持剂量或停用激素后，患者常呈一派阳虚表现。若是用过细胞毒类药物，则阳虚表现更为明显，也较其他类型容易继发感染，故常选用温阳之剂，"益气助阳，渐行渐进"，补脾肾之阳。

4. 激素维持阶段

"温肾助阳，缓图缓减"。因久病正气亏损，表现为气虚、阳虚等证，此时宜加强温补脾肾之品的应用。

（三）并发症治疗

随着肾病综合征病程日久或进展迅速，可见到多种兼证，临证时应分清主次，处理好标本缓急。常见的并发症有感染，血栓栓塞，蛋白质脂质代谢紊乱，急慢性肾衰竭等。感染可见皮肤疮毒、呼吸道感染、腹膜炎等，中医辨证为触冒热毒之邪或素体本虚，嗜食肥甘酿生湿热，日久不除，化毒泛溢肌肤，当用麻黄连翘赤小豆汤合五味消毒饮加减治疗。血栓与栓塞好发的部位包括下肢深静脉、肺静脉、肾静脉等，中医多按血瘀证辨证，治疗上喜用藤类药和虫类药，因其可疏通肾络祛邪，加重化瘀活血之力。笔者常用青风藤、穿山龙祛风除湿通络；忍冬藤、大血藤清热解毒通络；钩藤平肝息风通络；鸡血藤、首乌藤养血活血通络。瘀象较重时往往加用地龙、水蛭、僵蚕等虫类药。血胆固醇过高，多从痰瘀论治，常选用泽泻、红曲、瓜蒌、半夏、胆南星、生山楂以化痰逐瘀通络。急性肾衰竭较重者需血液净化治疗干预，慢性肾衰竭的中医诊治，参照本章第十二节处理。

（陆林飞、樊妍妍、于文晴）

第三节 IgA 肾病

一、疾病介绍

IgA 肾病（IgAN）是指肾小球系膜区以 IgA 或以 IgA 沉积为主的原发性肾小球疾病，是肾小球源性血尿最常见的原因。其分布具有明显的地域性，以亚太地区发病率偏高。IgA 肾病占原发性肾小球疾病的比例为 40% ~50%，由于本病的诊断依赖于肾脏活体组织检查，因此限制了该病的检出率，实际发病率可能会更高。在我国 IgA 肾病以青壮年男性高发，约 30% 的 IgA 肾病发病年龄为 20~39 岁。起病前 10% ~15% 的患者有上呼吸道感染或消化道感染等前驱症状，有时也会有泌尿系统感染表现。本病多为慢性进展，10~20 年内有 20%~40%的患者逐渐进展至终末期肾病，现已成为我国终末期肾病的重要病因之一。依据杜夕雯等关于本病的研究估算，我国大约有 459 万 IgA 肾病患者，而已被确诊的仅为 57 万人，每位 IgA 肾病患者每年的住院医治费用为 4867 ~14900 元人民币，若疾病进展至终末期肾衰竭，每年透析费用为 7 万 ~12 万元人民币。因此，IgA 肾病已经成为我国严重的公共卫生问题。其临床表现以反复发作的肉眼血尿或镜下血尿为特点，可伴有不同程度的水肿、乏力、蛋白尿，部分患者还可出现高血压或肾功能减退。

目前针对本病的治疗，支持治疗放在首位，血管紧张素转化酶抑制剂和血管紧张素Ⅱ受体阻滞剂仍作为一线用药。其次为糖皮质激素及免疫抑制剂，还有硫酸羟氯喹、钠-葡萄糖协同转运蛋白2抑制剂（SGLT2抑制剂）等药被认为对该病有一定疗效。西医目前针对该病可能的发病机制，开发了靶向B因子抑制剂Iptacopan、双重内皮素血管紧张素受体拮抗剂Sparsentan，目前正在临床试验阶段，结果尚待公布。布地奈德既往作为呼吸内科常用药物，一直被用于治疗哮喘患者，2021年末，靶向释放剂型布地奈德问世，在长达24个月的临床试验中效果明显。虽然西方医学已经开发出很多药物，但部分副作用明显，另一部分疗效还需观察。而中医学对于尿血、水肿、虚劳等疾病的治疗积累了丰富经验，因此，在我国采用中西医结合的方法治疗本病，体现出独特的优势和疗效，将成为今后一定时期内的主流方法。2023年5月31日全新的IgA肾病中西医结合诊疗指南发布，其中医部分将本病分为急性发作期、慢性持续期和特殊辨证。证型涉及脾气虚证、气阴两虚证、肝肾阴虚证、脾肾阳虚证；兼证包括风湿、水湿、湿热、血瘀、浊毒等，可供临床参考。

二、诊疗思路

根据IgA肾病的临床特点及证候表现，可分属于中医学"尿血""腰痛""水肿"以及"虚劳""慢性肾衰"等范畴。临床所见，本病的发生主要涉及肺、脾、肾亏虚；风、寒、湿、热等外邪侵袭；水湿、痰饮、瘀血等病理产物内生。以脏腑亏虚为内因，外邪侵袭为诱因，内外合邪，脏腑功能失调而致病。临床常见以下几种证型：①肺肾阴虚，感受风热；②肝肾阴虚，湿热下注；③脾肾阳虚，水湿内停；④脾肾气虚，失于收摄；⑤久病正虚，痰湿瘀血互结。治疗以扶正祛邪为大法，分别采用清热养阴，疏风宣肺；滋阴清热除湿；温阳补肾，健脾利水；补益脾肾，益气固摄；补虚扶正，化瘀祛痰等方法。

三、审证求因

（一）肺肾阴虚，感受风热

主要症见：面色潮红，精神相对亢奋（虚性亢奋），容易疲劳，平素咽喉易干燥，手足心热，夜间尤甚，可有盗汗，心烦，失眠，多梦，腰膝酸软，或下肢沉重，小便黄赤，大便干燥，舌质红，苔薄白，脉细或细数。易感受风热，可见咽痛、汗出不畅、头胀痛、乏力等。

风热为温邪，易感受阴虚之体，损伤津液。肺开窍于鼻，肾经循行于咽部，肺属金，肾属水，平人金水相生则阴液充足。平素肺肾阴虚之人，咽喉部阴液亏少，对温热之邪抵抗力不足。《温热论》曰："温邪上受，首先犯肺。"温热邪气易由口鼻咽喉而入，引发温病卫分证候。温邪易伤阴液，治疗不及时则会加重阴血亏虚。阴血属阴，主内，热邪向里发展入气分、营分甚至血分，或循经直下深入下焦，阴血亏虚且热，阴血不能自行内守，热邪迫血妄行，血溢脉外，导致尿血。

（二）肝肾阴虚，湿热下注

主要症见：面色红黄垢浊，语声沉闷，如人在室中言，可有头晕，目干，失眠多梦，手足心热，足心甚于手心，小腹胀闷，腰酸膝软，小便频数短赤，大便黏腻不爽，舌质绛，舌苔厚腻，脉濡软，或尺脉滑数。

肝藏血，肾藏精，肝血有赖于肾精的滋养，肾精也不断得到肝血所化之精的填充，精血相互滋生，故有"精血同源""肝肾同源"之说。因此肾精亏损必导致肝血不足，肝血不足也可引起肾精亏虚。阴虚则津液不足，不能濡养全身，进而化火，进一步损伤津液。湿性重浊趋下，易侵袭下焦。本病下焦的湿热则主要由前阴而来。湿性重浊、黏腻，易困阻气机，多驻留在气分，膀胱气化不利，水液代谢失常则引起水肿。如湿热中的热邪偏盛，则容易进入血分，灼伤络脉，迫血妄行，亦可引起血尿。

（三）脾肾阳虚，水湿内停

主要症见：水肿，以眼睑及双下肢明显，按之凹陷恢复缓慢，乏力，畏寒肢冷，厌食，可有心悸，腹胀，小便不利，大便稀溏或干燥，舌质暗，舌苔水滑，脉沉无力，或沉弦力小。

《素问·至真要大论》云："诸湿肿满，皆属于脾。"脾主运化水湿，脾虚失于运化易生湿邪。脾虚湿郁为内湿，长夏感受暑湿是为外湿，饮食生冷黏滑是为内伤湿邪。湿性重浊黏腻，易困阻阳气，阳气不通，不能化气行水，水湿停聚于内而成水肿。肾阳不足之人膀胱经阳气亦虚，易感受风寒之邪。寒邪由膀胱经而下，由经入腑（太阳腑证），入气分，阻碍气机，气化不利则水液代谢失常，引起小便不利而水肿；寒邪入太阳腑化热入于血分与血结，即伤寒瘀热互结，则生瘀血，瘀血不能流通气化，即离经之血，发为血瘀出血。

（四）脾肾气虚，失于固摄

主要症见：神疲乏力，腰膝酸软，面色少华，食少，易出汗，小便频，大便不实或便秘，舌瘦小，苔薄白，脉沉细无力，或关尺浮大，按之空虚。

脾主运化，升清降浊。脾虚运化失司，湿邪困阻，统摄无权，血中精微物质溢出脉外，随尿而出，则出现血尿、蛋白尿。肾主封藏，为一身阴阳之根本。肾气不足，复受寒邪损伤，肾失闭藏，血液精微物质外流，随尿而下，则见血尿或蛋白尿。

（五）久病正虚，痰瘀互结

主要症见：面色少华晦暗，或有暗斑，乏力，肢体痛，或麻木，饮食不多，失眠，舌质暗有瘀斑，舌下可有脉络紫暗，脉涩不畅。

久病色夺，患者经过疾病的长期消耗，气血亏虚不能上荣于面，故而面色少华晦暗。血虚经脉失于濡养，气血推动无力，故见血液运行不畅，络脉瘀滞。血液中的津液停滞聚而生血中之痰，则痰瘀互结脉道不利，脉涩不畅。

四、审因论治

（一）肺肾阴虚，感受风热

主要症见：咽喉干燥，手足心热，夜间尤甚，可有盗汗，心烦，失眠，多梦，腰膝酸软，或下肢沉重，小便黄赤，大便干燥，舌质红，苔薄白，脉细或细数。易患风热感冒，可见咽痛、汗出不畅、头胀痛、乏力、尿血等。

治则：疏风、清热、滋阴、凉血。

处方1：银翘散加减，疏风为主，少佐养阴，适用于风热感冒急性发作期。金银花15g、连翘15g、淡竹叶10g、荆芥10g、炒牛蒡子9g、薄荷3g、生甘草10g、桔梗10g、白茅根30g、玄参10g、玉竹10g、生地黄10g。

方义：银翘散主治外感温热病初期风热邪气侵袭肺卫。因本病平素肺肾阴虚，风热邪气易伤阴液，银翘散虽然是疏风清热方剂，然疏风药辛散，于阴液亦属不利，故而加生地黄、玉竹养阴增液，防止热邪内传。

处方2：自拟滋阴疏风汤，滋阴为主，少佐疏风，适用于风热感冒缓解期。生地黄20g、玄参10g、麦冬10g、沙参15g、石斛10g、赤芍10g、小蓟20g、桑叶10g、蝉蜕5g、炒牛蒡子10g。

方义：生地黄、玄参味甘、苦，性寒，可滋阴、凉血、解毒；麦冬味甘、性寒，滋阴润肺。此三味药合用，既能滋润肺肾之阴，又有凉血解毒之功，并治咽喉干痛。沙参佐麦冬以滋肺阴，石斛佐生地黄以制肾热；赤芍味辛、苦，性微寒，凉血活血，小蓟凉血止血；少佐桑叶、蝉蜕、炒牛蒡子辛凉，疏风清热利咽喉，使深入血分之邪透出血分之外。

咽喉肿痛者，加桔梗10g、甘草6g、金银花10g；手足热重者，加地骨皮10g；尿血者，加白茅根15g、生蒲黄10g；小便短赤、水肿者，加石韦10g、萹蓄10g、车前子15g、竹叶10g；乏力、腰膝酸软者，加生地黄15g、沙参15g、山茱萸15g。镜下血尿持续不减，久病入络者，加炒桃仁6克、红花6g、水蛭3g等活血通络药。缓解期宜以养阴活络为主。

（二）肝肾阴虚，湿热下注

主要症见：患者平素喜辛辣饮食，怕热，面色油腻、浊垢，易腹胀、嗳气或排气，身体困倦、酸重，小腹胀，小便频少、不畅，大便黏腻，舌体胖大，舌苔白厚腻，脉濡缓。

治则：化湿、清热、养阴。

处方：石韦 10g、萹蓄 10g、车前子 10g、滑石 10g、甘草 6g、姜黄 6g、炒苍术 10g、黄柏 10g、焦三仙各 15g、荆芥 6g、泽泻 10g、生地黄 10g、石斛 10g、女贞子 15g、枸杞子 15g。

方义：石韦、萹蓄、车前子、滑石利水清热除湿；生地黄、石斛、女贞子、枸杞子滋补肝肾之阴；炒苍术、黄柏清热除湿；茯苓、泽泻利水渗湿。此四味药加强除湿作用，少佐姜黄、荆芥、甘草调畅气机。里热盛，脉象滑数有力，可酌加升降散，大黄 9g、姜黄 12g、僵蚕 9g、蝉蜕 9g；湿邪黏滞清除缓慢，除湿药久用容易伤阴，故长期用药要考虑酌加养阴药如麦冬 15g、玉竹 10g、沙参 10g。尿血及瘀血的辨证加减同上。

（三）脾肾阳虚，水湿内停

主要症见：水肿，以眼睑及双下肢明显，按之凹陷恢复缓慢，乏力，畏寒肢冷，厌食，可有心悸，腹胀，小便不利，大便稀溏或干燥，舌质暗，舌苔水滑，脉沉无力，或沉弦力小。

治则：温补脾肾，利水消肿。

处方 1：自拟肾衰饮加减，适用脾肾阳虚不重、大便干燥者。太子参 20g、黄芪 20g、炒白术 20g、姜半夏 10g、盐菟丝子 15g、金樱子 15g、山茱萸 15g、陈皮 10g、广藿香 10g、佩兰 10g、丹参 10g、醋莪术 10g、炒神曲 15g、砂仁 6g、大黄 5g。

方义：气为阳之渐，阳虚不重者宜用黄芪、白术、太子参以补气健脾助后天生气之源，菟丝子、金樱子以补肾固摄先天。此五味药性平和，既能补益脾肾又不伤阴，是阳气轻度不足的理想组合。脾肾虚弱气机必定郁滞不畅，气不行则水亦难行，故加入半夏以降气，陈皮以行气，砂仁以运脾，藿香、佩兰以芳香醒脾，脾运正常，则气机畅行，水肿亦随之而消。

处方 2：适用于脾肾阳虚偏重、大便稀溏者。制附子 6g、干姜 6g、茯苓 30g、泽泻 15g、生白术 15g、炙甘草 6g、桂枝 10g、白人参（去芦）6g、山茱萸 9g、山药 9g、牡丹皮 6g。

方义：此方即金匮肾气汤合四君子汤。金匮肾气汤温肾利水，四君子汤补气健脾。不同之处，原金匮肾气汤是缓补肾阳取少火生气之意，附子、桂枝用量较小。今肾阳不足复感寒邪，则加大桂枝、附子用量，除少火生气之外，部分药物需起散寒通脉作用，并加干姜以助温阳之力。水肿重者加猪苓 15g、车前子 15g，生白术加至 25g；喘者加磁石 30g、地龙 15g、山药 20g、山茱萸 20g、补骨脂 20g；心悸者加生龙骨 30g、生牡蛎 30g。

行气、利水等法固然能够迅速消除水肿，然水肿之症根本上是因为正气亏虚，扶正是治本之法，随着治疗好转，要及时调整用药比例，防止祛邪过度损伤正气，否则正气大伤，邪气旋即而至，水肿更甚，祸不旋踵。

（四）脾肾气虚，失于固摄

主要症见：神疲乏力，腰膝酸软，面色少华，食少，易出汗，手足心热，心烦，咽干，小便频，尿沫多，大便不实或便秘，舌瘦小，苔薄白，脉沉细无力，或关尺浮大，按之空虚。

治则：补益脾肾，益气固摄。

处方：香砂六君子汤合六味地黄汤加减。党参 15g、炒白术 15g、茯苓 15g、炙甘草 10g、砂仁 3g、木香 3g、姜半夏 10g、陈皮 15g、熟地黄 10g、山茱萸 15g、山药 15g、泽泻 10g、牡丹皮 10g、车前子 10g、益母草 15g。

方义：六味地黄汤补肾填精，香砂六君子汤补气健脾促进运化。气虚乏力明显者，加生黄芪 30~50g；蛋白尿多者，加芡实 30g、莲子 30g、金樱子 30g；肝郁者，加柴胡 6g、生麦芽 10g；肾络瘀阻者，加王不留行 12g。

肾阴虚明显，伴有脾气虚，以乏力纳呆为主，大便溏稀者，可加太子参、肉豆蔻、扁豆等。此时因阴虚偏重而香砂六君子汤中温热药偏多，药性偏燥，故改用药性平和之品更为合适。

（五）久病正虚，痰瘀互结

主要症见：面色少华晦暗，或有暗斑，乏力，肢体痛，或麻木，饮食不多，失眠，舌质暗，舌下可有瘀斑，脉涩不畅。

治则：补益气血，活血化瘀，化痰通络。

处方：四君子汤合桃红四物汤加减。党参 15g、炒白术 9g、茯苓 9g、甘草 6g、当归 9g、白芍 9g、赤芍 6g、炒桃仁 6g、炒杏仁 9g、益母草 10g、瓜蒌 9g、三七 3g。

方义：四君子汤补气，四物汤养血补血，两方相合而成八珍汤双补气血扶正气。四物加桃红不仅补血，还有显著的活血祛瘀通络作用，瓜蒌、杏仁可化痰散结。纵观全方补益气血，化痰通络，补气可推动气血生化和血液运行，补血使血行通畅不瘀滞，可加快新陈代谢，促进体内浊邪废物之排泄。现代药理研究，补气药具有增强机体非特异性免疫功能，促进巨噬细胞吞噬作用。IgA 肾炎大约 80% 属于 III 型超敏反应，发病多是由于未能及时清除的循环免疫复合物沉积在肾小球系膜区，引发免疫损伤所致。

五、日常饮食及情志调摄

1. 日常饮食

总体应以清淡为主，同时应结合患者体质有所侧重。阴虚体质应少食辛辣及烧烤煎炸食品；阳虚体质要避免吃寒凉食物、奶制品等；痰湿重者要避免食用肥甘厚味和生冷黏滑食物；瘀血体质要禁食芒果、柿子等收敛之物。此外，海鲜、辣椒、咖啡、茶叶、巧克力等也应少吃或禁食。应适量食用新鲜蔬菜，适当补充精瘦肉等优质蛋白。以下推荐部分食疗药膳：

（1）冬瓜红豆粥。材料：冬瓜 100g，红豆 200g。做法：将红豆熬粥，待快熟时加入切成块的冬瓜，焖熟后食用。药膳功效：冬瓜皮归肺经、脾经、小肠经，味甘，性微寒，功可清热、利水、消肿。红豆归肺经，味甘，性温，二者合用可清热利湿，利水消肿，对湿热水肿者具有一定的食疗作用。

（2）黄芪茯苓粥。材料：黄芪 15g，茯苓 15g，粳米 100g。做法：①将糯米洗净泡发，黄芪、茯苓洗净，黄芪切碎，茯苓切成小碎块备用。②将糯米入锅，加水适量，大火煮至米粒开花。③倒入黄芪、茯苓碎块，转小火煮至粥稠，即可食用。药膳功效：黄芪味甘、性温，归肺、脾经，功能补气固表，利水消肿。茯苓味甘、淡，性平，归心、肺、脾、肾经，功能利水渗湿，健脾宁心。二者合用可益气健脾利水，对脾肾两虚证的 IgA 肾病患者的蛋白尿、水肿表现具有一定的食疗作用。

（3）玉米须茶。材料：玉米须 100g。做法：将玉米须煎汤代茶饮。代茶饮功效：玉米须归膀胱、肝、胆经，可利尿消肿、平肝利胆。对因肝阳上亢导致的高血压及各种原因导致的水肿有一定的食疗效果。

2. 情志调摄

保持情绪稳定，尽量避免生气郁闷，大喜大悲、五志过激都对身体有影响，即便是高兴之事也是适度为好。

六、验案举隅

病案 1

吴某某，男，39 岁。

主诉：尿中带血反复发作 1 年余，加重 1 周。

现病史：该患者 1 年前因上呼吸道感染而后出现肉眼血尿。化验尿常规：红细胞 > 40/HP，尿蛋白（+++）。诊断为"急性肾小球肾炎"，给予抗感染治疗后 1 周，肉眼血尿消失，尿蛋白转阴，尿中红细胞 30~40/HP。其后多次因感冒而出现血尿，后经肾活检病理诊断为 IgA 肾病（Lee Ⅱ级）。1 周前因感冒病情复发，再次出现肉眼血尿，为求中医治疗来就诊。否认其他内科疾病病史。现症见：尿中带血色红，面色潮红，咽干，心烦，盗汗，手足心热，腰酸腰痛，舌暗红，少苔，脉细数。

辅助检查：尿蛋白（+），红细胞 30~40/HP，红细胞畸形率 75% 以上，肝肾功能正常，双肾超声未见异常。

中医诊断：尿血（阴虚火旺，风热入血证）。

西医诊断：IgA 肾病（Lee Ⅱ级）。

辨证：患者中年男性，素体阴虚，外感风热，侵袭肺经，肺与膀胱相表里，热邪随经侵袭膀胱，热迫血行，出现尿血。

治法：滋阴凉血，疏风清热。

处方：生地黄 20g、玄参 10g、麦冬 20g、沙参 15g、石斛 10g、赤芍 10g、桑叶 10g、蝉蜕 6g、炒牛蒡子 10g、太子参 20g、黄芩 10g、小蓟 30g、茜草 10g、甘草 10g，14 剂，每日 1 剂，水煎 300mL，分 2 次，餐后温服。

二诊：服药 14 剂，血尿明显减少，腰酸症状减轻，有乏力，自汗，咽部不适。查体：扁桃体 Ⅱ 度肿大，舌淡红，苔薄白，脉弦数。化验尿常规：红细胞 5~10/HP，尿蛋白（–）。处方：在上方基础上加天花粉 12g、柴胡 12g、桔梗 10g、僵蚕 6g、乌梅 12g，清咽解毒，疏肝化痰散结，14 剂。

三诊：药后复诊，身觉轻快，心情舒畅，舌淡红，苔薄白，脉滑。尿常规：蛋白阴性，红细胞 5～8/HP。首方加益智仁 10g、五味子 6g，益肾固摄。后以此方加减进退，血尿渐消，腰酸乏力症状减轻，多次复查尿常规，红细胞＜10/HP，病情稳定，定期复诊中。

按语：初诊时因阴虚火旺应用多种养阴清热药，故加太子参、甘草补中以防止寒凉伤及脾胃。因为体热故用生甘草而不用炙甘草。笔者每遇患者阴虚兼脾胃虚弱者多采用太子参、白扁豆、山药等药性平和之品顾护脾胃。二诊时脉象由细数转为弦数，知阴液有所恢复，故加柴胡和解。因扁桃体肿大，加天花粉、桔梗、僵蚕以化痰散结，乌梅酸以收敛，一散一收相反相成。三诊诸证缓解，脉象滑利已无弦象，风邪已除，加益智仁、五味子固摄肾气防止邪气再入。此处脉象滑利是气血流通、正气来复之象，并非邪气亢盛之表现。

病案 2

陈某，男，52 岁。

主诉：乏力、尿频 5 年。

现病史：患者 5 年前出现发作性肉眼血尿伴蛋白尿，每遇感冒发热后加重，虽用药不缓解，自觉疲乏无力，尿频沫多。2016 年 8 月行肾活检确诊 IgA 肾病（Lee Ⅲ级），给予厄贝沙坦、醋酸泼尼松起始 30mg 联合霉酚酸酯治疗半年，蛋白尿、红细胞有所下降。3 年前发现肾功能异常，血压升高，服药治疗血压可控，但血肌酐持续不降。现症见：乏力，小便频，尿中泡沫多，怕冷，易出汗，纳差，大便干，寐可。查体：血压 140/85mmHg，舌质暗，苔薄白，脉弦涩，双下肢轻度水肿。

辅助检查：血红蛋白 96g/L，尿蛋白（++），潜血（++），红细胞 20～25/HP，红细胞畸形率 75% 以上，血肌酐 238μmol/L，尿酸 483μmol/L，尿素 15.6mmol/L，eGFR 26.02mL/min，肾脏超声显示双肾缩小，皮髓质界限不清，呈弥漫性改变。

中医诊断：慢性肾衰（脾肾阳虚证）。

西医诊断：①IgA 肾病（Lee Ⅲ级）；②慢性肾衰竭（CKD 4 期）；③高血压病；④肾性贫血。

辨证：风邪外袭，循经扰肾，精微不固，随尿液排出，久而导致脾肾阳虚，湿浊潴留，肾络瘀阻，周身失养。

治法：健脾温肾，和络泄浊。

处方：自拟肾衰饮加减。方用：太子参 20g、黄芪 20g、炒白术 20g、姜半夏 10g、盐菟丝子 15g、金樱子 15g、山茱萸 15g、陈皮 10g、广藿香 10g、佩兰 10g、丹参 10g、醋莪术 10g、炒神曲 15g、砂仁（后下）6g、大黄（后下）5g，14 剂，水煎 300mL，每日 1 剂，分 2 次温服。降压、改善贫血治疗。低盐、低蛋白饮食。

二诊：药后体力尚可，乏力、尿频减轻，食欲不佳，大便每日 1 次。舌质淡，脉沉弦。化验尿常规：尿蛋白（++），潜血（+），镜检红细胞 10～15/HP，红细胞畸形率 75%。上方砂仁改为 10g，鸡内金 15g 以健脾运中增进食欲。继服 14 剂。

三诊：无明显不适症状，下肢水肿消失，舌质淡暗，边有齿痕，苔白滑，脉滑。尿常规：尿蛋白（+），潜血（+），镜检红细胞 8～12/HP。尿素 12.6mmol/L，血肌酐 185μmol/L，尿酸 463μmol/L，eGFR 35.28mL/min。前方加土茯苓 30g 以祛湿解毒，继服 14 剂。

此后患者病情稳定，以上方为基础调方至 2021 年 11 月 15 日复查。尿常规：尿蛋白（+），潜血（-），红细胞 3～8/HP；肾功能检查：肌酐 163μmol/L，尿酸 433μmol/L，尿素 11.5mmol/L，eGFR 41.11mL/min，离子正常。

按语：IgA 肾病发展至肾功能异常阶段，疾病实属复杂难治。此时患者虚实夹杂，兼证较多且不易辨证真假寒热，脉象变化往往也不合常法。比如初诊脉象弦涩，气血虚弱固然可见涩脉，然正气被邪气郁阻不得外达，也是脉象滞涩不通的原因。该患者大便偏干，阳虚症状相对轻微，故选用自拟肾衰饮健脾温肾，和络泄浊。经过治疗诸症减轻，蛋白尿、血尿好转，肾功能改善，CKD 4 期向 CKD 3 期转化。脉象转滑，此为气血渐充，经脉渐通之佳象。但本例脉象转滑并非气血流利之象，因病已至衰，正气不易全复，此象尚有痰湿内蕴之证，仍需继续治疗以缓图佳效。

病案 3

赵某某，女，23 岁。

主诉：尿色淡红 3 个月。

现病史：患者 3 个月前无明显诱因出现淡红色尿，尿沫多。尿常规化验：尿蛋白（++），白细胞 0～2/HP，红细胞 20～25/HP，红细胞畸形率 80%，诊断为"肾小球肾炎"。虽经治疗蛋白尿定量仍在 1g/24h 以上，肾活检病理诊断为 IgA 肾病（Lee Ⅱ级），欲求中医治疗来诊。现症见：尿色淡红，腰酸痛，腿软，乏力，食少，纳呆，口干渴，口苦，手足热，五心烦热。查体：面色苍白，舌质红，苔少，脉沉细，双下肢轻度水肿。

辅助检查：蛋白（++），红细胞 25～30/HP，尿红细胞畸形率 80%，尿蛋白定量 1.3g/24h，肾功能正常，肾脏超声未见异常。

中医诊断：尿血（脾肾阴虚证）。

西医诊断：IgA 肾病（Lee Ⅱ级）。

辨证：肾阴不足，虚热迫血妄行，发为血尿；脾气不健，固摄无力，蛋白尿流失。

治法：滋肾凉血，益气健脾。

处方：六味地黄丸加减。方用：熟地黄 15g、生地黄 15g、山药 15g、山茱萸 10g、炙鳖甲（先煎）25g、太子参 15g、丹皮 10g、茯苓 10g、当归 10g、小蓟 20g、黄柏 10g、仙鹤草 15g、老头草 15g、女贞子 10g，14 剂，每日 1 剂，水煎 300mL，每日 2 次，饭后温服。

二诊：14 剂后腰酸痛好转，尿微赤，面色仍无华，舌质淡，苔白，脉沉细。尿常规：蛋白（++），红细胞 10～15/HP，红细胞畸形率 75% 以上，尿蛋白定量 0.8g/24h。上方加何首乌以补肾滋阴。14 剂，续服。

三诊：面色好转，饮食可，尿色正常，舌质淡，苔白，脉沉。尿常规：尿蛋白（+），红细胞 0 ~ 1/HP。尿系列正常。前方加天冬 10g 以清余热，续服 14 剂。

四诊：患者半年前三诊之后身体无不适，故未再就诊。今日复诊，化验尿常规：尿蛋白（±），红细胞 0 ~ 3/HP，尿蛋白定量 0.3g/24h。病情好转，已不影响正常生活，嘱其停药后定期随诊。

按语：病案 2 与病案 3 均具有脾肾两虚表现，前者偏于阳虚，后者偏于阴虚，故前者以补气健脾升阳为主，本例以滋阴固肾健脾为要。本例患者主要症状为尿血，属于中医血证，以肾阴虚为主兼有脾气虚表现。治疗时采取治病求本方法，而非见血止血，施以补肾阴、健脾气兼清热凉血止血之法，扶正七分，祛邪三分，祛邪有利于扶正，正复自能驱邪外出而病愈。

病案 4

李某某，女，52 岁。

主诉：尿中带血反复发作 3 年，加重 1 个月。

现病史：患者于 3 年前无明显诱因出现肉眼血尿，就诊于当地医院。查尿常规：红细胞 > 40/HP。诊断为"肾小球肾炎"，对症治疗后病情好转，但 3 年来病情时轻时重，反复发作。1 个月前因劳累后病情加重，经肾活检诊断为"IgA 肾病"，分级不详。为求中医治疗来诊。否认其他内科疾病病史。现症见：血尿色暗，晨起眼睑水肿，心胸憋闷不畅，周身乏力，腰痛沉重，肌肉酸痛，纳差，寐差，大便不成形。查体：血压正常，面色萎黄，舌质暗，有瘀斑，苔薄黄，脉滑。

辅助检查：尿蛋白（+），白细胞 2 ~ 4/HP，红细胞 20 ~ 30/HP，红细胞畸形率＞80%，双肾超声未见异常。

中医诊断：尿血（气虚痰瘀互结）。

西医诊断：IgA 肾病。

辨证：劳累，久病气虚，痰瘀互结致病。

治法：补益气血，活血化瘀，化痰通络。

处方：四君子汤合桃红四物汤加减。方用：党参 15g、炒白术 10g、茯苓 15g、甘草 6g、当归 10g、白芍 10g、赤芍 10g、炒桃仁 10g、益母草 10g、三七 6g，10 剂，每日 1 剂，水煎 300mL，分 3 次温服。

二诊：10 剂后自觉乏力、晨起眼睑水肿有所好转，大便调，纳可，但仍觉腰痛，胸闷，舌质暗红，苔薄黄，脉弦滑。尿常规：尿蛋白（+），红细胞 10 ~ 15/HP。上方加柴胡 10g、延胡索 6g。10 剂，续服。

三诊：患者乏力明显减轻，舌质暗红，苔白，脉沉滑。尿常规：尿蛋白（±），潜血（++），红细胞 8 ~ 10/HP，白细胞畸形率 80%。上方加白僵蚕 9g、丝瓜络 9g，继服 14 剂。

四诊：尿蛋白（-），红细胞 3 ~ 5/HP，肾功能正常。患者无明显不适，自行在当地化验尿常规 3 次，基本正常，停药观察，定期随访。

按语：患者病程长，反复发作，气血受损，痰瘀互结病情复杂。选用四君子汤以补气健脾祛痰，桃红四物汤以养血活血，化瘀通络。二诊仍有胸闷、腰痛，脉象弦滑，知有肝气不疏，故加柴胡以疏肝理气，加元胡以行气止痛。元胡为血中气药，既能活血止痛，又能助柴胡理气。三诊尿红细胞 8 ~ 10/HP，舌质暗红，苔白，脉沉滑。虽然症状好转，但体征上仍有瘀血、痰湿可循，此因病程长久，经脉为瘀血痰湿所阻滞，故加白僵蚕、丝瓜络以化痰通络。全方补气行气，养血活血，化痰通络，使症状及化验指标改善，病情缓解。

七、临床心悟

1. 关于发病的认识

本病在病因学上，中西医的思路似有所共识。西医认为本病常发生在呼吸道、消化道和泌尿系统感染之后，属于自身免疫病的一种。免疫学认为本病属于Ⅲ型超敏反应，当机体感染病原微生物后，由于免疫应答会产生抗原抗体复合物，其中一部分会进入血液内循环，成为循环免疫复合物。分子量小的复合物经过肾脏可完全排出，而分子量较大的复合物能够诱发巨噬细胞的吞噬作用，从而被吞噬清除。分子量适中的复合物，既不能从肾脏滤除，又不能激发巨噬细胞的吞噬作用，从而沉积在肾小球系膜细胞上，引发本病。中医对本病的认识是建立在外感内伤合邪致病的模型之上，认为体质虚弱、脏腑亏虚之人感受风热、湿热、风寒等邪气，自口鼻或膀胱或胃肠而来，进而逐步深入下焦，或由卫分逐步深入血分，正气亏虚，络脉瘀滞而成。

2. 桃红四物汤应用体会

本病临床表现复杂多样，大量蛋白尿、肾功能异常者预后不佳。1g 以上蛋白尿如未能及时治疗，经过长期演变逐渐出现痰湿、瘀血互结、正气亏虚，进入慢性肾衰虚、瘀、毒共存的局面，即正虚日久，久病入络。因此，临证应用活血化瘀、化痰通络法治疗久病不愈的 IgA 肾病蛋白尿、血尿及血肌酐升高，是很多医家认可的方法。笔者喜用桃红四物汤加减治疗本病，认为久病络脉空虚是导致瘀血的重要原因。反之，血量充足，气血运行推动有力，则不易出现瘀血阻滞肾络发生。四物汤中熟地黄甘温味厚，入肝肾，质润滋腻，滋阴补血为君药；当归补血和血，与熟地黄相协，既增补血之力，又行营血之滞，为臣药；白芍养血敛阴，柔肝缓急；川芎活血行气，与当归相伍则行血之力益彰，又使诸药补血而不滞血，二药共为佐药。胡希恕等医家认为，当归、白芍属于强壮性活血药，即气血虚者因虚致瘀，用之可活血，少佐血中气药川芎以行气活血，此为前辈对四物汤的用药经验。但久病瘀滞较重者，单用四物汤尚显力道不足，故加入桃仁、红花加强活血通络之功。四物汤可补血活血，桃仁攻坚善于治疗久病不愈、络脉瘀滞的顽固瘀血，红花具有辛散之性，擅长治疗散在的点状瘀血，桃红配四物则补血活血作用更加突出。临床中有时将红花换作益母草，因益母草能够活血通经、利水消肿，较之红花有利水之长，适用于伴有水肿的患者。

3. 用药体会

①黄芪：目前认为，部分 IgA 肾病发病与咽部及肠道黏膜感染有关。临床发现患此病者多有易感冒、咽部不适、扁桃体发炎的患病诱因。中医认为肺肾以经络相连，风寒

或风热侵袭肺表，循经扰及肾络，会出现蛋白尿、血尿。补气固表防外感是阻断 IgA 肾病的有效预防方法，可以提高自身抗病能力，防止肾炎反复发作，保护肾功能。中药黄芪味甘、性微温，归脾、肺经，是补中益气要药。既能补脾益气，又能利尿消肿，标本兼治，为治气虚水肿之常用药。黄芪入肺能补益肺气，乏力、气虚自汗是其主要应用指征，以黄芪为君药的玉屏风散便是治疗肺气虚外感的常用方剂。《金匮要略》中黄芪加防己、白术、生姜、甘草、大枣组成防己黄芪汤，用于表虚不固外受风邪，汗出恶风、肢体重着、小便不利的风水或风湿证，有非常好的疗效。黄芪与含有茯苓、猪苓、泽泻、白术、桂枝的五苓散合用，具有补气通阳利水之效，对于肾炎、肾病、肾衰水肿疗效颇佳。②当归：当归具有补血、润血、活血、行血的作用，是血分要药，既能滋润血脉又能温通经脉，可以养心肝之血，补血和营。黄芪与当归配伍，可增强益气生血功效，适用于气血亏虚之人。当归亦是治疗免疫功能异常的重要药物，对 Ⅰ～Ⅳ 型超敏反应均有治疗作用，故适用于免疫相关的 IgA 肾炎。③收敛固摄药：对于脾虚不摄、肾精不足失于封藏的 IgA 肾病，中药芡实、莲子、金樱子等收敛固摄之品，配合黄芪、人参或党参等，对控制蛋白尿有较好疗效。④扶正勿忘祛邪：IgA 肾病的发病过程中，可能会裹挟着诸多外在致病因素即邪气的干扰，使疾病呈现反复发作、逐渐加重、缠绵难愈的尴尬境地。临床在扶正补虚的同时应注意给邪气以出路，因外邪不除，蛋白难消。如感受风热时应使用桑叶、蝉蜕、薄荷、牛蒡子等疏风清热药，使风热之邪从上疏散。下焦膀胱湿热应使用石韦、萹蓄、车前子、滑石等清热化湿药，使湿热从小便排出。如肠道有实热积滞者应给予大黄、枳实等大小承气类方，使湿热之邪随大便排泄至体外。

4. 中医学自古注重四诊合参

上述 4 个病案诊治前后，患者的脉象、证候都有变化，适时地根据四诊变化而增减药味，事实证明更有益于患者康复。笔者认为，中医"因人制宜"的标准应该以"因即时之人为制宜"，同一人治疗之前与治疗之后已经发生变化，已经不是同一时间之人，因此，复诊时随病症及病机变化而调整方药，更符合中医因人制宜、因时制宜、辨证论治的治病理念。

5. 关于疗程

本病见有蛋白尿 1g 以上并反复加重，伴有高血压、肾功能损伤者预后不佳。肾脏疾病被称为"沉默的杀手"，肾病患者应具有较好的依从性和自我约束、自我管理能力，同时应在专业医生指导下，依据中医四诊征象加化验指标个体化辨证用药，坚持规律服药，定期监测尿常规、血常规、肾功能等相关指标。对于慢性肾脏病而言，坚持长期随访，对防止肾病在不知不觉中进展恶化是非常必要的。

（殷荣泽、凌宇航、远方）

第四节 膜性肾病

一、疾病概述

膜性肾病（MN）是临床常见的一类肾小球疾病，其病理特征为弥漫性肾小球基底膜（GBM）增厚伴上皮细胞下免疫复合物沉积。作为肾病综合征（NS）的病理类型之一，临床以大量蛋白尿、水肿为主要表现。目前可根据其发病原因分为两大类：特发性膜性肾病（IMN）和继发性膜性肾病（SMN）。其中特发性膜性肾病比较常见，是中老年原发性肾病综合征中最常见的病理类型。在国外，特发性膜性肾病大概占原发性肾病综合征的1/3，相比之下在我国发病率稍低一些，占原发性肾小球疾病的1/10左右，但是近年来发病率已显著增高。对于膜性肾病的诊断，临床可凭借抗磷脂酶A2抗体（PLA2R）是否阳性辅助诊断，但确定诊断仍有赖于肾脏病理组织检测。对于膜性肾病的病程进展，约有三成的患者可以自行缓解，也约有三成的患者可能会发生肾功能衰竭，进而发展为终末期肾脏病（ESRD）。

二、诊疗思路

现代医学对于高风险级别的特发性膜性肾病，多采用糖皮质激素、免疫抑制剂或生物制剂治疗。但此法有一定的副作用，也有无效病例，且易复发。而中医药治疗膜性肾病具有独特优势。膜性肾病常有顽固性蛋白尿和水肿，根据该病典型临床表现，应归属于中医学的"尿浊""水肿"之列。中医学没有蛋白质的称谓，但追溯古典医籍中则有"精""津液""膏"等记载。当代中医多从"精微"角度对蛋白尿进行解读，尿中蛋白的出现意味着精微物质的漏泄。笔者临证多年，认为本病发病，以脾肾亏虚为本，痰瘀阻滞为标，风邪伏肾、湿热壅滞、瘀血阻络为诱发加重的病理因素。常以"瘀"为核心，运用补益脾肾、化瘀通络法，探析膜性肾病的中医药治疗方法。

三、审证求因

脾肾亏虚是膜性肾病发生的直接病机。风邪、湿热、瘀血等因素在膜性肾病的发生、复发及加重过程中起着重要的作用。

（一）脾肾亏虚为本，痰瘀阻滞为标

膜性肾病在中国古代并无具体病名记载，根据其症状表现，本病主要属"水肿"范畴。水肿主要与肺、脾、肾、三焦功能失调有关，张景岳《景岳全书·水肿论治》说："凡

水肿等证，乃脾、肺、肾三脏相干之病。"多由先天禀赋不足、七情内伤、外邪侵袭等因素损伤肺脾肾之气。本病的病机各家学说均有不同说法，目前认为 MN 的病机基本为"脾肾两虚，痰瘀互结"，脾肾亏虚为本，痰瘀阻滞为标。

1. 脾气亏虚精微下陷

脾升胃降正常，清升浊降，则体内气机畅达，生生不息；反之，若脾不升清，清阳下陷，可导致二便的失常。《灵枢·口问》篇指出："中气不足，溲便为之变。"脾气亏虚，清阳下陷，精微外流则导致蛋白尿的发生。《景岳全书·肿胀》篇指出："水唯畏土，故其制在脾。"脾气亏虚，运化失职，水湿内停，乃成水肿。

2. 肾气亏虚不能藏精

肾气充沛，则封藏有权，精气得以内藏；肾气亏虚，失于封藏，精微下泄，可导致蛋白尿的发生。《诸病源候论》谓："劳伤肾虚，不能藏于精，故因小便而精微出也。"尿中的蛋白质可以看成肾精的一部分，肾虚不能藏精，精微物质便大量漏出。《景岳全书·肿胀》篇指出："盖水为至阴，故其本在肾。"肾气亏虚，无力蒸腾气化，水液泛溢肌肤，则为水肿。

（二）风邪伏肾

"风为百病之长"，是导致难治性肾病综合征的重要病因。风为阳邪，其性开泄，通过其透泄精微之特性，使人体的精微物质开泄于外，发生蛋白尿。又《景岳全书》谓"凡外感毒风，邪留肌腠，则亦忽然水肿"，即风邪又是导致水肿的重要原因。国医大师颜德馨亦提出："水无风则平静而澈，遇风则风起浊泛，慢性肾炎蛋白尿、水肿缠绵不解，祸根往往为风邪作祟。"故颜氏内科治疗难治性肾病综合征，立宣肺疏风法而别出心裁。肾病中"风邪"的本质是，人体对某些过敏因素所产生的一系列变态反应性疾病及症状。而中药药理研究发现，某些风药如蝉蜕、荆芥等具有抗过敏、抗组胺的作用，可以抗变态反应，这说明从风邪致病的角度论治肾病具有一定的临床意义。

另外，风邪伏于肾脏，一触即发。现代研究发现，慢性肾脏病是一种免疫介导炎症，外来感染因素可诱发自体免疫，形成自身免疫抗体后，使机体免疫系统对自身肾脏产生伤害，此后虽祛除感染因素，但机体的免疫性损害已经形成，大部分难以恢复。这种潜在的不可逆的损害，正是中医学的风邪潜伏肾脏的表现。一旦机体遇到不利因素，病情复发甚至更加严重。

（三）湿热壅滞

《医学正传》云："夫便浊之证，因脾胃湿热之下流，渗入膀胱，故使便溲或白或赤而混浊不清也。"

脾主升清，喜燥恶湿，湿为阴邪，重浊黏腻，热为阳邪，炎热燔灼，湿热交蒸，滞脾碍胃，脾升胃降功能失常，致清阳不升，浊阴不降，精微物质吸收、输布异常，不能随脾气上输归于肺而宣发输布全身，反而随湿浊之物而渗漏于下则形成蛋白尿。

从湿热论治蛋白尿，可阐释为"湿热下注"，其患者常表现为小便混浊、大量泡沫尿、尿比重高的症状，符合"湿性重浊""湿为阴邪、易袭阴位"的致病特点。另外，蛋白尿容易反复发作，亦类似于"湿性黏滞、缠绵难愈"，故临床可采用清热化湿的方法消除蛋白尿。湿热既是慢性肾小球肾炎蛋白尿的致病因素，又是其主要的病理产物，只有湿去热清才能更加有效地消除蛋白尿，正如著名中西医结合肾病专家刘宝厚教授所说："湿热不除，蛋白难消。"

肾小球免疫反应炎症与"湿热"致病极其相似，与血液高黏滞关系密切，湿热留恋是肾炎蛋白尿反复发作、迁延不愈的重要因素，故临床上善用清热利湿法治疗各种难治性肾病蛋白尿。

（四）瘀血阻络

理论依据之一为"血不利则为水"说。如《金匮要略·水气病脉证并治》谓："血不利则为水，名曰血分……"唐容川在《血证论》中进一步阐释为："血与水本不相离……病血者未尝不病水，病水者未尝不病血……瘀血化水，亦为水肿。"说明瘀血是导致水肿的重要病因。

理论依据之二为"久病入络"说。"久病入络"的学术思想早在《黄帝内经》中就有记载："久病者邪气入深，去血脉……久病者不去身者，试其血络，尽出其血。"清代叶天士将《黄帝内经》中有关"络脉"的认识加以深化，明确提出了"久病入络"说，用以解释部分内伤杂病的病理。《临证指南医案》篇指出："大凡经主气，络主血，久病血瘀……初为气结在经，久则血伤入络……百日久恙，血络必伤。"因此，对于那些长期反复发作的蛋白尿患者，如伴有面色晦暗或生斑，舌暗紫，舌底络脉迁曲，脉涩等，瘀血阻络可为其合理病因解释之一。从解剖学方面来说，肾小球是毛细血管球，肾小球的毛细血管网主要来自肾脏小叶间动脉，由此支横别出，逐层细分，构成毛细血管网状结构；然后，再汇合成出球小动脉。与中医所谓络脉是经脉的分支，是从经脉支横别出，逐层细分，渐至络体细窄迂曲的结构特点相似。由此可见，发生在肾小球的原发性或继发性肾病归于肾脏络脉病变有其显而易见的肾脏组织结构学基础。现代医学亦证明，久病者机体往往有高凝状态、微循环障碍、血流变学等异常存在，与中医学中的瘀血相似，瘀血可由多种因素造成，其病位在"肾络"，肾络瘀痹则成"瘕积"，这与西医学"肾小球毛细血管病变"及"免疫复合物沉积"的观念相仿；而肾络瘀阻，精气外溢尿中，可见不同程度蛋白尿等精微下泄的表现。从瘀论治，我们可将其理论概括为"肾络瘀阻"。

理论依据之三为"气虚致瘀"说。中医向来有"久病成瘀"之说，膜性肾病久病迁延，脏腑虚损，气血亏虚，阴阳失调。很多膜性肾病的患者都具有周身乏力等气虚之表现，气为血之帅，气虚则无力推动血液运行，血滞于脏腑脉络而成瘀。王清任在《医林改错》中论述："元气既虚，必不能达于血管，血管无气，必停留而瘀。"气的固摄作用也尤为关键，气的固摄保证了血液循经运行，防止其溢出脉外，若气无力固摄则出现出血、血溢脉外等证，离经之血日久不消，则变为瘀血，正所谓气虚摄血无权成瘀，帅血无力亦成瘀。反之瘀血又伤正，进而加重气虚，致使病情进一步加重，出现虚实夹杂之证候。

理论依据之四为"血虚致瘀"说。血虚与血瘀看似是相反的两个概念，但其中不乏关联，血虚不能濡养脉络，脉道不利，血液流通更加困难而成瘀。贫血本身既作为慢性肾脏病的一类常见并发症，也可以作为促进血栓形成的原因之一。血栓和栓塞也是 MN 中很常见的并发症，主要有下肢静脉血栓、肾静脉血栓和肺静脉血栓等。有研究表明，MN 患者的血液处于高凝状态，肾小球毛细血管微血栓形成从而加重了肾组织病理损伤，因此对于血液的管理也是治疗和改善膜性肾病的重要途径。

理论依据之五为"阳虚致瘀"说。膜性肾病患者肾脏受损首先损伤肾阳，阳气的温煦作用也关系着血液的运行，气属阳，主动主煦之，阳虚则失于温煦而不能运血。《血证论·吐血》中提到血"热则行，冷则凝……得寒亦止"，阳气亏虚血液寒滞，脉泣成瘀。

理论依据之六为"阴虚致瘀"说。若久病肾阴受损，阴虚内热，热灼阴血而致血行黏滞，日久成瘀。正如《医林改错》云："血受热则煎熬成块。"另外，阴虚火旺可灼伤血脉，迫血妄行，血溢脉外，离经之血致瘀。

理论依据之七为"津虚致瘀"说。津液的运载在血液的运行中也起了至关重要的作用，无津之血则无法正常运行。正如《灵枢·营卫生会》篇曰："夺血者无汗，夺汗者无血。"机体化源不足和耗损过多均可致津液亏耗，患者会有口干少津、尿液浓缩等表现，津液如同血液之舟，载血而行，津液亏虚则不能载血，血行不畅壅而成瘀。

理论依据之八为"水停致瘀"说。水肿是膜性肾病患者最常见的症状之一，其发生的原因往往与肺、脾、肾三脏有关。肺主行水，以宣发肃降通调水道之功能统领全身水液；脾主运化，以运化之能转输全身津液；肾主水，肾气的蒸腾气化作用对于尿液的生成与排泄都至关重要。三者相辅相成，共同完成机体津液的输布与排泄。生理上水血同源，相互为用，有"血与水本不相离"之说。膜性肾病患者病情绵延，脏腑功能衰退，肺脾肾功能失调，津液输布障碍，则水道不利，水停气阻，血行涩滞阻络而瘀血，即所谓"水不行则病血""孙络有水则经有留血"。瘀血停留体内，反而阻碍水液运行。"瘀血者，未尝不病水；病水者，未尝不病血""瘀血化水，亦发水肿，是血病兼水也"。这些均说明水肿与瘀血相互关联，相互影响，无论是哪种病理因素先出现，最终都会出现水湿和瘀血相互交结的水瘀之证。

理论依据之九为"痰瘀互结"说。痰的形成，多由外感、七情、饮食等导致肺、脾、肾、肝及三焦等脏腑功能失调，水液代谢障碍，水湿聚集而成。《灵枢·邪客》说"营气者，泌其津液，注之于脉，化以为血"，在生理上津与血相存相依，痰来源于津，瘀源自血，津血同源，津病则血病，痰病则瘀生。膜性肾病往往会有肾脏损伤，脏腑功能受损，内有痰饮作祟，痰饮留滞于经脉，以至于气阻血停，形成瘀血。瘀血同时还会作为病理产物，反之作用于气血，血积日久亦可化为痰水。因此，在膜性肾病的过程中，痰多挟瘀，痰瘀互结，影响脏腑功能，阻碍气血水液运行，促使病情反复，绵延难愈。

四、审因论治

（一）脾肾两虚、瘀血阻络证

1. 补益脾肾、化瘀通络

因脾肾两虚、瘀血阻络证在膜性肾病患者中最为多见，故补益脾肾、化瘀通络为其主要治疗原则，在膜性肾病病程中，瘀既是病理产物，也是非常重要的病理因素，在治疗时，针对"瘀"这一问题，善用活血化瘀之品，以此改变血液状态、扩张肾脏血管，改善微循环，达到治疗膜性肾病，改善症状的目的。同时注重培土益肾，扶正祛邪，因此在膜性肾病的治疗中，以"补益脾肾，化瘀通络"为主要治疗原则。笔者结合既往临床经验，拟方：桃仁10g，红花6g，白芍15g，川芎15g，当归10g，熟地黄15g，太子参10g，黄芪30g，桂枝6g，水蛭3～5g。此方取自《医宗金鉴》中桃红四物汤为基础方加减。桃红四物汤为治疗血证经典方，以养血活血为主，并增加补脾益肾之药，扶正固本。

2. 组方依据

膜性肾病起病隐匿，往往出现症状之时已有肾络损伤，因此将化瘀通络贯穿疾病治疗的全过程，使肾络得顺，血液通畅。再需调补脾肾之气血阴阳津液，防脾肾亏虚、气血阴阳失调，导致痰瘀互结，使膜性肾病缠绵难愈。方中桃仁活血祛瘀、润肠通便，红花活血化瘀、通经络，二者配伍是活血化瘀的经典药对之一，共行养血活血，化瘀通络之效；当归有补血养血之效，使之活血而不伤血，川芎有"血中气药"之称，桂枝可通阳化气走表，三药配伍在行血的同时，以行气之功走窜全身，上行巅顶，下至足海，保持气血畅通，更能改善肾脏微循环；黄芪、太子参合用，有补益脾气，利水消肿祛痰之效，对于水肿患者是一对良药；熟地黄、白芍有滋阴养血和营之功，且有平抑肝阳之效，对高血压有一定的降压作用；水蛭为虫类药，破血能力较强，对于陈旧顽固型瘀血有良效，并且有预防血栓的作用。诸药合用，去瘀血，生新血，畅气机，通经络，配合补益脾肾之品，使精微得以摄纳封藏，正气得复，气血充盛，驱邪外出，阴阳平顺。

3. 随证配伍

临床上任何疾病都不是一成不变的，因人而异、随证加减用药是中医治病的核心理念。当患者水肿较重时，可入茯苓、猪苓、白术、泽泻、冬瓜皮等利水消肿之物；夜尿较多时加入金樱子、芡实等固摄之品；腰酸、怕冷、手足凉，属肾阳虚表现者，可加入附子、肉桂、淫羊藿、山茱萸等温肾助阳之品；腰痛者加杜仲、牛膝等补肝肾强筋骨之药；五心烦热、舌红少津等阴虚症状，可加女贞子、墨旱莲、生地黄、知母等滋阴清热之品；若出现咳喘、痰多，加入半夏、陈皮等化痰理气之品；纳差、食欲不振时可入鸡内金、麦芽等健脾开胃药；口干、口苦则加入黄连、玄参清肝胃郁热；大便干结者可加大黄、火麻仁等泄下润肠之品；有湿热征象者，可加入黄蜀葵花清热利湿。诸如此类，要根据膜性肾病患者的不同证候，灵活加减，善用药对，体现中医整体观念和辨证论治的学术精髓。

（二）湿热证

对于湿热证，基本治则为清利湿热，益气活血。笔者认为湿热一旦形成合邪，已不是单纯的湿，也不是单纯的热，而是湿遏热外，热动湿中，胶着蕴蒸，使病机变得更加复杂。正如薛生白《湿热条辨》所言："热得湿则愈炽，湿得热则愈横，湿热两分，其病轻而缓，湿热两合，其病重而速。"故治疗湿热证一定要采取分消走泄法。所谓分消法就是使湿热两分，以各个击破，而走泄贵在因势利导，除恶以速。对于中焦湿热，笔者常用厚朴和黄连辛开苦降，燥湿清热；下焦湿热，可用砂仁和黄柏祛湿泄热。砂仁具有芳香、辛散、温通之性，归脾、胃、肾经。《本草纲目》记载"肾恶燥，以辛润之"。故砂仁之辛，长于开腠理，润津液，行气调中，有润肾燥之功。另外根据笔者经验，黄蜀葵花作为中药单方制剂，具有清利湿热、解毒消肿之功，临床可单用或与主方配伍应用，治疗湿热所致的蛋白尿、血尿。

（三）风邪证

风邪是导致水肿的重要原因。因风为百病之长，风邪善行数变，临床常合并寒邪或热邪致病。借鉴伤寒论六经辨证理论，笔者将风邪导致的膜性肾病，归为太阳表虚证和太阳阳明合病进行辨治。太阳表虚证症见：身重微肿，汗出恶风，或肢节疼痛，小便不利，舌淡苔白，脉浮。治则：益气祛风，健脾利水。方药：防己黄芪汤或防己茯苓汤。太阳阳明合病症见：一身悉肿，恶风，口干渴，乏力，汗出或无汗，小便量少，舌苔白腻或黄腻，脉沉细。治则：疏风解表，清热解郁。方药：越婢汤或越婢加术汤或大青龙汤。对于风邪水肿，笔者擅用水红花子行气消胀、活血利水。

五、日常饮食及情志调摄

（一）日常饮食

需要注意饮食有度。膜性肾病患者表现为周身水肿时，常常会有胃肠道黏膜水肿，临床表现为恶心、纳差、食入即吐等现象，因此对于此类患者，日常需注意食用营养丰富并且容易消化的食物，日常服用中药时尽量选择饭后半小时至 1 小时后服用，且少量频服，避免食物刺激导致呕吐。

（二）调畅情志、合理运动

情志异常可导致气血失调，正气不足。临床中发现，长期慢性肾病患者都存在不同程度的焦虑及抑郁状态，门诊就诊过程中对患者进行适当心理干预有利于治疗与康复。根据膜性肾病患者水肿及高凝状态等疾病特点，适度运动，动静结合，可以舒筋活络，调畅气血。但不宜运动过量，以太极拳、八段锦等舒缓柔和运动更为适合。

六、验案举隅

病案 1

周某某，男，50 岁。

主诉： 双下肢水肿反复发作 4 年，加重伴乏力 1 月余。

现病史： 4 年前不明原因出现双下肢水肿，曾于当地医院化验尿蛋白（++++），血清白蛋白 18.9g/L，自行服中药调理，水肿反复发作，1 个月前加重，伴疲乏无力，经肾穿病理诊断为"膜性肾病Ⅰ期"，建议糖皮质激素治疗，患者不接受，遂于 2016 年 4 月 18 日来我院肾病科就诊。现症见：双下肢高度水肿，按之凹陷不起，周身乏力，腰膝酸软，畏寒肢冷，胸闷气短，脘腹胀满，纳呆口渴，时有头晕，小便黄，尿中有大量泡沫，尿量约 800mL/24h，大便每日 1 次，夜寐可。查体：血压正常，面色苍白，舌质暗红，苔黄厚腻，脉沉，双下肢指压痕阳性。

辅助检查： 尿蛋白（++++），红细胞 25～30/HP，尿蛋白定量 4.29g/24h，血清白蛋白 22.40g/L，三酰甘油 1.77mmol/L，总胆固醇 9.78mmol/L，低密度脂蛋白 6.81mmol/L，高密度脂蛋白 1.91mmol/L，肌酐 122μmol/L。

中医诊断： 水肿病（阴水 – 脾肾阳虚、气滞血瘀证）。

西医诊断： ①膜性肾病Ⅰ期；②急性肾功能不全；③高脂血症。

辨证： 脾肾虚弱，失于健运，蒸腾气化失司，水液潴留而成水肿。水为阴邪，其性趋下，故双下肢水肿；腰为肾之府，肾虚失养，故腰膝酸软；脾主运化，脾虚健运失司，故见纳差，脘腹胀满；肾气不足，失于固摄和开阖，精气游溢于下而形成蛋白尿，故尿中可见泡沫，亦可见畏寒、尿量少。

治法： 健脾温肾，活血利水。

处方： 茯苓导水饮加减：黄芪 30g、白术 15g、菟丝子 10g、金樱子 15g、山茱萸 10g、茯苓 25g、猪苓 15g、泽泻 10g、砂仁 6g、木香 6g、陈皮 15g、青风藤 20g、桑白皮 15g、大腹皮 9g、桂枝 10g、制附子 10g、丹参 15g、蝉蜕 15g、水蛭 3g，20 剂，每日 1 剂，水煎 300mL，分早中晚 3 次，饭后半小时温服。

二诊： 服用中药 20 日后，患者双下肢水肿渐消，仍有乏力。查体：双下肢轻度水肿，舌质暗，苔黄，脉细弱。尿蛋白（+++），红细胞 3～6/HP，尿蛋白定量 3.38g/24h，血清白蛋白 25.10g/L，三酰甘油 1.63mmol/L，总胆固醇 9.92mmol/L，低密度脂蛋白 6.82mmol/L，高密度脂蛋白 2.33mmol/L，肌酐 78μmol/L 正常。上方加人参 15g 大补元气，固摄精微，佐山楂 10g、荷叶 10g、红曲 10g 化浊降脂，益母草 15g 活血利水，14 剂续服。

三诊： 患者下肢水肿消失，尿中泡沫明显减少。查体：舌质暗，苔薄黄，脉细。尿蛋白（+++），红细胞 8～12/HP，蛋白定量 1.94g/24h，血清白蛋白 28.4g/L，血脂 4 项有改善。上方中加茵陈 10g、土茯苓 10g，增强利湿降浊之效，改人参为太子参 10g，14 剂。

四诊： 体力增加，尿沫几近消失，1 个月前停药观察。近日劳累后尿沫增多来诊。查体：舌质暗，苔黄，脉细弱。尿蛋白（++），红细胞 15～20/HP，蛋白定量 0.73g/24h，较前减少，血清白蛋白 32g/L。上方予地龙 15g、黄精 20g，以通络化瘀，强肾涩精，续服 14 剂。其后病情稳定，3 年后随访，尿蛋白（±），肾功能及血压正常。

　　按语：茯苓导水饮为笔者治疗水肿的常用方剂。功用为行气化湿，利水消肿。茯苓导水饮出自《医宗金鉴》："治子肿，及产后水肿，喘而难卧，小便不利者。"本方茯苓、猪苓、泽泻，利水消肿；桂枝，通阳化气利水；白术，益气健脾，燥湿利水，祛邪的同时扶正，从根本上治疗水肿。此五味药为经方五苓散的药物组合。湿为水之渐，水为湿之积，陈皮、砂仁、木香等药行气化湿，有利于水液的消散，而且气行则水行，行气有利于行水，辅助上药利水消肿。桑白皮、大腹皮均为皮类药，质轻直接能利水消肿。上方合用，共奏健脾益肾，行气利水之功。加减：患者阳虚明显，故加桂枝、制附子温阳化气；又久病必瘀，久病入络，加川芎、丹参以活血化瘀；蝉蜕、水蛭为虫类药，搜风通络、活血利水，有助于降低尿中蛋白质含量，促进水肿消退；藤类药青风藤可化瘀通络，改善肾脏血流，辅助蛋白尿下降。

病案 2

　　崔某某，男，43 岁。

　　主诉：双下肢水肿反复发作 4 年，加重 1 周。

　　现病史：患者 4 年前无诱因突然出现双下肢水肿，就诊化验血肌酐 176μmol/L 升高。为明确诊断行肾穿刺活检，病理显示"膜性肾病Ⅲ期"，予醋酸泼尼松 60mg 每日口服治疗，1 个月后复查肌酐有所下降，水肿轻微好转。3 个月后复查肌酐降为 126μmol/L，嘱醋酸泼尼松逐渐减量，现服 47.5mg，每日 1 次。1 周前双下肢水肿突然加重，为求中医治疗，遂来肾病门诊就诊。现症见：双下肢水肿，按之凹陷，周身乏力，畏寒，小腹时有刺痛感，尿沫多，夜尿 3～4 次／日，纳可。查体：舌质暗，舌下络脉青紫，苔黄腻，脉细涩，双下肢指压痕阳性。

　　辅助检查：尿蛋白（+++），血肌酐 155μmol/L，尿素 11.5μmol/L，尿酸 489μmol/L，eGFR 46.54mL/min。

　　中医诊断：水肿病（阴水－肾阳亏虚、瘀水互结证）。

　　西医诊断：①膜性肾病Ⅲ期；②慢性肾衰竭（CKD 3 期）。

　　辨证：水肿缠绵不愈，正气日衰，表现为水湿泛滥，失于健运，无力蒸腾气化，水液潴留而成水肿。水为阴邪，其性趋下，故见双下肢水肿；肾脏阳气虚弱，可见畏寒；水肿日久，瘀血阻滞下焦，不通则痛，故小腹可见刺痛感；舌脉均提示血瘀之象。

　　治法：温肾助阳，活血利水。

　　处方：益肾利水方加减：黄芪 30g、桂枝 10g、泽兰 15g、牡丹皮 10g、泽泻 15g、桑白皮 10g、猪苓 10g、菟丝子 15g、党参 10g、冬瓜皮 15g、丹参 6g、益母草 15g、牛膝 15g、茯苓 10g、白芍 15g、桃仁 10g、红花 10g、薏苡仁 30g、川芎 10g。14 剂，每日 1 剂，水煎 300mL，分早中晚 3 次，饭后半小时温服。

　　二诊：患者下肢水肿较前轻度改善，其余症状好转，续服上方 14 剂。

三诊：药后水肿明显减轻，体力尚可，怕冷症状缓解，夜尿每晚 1 次，手心稍有热感，舌质暗，舌下脉络淡紫，苔黄腻，脉细涩。上方去桂枝，加熟地黄 15g、太子参 10g，续服 14 剂。

四诊：自觉水肿减轻，体力恢复，无怕冷症状，尿沫减少，夜尿 1 次，舌质淡暗，苔薄黄腻，脉细涩。化验报告：尿蛋白（++），血肌酐 113μmol/L，eGFR 68.20mL/min。上方白芍改为赤芍 15g，续服 14 剂。嘱患者每月定期复查尿常规、肝肾功能，继续门诊随诊治疗，续观病情。

按语：患者膜性肾病日久，肾脏虚损，阳气亏虚，则出现气虚周身乏力；阳虚温煦作用减弱，气虚无力推动阳气达到四肢，会出现怕冷、手足凉等症状。水肿是由肾虚开阖失职，水液运化失常，聚于下肢而致；尿沫的出现往往是蛋白尿的预示，中医称为"尿浊"，由肾气不固，精微不藏，泄漏于尿中所致。因此补肾益气是改善膜性肾病全身症状的基础。气机不畅，水液运行障碍，血液瘀滞，则舌质紫暗，脉络青紫，气血津液一脉相连，牵一发而动全身。桃仁、红花等活血药与黄芪五苓散等益气利水药，及川芎等理气药相互配合，使气机得畅，血脉得通，津液得行，全身及肾脏血液循环得以改善。标本兼治，攻补兼施，故达到治疗肾病的目的。

七、临床心悟

（1）膜性肾病与脾肾亏虚，风邪、湿热、瘀血夹杂密切相关。

（2）祛风解表、清热化湿、化瘀通络为笔者辨证治疗的思路与特色。

（3）宣肺疏风消肿使风平水静；清热除湿并重使湿去热孤。

（4）虫类药疏络逐邪发挥"无微不至，无坚不破"之功用；藤类药深入络道经隧，有入络搜风剔邪之效。辨证得法可以锦上添花，有效治疗顽固性水肿和蛋白尿。

（5）"血瘀"贯穿膜性肾病发病过程的始终，既是病理产物，也是致病因素。因此对膜性肾病的治疗，尤其要注意针对血瘀征象的轻重，酌情加入活血化瘀通络之品，同时也要注意扶正与祛邪度的把握，祛邪正不伤，扶正邪不留。

（6）中医药治疗肾脏疾病的道路上，我们还有很长的路要走，还可以更加深入地探索药物作用靶点，攻克肾病顽疾。

（赵万超、罗熙、范菁）

第五节　梗阻性肾病

一、疾病介绍

梗阻性肾病是因泌尿道结构或功能异常，尿流障碍而导致的肾脏功能和实质性损伤的疾病。尿路梗阻、尿液潴留导致肾积水，致使肾内压力增高，引起肾脏结构功能改变，可导致急性或慢性肾衰竭，同时也是复杂性尿路感染的常见诱因。据美国肾脏病学会统计，此病的发病率在男性泌尿道疾病中居第4位，在女性中居第6位，由梗阻性肾脏病导致的肾衰竭占终末期肾衰ESRD的2%，肾盂积水通常是梗阻性肾病的临床表现。未经治疗的尿路梗阻性疾病将导致不可逆转的肾损伤，成为患者肾功能不全的原因，尿路梗阻引起急性梗阻性肾病而导致的急性肾损伤（AKI）占AKI病因3.5%～8%。

梗阻性肾病一般归属于中医"腰痛""淋证""癃闭""水肿""关格"等范畴。临床多表现为小便频数，淋漓涩痛，欲出未尽，尿色红赤或伴砂石，小腹拘急甚至痛引腰腹；或伴头面、眼睑、四肢、腹背甚至全身水肿；或小便量少、排尿困难，甚则小便闭塞不通。

二、诊疗思路

梗阻性肾病是由内在或外在的机械性梗阻引起的，也可由泌尿系统本身固有的阻塞或功能缺陷引起。梗阻可发生在尿路的任何部位，从肾盏到外尿道。当梗阻发生在膀胱以上时，可发生单侧的输尿管和肾盂积水；梗阻发生在膀胱以下，导致双侧的肾损伤。儿童多因先天性畸形引起，成人以泌尿系统结石多见。老年男性与前列腺疾病及肿瘤有关，老年女性与膀胱功能障碍和肿瘤有关。

此类病症发病部位多在肾与膀胱，涉及肺、肝、脾等脏器。笔者认为本病基本病机多为肾与膀胱气化不利。病理因素不外湿热蕴结、气滞浊瘀、结石内阻。病性虽有虚实两端，但以虚实夹杂多见。治宜清利湿热，疏利气机，化瘀散结，通淋排石等法。如有气阴耗伤，清热时宜加补气养阴之品；病延后期，余热未尽，气阴耗伤，着重以补气养阴，固护正气为主。此类病症器质性改变往往难以发觉，因此临床还需借助尿常规、超声、X线等检查以进一步明确病因，结合检查结果进行治疗。

三、审证求因

梗阻性肾病发病与先天禀赋不足、饮食不节、情志不遂、劳倦久病或湿热内蕴有关。基本病机为肾与膀胱气化不利、痰浊毒邪内停。

若先天禀赋不足或久病体虚，致肾阳不足，命门火衰，蒸化无力，气不化水，则小便量少、排尿不畅、淋漓不尽。若饮食不节，久嗜醇酒、肥甘、辛辣之品，导致脾胃运化功能失常，内湿自生，酿湿生热，阻滞于中，下注膀胱，或饮食不足，饥饱失调，脾胃气虚，中气下陷，则肾与膀胱气化失司。若因情志不遂，或脏腑功能失调，升降气机不利，痰瘀内停，瘀血败精阻塞于内，久而酿毒成脓或痰瘀积块，或砂石内生致尿路阻塞，则小便不通，可出现排尿疼痛甚则牵引腰背。

笔者认为本病病理要素可归为"虚、瘀、毒"。正气不足是发病的内在条件，所谓"正气存内，邪不可干；邪之所凑，其气必虚"。正气虚则卫外不固，无力驱邪，邪气侵袭脏腑而发病。《素问·上古天真论》云："肾者主水，受五脏六腑之精而藏之。"肾主水，司开阖，肾虚则蒸腾气化失司，水液代谢失常，泛滥于内则生痰饮。脾肾互为先后天之本，脾主运化，为气血生化之源，脾虚则气血生化乏源，无以濡养脏腑，脾虚不运则水谷精微不化，聚为痰湿。气血亏虚，津液运化失常，痰浊、水湿、瘀血阻滞经脉，久而成"瘀"。正如《景岳全书》所云："凡人之气血犹源泉也，盛者流畅，少者壅滞。故气血不虚不滞，虚者无有不滞者。"瘀久脏腑功能受损，化腐生浊，湿浊溺毒、痰浊瘀血等最终积聚成"毒"。

四、审因论治

梗阻性肾病以正气不足、脾肾气虚为本，气血瘀滞、痰浊内停、砂石阻滞为标，可归之为"虚、瘀、毒"。正气低下则卫外不固，邪气侵袭脏腑而发病；脾肾气虚则气血津液运化失常，痰浊、水湿、砂石聚而成"瘀"；气血运行不畅，浊邪壅阻于内，日久成"毒"，治疗当"益气、活血、解毒"。实则治标，缓则治本，祛邪不伤正，固肾求本。

（一）清热利湿，通利小便

因下阴不洁，秽浊之邪从下侵入机体，上犯膀胱；由小肠邪热、心经火热、下肢丹毒等其他脏腑外感之热邪传入膀胱，此类患者以膀胱湿热为主。临床表现为小便点滴不通或量少而短赤，小腹胀满，口苦口黏或口渴不欲饮，或大便不畅，舌质红，苔根黄腻，脉滑。治宜清热利湿，通利小便。常用药物有车前子、瞿麦、萹蓄、滑石、栀子、甘草、通草、大黄等。若舌苔厚腻，可加苍术、黄柏，以加强其清化湿热的作用；若兼心烦、口舌生疮糜烂，可合导赤散，以清心火、利湿热；若湿热久恋下焦，又可导致肾阴灼伤而出现口干咽燥、盗汗潮热、手足心热、舌光红，可改用滋肾通关丸加生地黄、车前子、川牛膝等，以滋肾阴、清湿热而助气化。

（二）疏利气机，通利小便

因情志不遂，肝气郁结，膀胱气滞，或气郁化火，气火郁于膀胱，此类患者以肝郁气滞为主，临床表现为小便不通或通而不爽，胁腹胀满，情志抑郁或多烦易怒，舌质红，苔薄黄，脉弦。治宜疏利气机，通利小便。常用药物有沉香、砂仁、苍术、枳实、麦芽、青皮、细辛、川芎、桔梗、茯苓等。若肝郁气滞症状重，可合六磨汤加减，以增强其疏肝理气的作用；若气郁化火，而见舌红、苔薄黄者，可加牡丹皮、栀子等清肝泻火。

（三）化瘀散结，通利水道

因瘀浊内停，瘀血败精阻塞于内，或痰瘀积块，或砂石内生，尿路阻塞，此类患者以浊瘀阻塞为主，临床表现为小便点滴而下或尿细如线，甚则阻塞不通，小腹胀满疼痛，舌质紫暗或有瘀点，脉细涩。治宜化瘀散结，通利水道。常用药物有大黄、莪术、红花、桃仁、牡丹皮、当归、川牛膝等。若瘀血现象较重，可加红花、川牛膝、三棱、莪术以增强其活血化瘀的作用；若久病血虚，面色不华，治宜养血散瘀，可加黄芪、丹参、赤芍；若由于尿路结石而致尿道阻塞，小便不通，可加金钱草、鸡内金、冬葵子、瞿麦、萹蓄以通淋利尿排石。

（四）升清降浊，化气利尿

因饮食不节，久嗜醇酒、肥甘、辛辣之品，导致脾胃运化功能失常，内湿自生，酿湿生热，阻滞于中，下注膀胱，或饮食不足，饥饱失调，脾胃气虚，中气下陷，无以气化。此类患者以脾气不升为主，临床表现为时欲小便而不得出，或少而不爽利，气短，语声低微，小腹坠胀，精神疲乏，食欲不振，舌质淡，脉弱。治宜升清降浊，化气利尿。常用药物有黄芪、白术、陈皮、升麻、柴胡、人参、当归、甘草、猪苓、泽泻等。若大便秘结，可加用生大黄通腑降浊。

五、日常饮食及情志调摄

（一）生活起居

积极锻炼身体，注意起居饮食，勿忍尿、纵欲，避免久坐少动；减少高强度的劳作，避免过度劳累；规律作息。

（二）饮食调护

保持规律饮食，勿暴饮暴食，避免内伤脾胃；勿过食肥甘、辛辣、醇酒之品，以防内生湿热；低嘌呤饮食，防止尿酸过高引起尿中结晶；多食碱性瓜果蔬菜，增加纤维化食物摄入；多饮水，但避免矿物质含量过高的硬质水，防止砂石形成。

（三）情志调摄

保持心情舒畅，忌忧思恼怒，避免过激情绪；培养积极乐观情绪，配合疾病治疗。

（四）日常管理

老年人尽量减少使用抗胆碱类药，如阿托品、颠茄等，以免尿路梗阻的发生；积极治疗淋证、水肿、尿路肿块、结石等疾患；尿潴留需进行导尿的患者，必须严格执行规范操作，保留导尿管的患者，应保持会阴部清洁，并鼓励患者多饮水，保证每日尿量。

（五）疾病预后

梗阻性肾病的预后与梗阻的持续时间、部位、性质及患者的全身状况密切相关。梗阻性肾病患者早期确诊并用药治疗或经手术去除梗阻因素后，其临床症状可得以解除。如梗阻时间不长又无并发症，近期疗效满意，预后良好；如形成梗阻的病因未得到及时诊治，又合并严重并发症，预后不良。

六、验案举隅

病案1

于某，女，51岁。

主诉：小便红赤，右下腹阵痛4小时。

现病史：4小时前无诱因突发右下腹阵痛，牵连腰部，伴小便红赤、有淋滴不畅感，持续数分钟、反复发作3次，时有心烦欲呕、口苦咽干，即来门诊求治。查体：被动体位，表情痛苦，舌尖红，舌苔薄黄，脉细数。

辅助检查：尿红细胞＞40/HP，正常红细胞占70%以上；泌尿系统超声显示右肾盂积水，右输尿管中上段扩张；腹部X线片示右输尿管下段及出口处见黄豆大小的结石阴影各1粒；血常规及肾功能检查正常。

中医诊断：淋证（石淋）。

西医诊断：梗阻性肾病（右输尿管结石）。

辨证：湿热久蕴下焦，煎熬尿液成石，遂为石淋。

治法：滋阴清热，排石通淋。

方药：猪苓汤加味。猪苓20g、茯苓20g、泽泻10g、黄柏10g、知母10g、滑石（包煎）15g、海金沙15g、车前子15g、熟地黄20g、龟甲（先煎）20g、阿胶（烊化）10g，7剂，水煎300mL，每日3次口服。

二诊：7剂后腰痛减轻明显。首方与菟丝子、女贞子、金钱草、党参等出入，继服14剂。

三诊：药服12剂后排出0.4cm×0.5cm大小的结石。泌尿系统超声复查：双肾及输尿管、膀胱未见异常影像，右输尿管下段结石阴影消失。按原方加减再服7剂，恢复正气。方药：女贞子12g、菟丝子12g、生地黄12g、党参12g、泽泻10g、甘草10g、茜根炭10g、旱莲草10g、阿胶（烊化）10g，善后。

按语：此患者尿红细胞＞40/HP，正常红细胞占70%以上，可排除肾小球疾病所致血尿。患者小便频数，淋滴涩痛，右下腹阵痛，牵引腰背，泌尿系统超声示右肾盂积水，右输尿管中上段扩张；腹部X线片示右输尿管下段及出口处见黄豆大小的结石阴影各1粒，可确诊为梗阻性肾病——石淋。

湿热蕴结下焦，肾与膀胱气化不利是淋证的基本病理变化。此患者湿热久蕴下焦，熬尿成石，遂为石淋；砂石不能随尿排出，阻塞尿道，气机不利，故下腹阵痛、小便艰涩、淋滴不畅；砂石损伤尿道，血随尿出，故小便红赤；湿热久蕴，耗伤阴津，故心烦欲呕、口苦咽干；舌红，苔薄黄，脉细数，为热盛伤阴之象，故予滋阴清热，通淋化石之法治之。方中猪苓汤利水为主，但清热养阴之力稍弱，故加黄柏、知母、熟地黄以增其滋阴清热之功；又虑砂石为患，故予海金沙、龟甲散结化石；再予车前子增其清热通淋之效。

患者二诊时明显好转，效不更方，酌加益气养阴之药以顾护正气。三诊来时病情大好，砂石已消，又虑其久病湿热伤阴，血络受损，正气不足，故予女贞子、旱莲草、生地黄养阴生津，菟丝子、党参、甘草补益正气，茜根炭、阿胶养阴止血以善后。

病案 2

王某，男，46 岁。

主诉：腰痛 4 个月，加重 1 周。

现病史：患者 4 个月前无明显诱因出现腰痛，加重 1 周，疼痛难以忍受，疼痛缓解后小便出现肉眼血尿，就诊于当地医院，经 B 超检查，发现右侧肾盂处有 0.6cm 结石，左肾盂处有 0.4cm 结石，左肾盏处有 0.28cm 结石。查尿常规：蛋白（-），红细胞＞40/HP。给予解痉止痛、对症治疗 4 日，腰痛减轻，昨日复查 B 超，显示结石仍在，遂来我院就诊。现症见：腰部隐痛，小便黄，口苦口干，舌苔黄腻，脉滑数。

中医诊断：淋证（石淋）。

西医诊断：梗阻性肾病（双肾结石）。

辨证：湿热久蕴，煎熬尿液，结为砂石，阻塞尿路，气滞血瘀所致。

治法：清热利湿，行气活血排石。

方药：八正散加减。金钱草 30g、海金沙 12g、白芍 15g、淡竹叶 15g、延胡索 10g、枳实 10g、鸡内金 20g、鳖甲（先煎）15g、滑石（包煎）15g、威灵仙 9g、瞿麦 15g、萹蓄 15g、炙甘草 10g、车前子 10g，10 剂，水煎 300mL，每日 3 次，饭后温服。嘱患者频频饮水，适度跳跃活动，以助结石下行。

二诊：患者述服药第 6 天出现腰腹疼痛难忍，小便排出 1 块约米粒大小的结石。复查尿红细胞 10～15/HP，超声显示左肾盂处 0.2cm 结石，左肾盏处 0.3cm 结石，右肾结石消失。患者仍有腰酸痛，尿色正常，舌红，苔黄，脉滑。上方加王不留行 15g、灯芯草 10g，续服 10 剂。

三诊：患者精神状态佳，腰酸痛好转。复查超声显示，左肾结石消失，尿常规正常。嘱停药，适量多饮水，起居有节。1 年后再次复诊，结石未再发。

按语：明代戴思恭《证治要诀》论："石淋，溺时有砂石之状，其溺于盆也有声，此即是精气结成砂石。"此病多因湿热久蕴，煎熬尿液，结为砂石，阻塞尿路所致，故排尿时出现艰涩而突然中断；尿路阻塞，气滞血瘀故出现腰腹绞痛难忍，砂石损伤脉络故出现尿血。清热利湿，通淋排石法为临床常用之法，但从临床观察发现，单纯用此法的利尿作用，排石效果不佳。考虑砂石乃有形之物，停于体内使气血阻遏不畅，有碍于结石排出。

基于以上理论，笔者以八正散加减。方中用金钱草、海金沙排石通淋；瞿麦、萹蓄、滑石、车前子、淡竹叶清热利湿通淋；加延胡索、枳实行气活血，通过促进输尿管的蠕动而达到排石目的；白芍、炙甘草相伍酸甘化阴、缓急止痛；鳖甲、威灵仙、鸡内金助软坚消石之功。上药相互协同，清热利尿通淋，加以行气活血止痛，更有利于结石排出。现代药理研究显示，金钱草中的某些成分，能使泌尿系统结石的主要成分草酸钙结晶产生被抑制，且抑制作用随着浓度的增加而增加。笔者临床治疗肾结石，金钱草一般的用量多为 20g，此方作为君药用至 30g，疗效满意。

病案 3

患者刘某，男，60 岁。

主诉：排尿困难 2 天。

现病史：患者 2 天前突然出现排尿困难，小便点滴难出。为求中西医结合治疗，遂来诊。现症见：小便量少灼热，色红，排尿困难，无汗，两目干涩，口干口苦，小腹胀满，腰部酸痛，周身乏力，睡眠质量不佳，大便黏稠，舌暗红，苔黄厚腻，脉沉数。既往高血压病史，用药不详。

辅助检查：超声显示前列腺体积增大，增生腺体突入膀胱，伴局部积水。尿白细胞（+++），尿红细胞 15～20/HP，血肌酐 136μmmol/L。

中医诊断：癃闭（膀胱湿热证）。

西医诊断：①梗阻性肾病；②前列腺增生；③泌尿道感染；④肾功能不全。

辨证：湿热下注，蕴于膀胱，瘀热阻遏，气机不畅，水道不利所致。

治法：清热养阴，化瘀利水。

方药：八正散合桃红四物汤加减。当归、熟地黄、川芎、白芍、桃仁、红花各 15g，太子参 10g，淡竹叶 15g，延胡索 10g，枳实 10g，鳖甲（先煎）15g，滑石（包煎）15g，山栀子 10g，通草 10g，瞿麦 15g，萹蓄 15g，炙甘草 10g，车前子 10g，7 剂，水煎 300mL，每日 3 次，饭后温服。

二诊：症状皆好转，尿常规、肾功能检查均正常。效不更方，前方继服 14 剂。

按语：据该患者检查结果及临床表现可诊断为梗阻性肾病，究其原因为前列腺增生压迫膀胱，导致尿路梗阻合并感染，并造成轻度肾损伤。据其小便量少、排尿困难可诊为癃闭。湿热下注蕴于膀胱，水道不利，故见小便量少，尿道灼热，排尿困难；湿热蕴蒸，尿道受损，故尿色红；湿热郁遏，气机不畅，则小腹胀满；津液不布，则口干口苦，无汗；湿热久蕴，耗气伤阴，故两目干涩，周身乏力；湿热之邪上扰于心，则睡眠不佳；湿热交阻，久而瘀毒内生，阻塞肾络，故腰部酸痛。大便黏稠，舌暗红，苔黄厚腻，脉沉数，皆为湿热瘀阻之象。方中滑石滑利窍道，清热渗湿，利水通淋；通草、淡竹叶上清心火，下利湿热，使湿热之邪从小便而去；萹蓄、瞿麦、车前子清热利水通淋；山栀子清泄三焦，通利水道，以增强诸药清热利水通淋之功；白芍、甘草酸甘化阴，兼能调和诸药，缓急止痛。湿热久蕴耗气伤阴，故加当归、熟地黄以滋阴养血，加太子参以益气生津，桃仁、红花、川芎活血化瘀止痛，延胡索、枳实疏理气机，以解小腹胀满；又恐有湿热伤阴，阴虚发热，故用鳖甲以滋阴清热。诸药合用，共奏清热养阴，化瘀利水之效。

病案 4

患者王某，女，65 岁。

主诉：腰部疼痛伴尿频、尿急、尿痛 1 年，加重 1 周。

现病史：患者 1 年前无诱因出现腰部疼痛，伴尿频、尿急、尿痛，无肉眼血尿，未予重视。1 周前上述症状加重，为求进一步中西医结合治疗，遂来我院就诊。现症见：腰痛阵作，痛有定处，夜间加重，尿频尿急，排尿疼痛，小腹胀满，面色晦暗，口唇紫暗，口干口渴，睡眠质量差。查体：生命体征平稳，舌质暗有瘀点，苔薄黄，脉弦数。双肾区叩击痛（+）。

辅助检查：超声显示，左输尿管扩张，左肾积水；盆腔 CT 显示，宫颈占位，考虑宫颈癌，侵犯输尿管。

中医诊断：腰痛（瘀热交阻证）。

西医诊断：①梗阻性肾病；②宫颈癌伴左输尿管转移。

辨证：瘀热互结，阻于腰部肾络及下焦尿道所致。

治法：清热利湿通淋，理气化瘀止痛。

方药：血府逐瘀汤合猪苓汤加减。当归 15g、生地黄 15g、桃仁 20g、红花 15g、枳壳 10g、赤芍 10g、柴胡 10g、甘草 10g、牛膝 15g、川芎 10g、延胡索 15g、沙参 10g、知母 10g、猪苓 15g、茯苓 15g、泽泻 15g、阿胶（烊化）15g、滑石（包煎）15g，7 剂，水煎 300mL，每日 1 剂，饭后早晚温服。建议治疗原发病。

二诊：患者上述症状皆有好转，要求继服 7 剂，已入院治疗。

按语：患者以腰痛为主诉就诊。症见腰痛阵作、痛有定处、入夜加重、小腹胀满，皆为瘀血结于下焦所致。瘀结日久化热，阻于尿道，故尿频、尿急、尿痛；瘀热耗伤阴津，故口干口渴，内扰心神，故睡眠不佳。面色晦暗，口唇紫暗，舌质暗，有瘀点，苔薄黄，脉弦数皆为瘀热之象。方中桃仁破血行滞而润燥，红花活血祛瘀以止痛；赤芍、川芎活血祛瘀；牛膝活血通经，祛瘀止痛，引血下行；生地黄、当归养血益阴，清热活血；枳壳、延胡索行气止痛；柴胡疏肝解郁，升达清阳，理气行滞，使气行则血行；甘草调和诸药；猪苓专以淡渗利水，泽泻、茯苓合猪苓增利水渗湿之力，且泽泻性寒兼可清热，茯苓尚可健脾以助水湿；滑石利水清热；阿胶、知母、沙参滋阴润燥，又防温药耗伤阴血。诸药合用，共奏清热利湿通淋，理气化瘀止痛之功。

七、临床心悟

梗阻性肾病的特点是病程较长、错综复杂、本虚标实，治疗上多为标本同治，又有偏重。临证需要掌握复杂病症的辨证论治，对于虚实夹杂，淋证兼夹癃闭、关格等证，结合实验室检查作为辅助，明确病因、病机、病位、虚实以及标本缓急，正确采用急则治标、缓则治本的治疗原则。病情危笃者，应采用中西医结合疗法救治。

谨慎甄别某些药物的肾毒性，如木通、防己、马兜铃是传统中医治疗梗阻性肾病的常用药物，但近些年来的临床报道和现代药理学研究表明，这些中药大剂量或长期使用可产生一定的肾毒性，甚至出现急慢性肾衰竭、肾小管性酸中毒等，故应谨慎使用。如可用通草代替木通，避免大剂量、长期使用。在小剂量使用过程中，应严密监测肾功能变化，若出现不明原因的蛋白尿或者肾功能下降应立即停药。对癃闭伴高血钾者，应慎用含钾高的中药，如泽泻、山药、牛膝、桃仁、大枣等。

（梁白冰、靳志东、李志明）

第六节　中老年尿路感染

一、疾病介绍

尿路感染（UTI）是泌尿系统最常见的疾病，是由多种病原微生物（主要是细菌）侵入膀胱、输尿管、尿道、肾盂黏膜并异常繁殖，由此引起上述区域黏膜上皮发生炎症的感染性疾病。根据感染发生的部位，可分为下尿路感染（膀胱炎、尿道炎）和上尿路感染（肾盂肾炎）。其发病率占我国人口的 0.19%，居感染性疾病的第二位。伴有复杂因素的患者，其尿路感染的发生率较正常者高 12 倍。尿路感染发病机制无外乎内外两种因素。外在因素主要是病原微生物对泌尿系统的入侵定植，而内在因素主要是与患者自身免疫功能息息相关。现阶段我国已进入老龄时代，中老年人因其免疫功能降低、免疫功能紊乱、黏膜保护屏障破坏，从而更易罹患尿路感染，且易反复发作，给正常生活带来困扰。中医学根据其发作时小便频数、淋沥涩痛、小腹拘急引痛的临床表现来看，当属"淋证"范畴。

二、诊疗思路

中老年是尿路感染的易感人群，其发作期常出现小便频数热痛，淋漓不尽等，但相较于年轻人来说，尿路刺激症状多不典型。中医理论认为，老年患者脾肾之气渐衰，复感湿热之邪下注膀胱，膀胱气化不利则发淋证，故正气不足与湿热蕴结是中老年尿路感染发病的核心病机，其病位以肾与膀胱为病变中心，涉及肝、脾、肾诸脏器。其中热结下焦是本病的关键要素，湿邪内扰是本病发病的重要原因；瘀血既是病理产物，又是致病因素；正气不足则是淋证发病的根本原因，也是其发展的最后结局。

笔者根据老年尿路感染常见证候，采用辨证分型论治。包括膀胱湿热型，肝胆湿热型，肝肾阴虚、湿浊留恋型，脾肾阳虚、湿瘀互结型 4 型，分别施以清热利湿通淋法、清泄肝胆湿热法、滋养肝肾育阴法、温肾健脾化瘀法选方用药。尿路感染发作早期，一般以清利湿热治标为主，兼顾补肾健脾，祛邪扶正，攻补兼施；尿路感染缓解期，应以顾护脾胃，补益肝肾为主，可少佐活血化瘀药驱邪外出，正邪兼顾。同时积极治疗原发病，控糖达标，解除尿路梗阻、妇科炎症等复杂因素，体现中医未病先防、已病防传理念，防患于未然。

三、审证求因

首先，热结下焦是本病的重要因机。早在汉代张仲景《金匮要略》即提出"热在下焦则尿血，亦令淋秘不通"。强调淋证是由热邪所致，后世医家也多有论述。究其淋证邪热之至不外内外两途。自外而受者，多由外阴不洁，热浊之邪窜入溺窍，直犯肾与膀胱；或六淫之邪袭表，郁而化热，循足太阳之经入腑，结于膀胱，移热于肾所致。由内而生者，多因饮食不节，喜食辛辣油炸之品，酿生湿热体质；或敏感多疑，七情郁滞；或起居失宜，房劳过度，以及久服热药和它脏有热传之于肾与膀胱而成。无论是热自外受内生，皆为热扰下焦膀胱，膀胱气化不利方可致病。溯源淋证病因病机，《诸病源候论》曰"诸淋者，由肾虚而膀胱湿热故也"，此乃发病之关键所在。

其次，湿邪亦是本病发病的重要因素。湿邪致病亦有内外之分，外湿多由气候潮湿、涉水淋雨或居处湿地等所致。"伤于湿者，下先受之"，湿性重浊趋下的特点，使其易于损及下焦肾与膀胱而发病。内湿多由脏腑功能失调、水液运化失常所致。以肾为主的肺、脾、肾三脏，对水液的代谢调控失司，是内湿产生的关键因素。由于湿邪黏腻，易阻滞气机，影响膀胱气化，致使水道不利，已成之湿难以排除，未成之湿继而生之，从而出现病理上的恶性循环，使淋证迁延难愈。足见湿邪在淋证发病过程中起着重要作用。

再次，瘀血在淋证的发生发展中具有重要意义，其既是病理产物，又是致病因素。淋证初期，湿热之邪蕴结导致气血瘀滞，到病之后期，因正气耗伤，气阴亏虚，以致气虚则血行无力，阴虚则血黏而浓，均可使血行不畅而致瘀。瘀血一经形成，则可使病情更趋复杂和迁延难愈。临床上湿、热、瘀可互相化生，贯穿于淋证的整个病程，在尿路感染的急性期（热淋）常以此为病机的主要方面，即使在尿路感染的慢性期（劳淋）出现因实致虚的病理机转，湿、热、瘀仍是病机中不可忽视的重要方面。

最后，在淋证的发生发展过程中，正气虚损是不可忽视的内在因素。当人体阴平阳秘，脏腑协调，正气旺盛之时，则未入之邪不得侵入，已入之邪难以久留，从而体无容邪之所，亦无发病之虞。此即《内经》所谓"正气存内，邪不可干"之意。只有当机体正气不足、脏腑失和、无力抗邪时方可致病，即"邪之所凑，其气必虚"。随着邪气久羁，则正气日渐消烁，致使疾病向着因实致虚的方向发展，导致尿路感染反复发作，缠绵难愈。

中老年出现尿路感染反复发作之时，当归属于中医"劳淋"范畴辨治。劳淋的病机以肾虚为本，膀胱湿热为标，本虚标实，虚实错杂；同时，罹患此病者出现精神倦怠、面色苍白、纳差、便溏等脾虚症状，则因脾主运化，肾司开阖，水液在脾肾之间通过脾气、脾阳、肾气、肾阳的相互作用，相互影响。因病情反复发作，患者深受其扰，情志不畅，抑郁难解，后期易因负面情绪影响肝的疏泄运行。因此，本病病位以肾与膀胱为中心，涉及肝、脾，病变机制以脾肾亏虚为本，以湿热瘀滞为标，终因膀胱气化不利，引发淋证。

现代医学认为，中老年尿路感染易发的因素有生理性衰老因素、全身因素、局部因素、生理结构因素医源性因素等。

（1）生理性衰老因素：人体正常衰老的过程可引起肾脏结构和功能的改变。随着年龄的增加，肾脏重量明显减轻，肾血流量下降，尿液的浓缩、稀释功能降低，膀胱排尿功能的下降，对尿路感染的发病有不同程度的影响。

（2）全身因素：老年人常患有糖尿病、慢性肾功能不全、心脑血管意外、骨折、肿瘤、外伤以及其他慢性疾病，需要长期卧床及使用激素和免疫抑制剂等，都可以增加患尿路感染的机会。

（3）局部因素：老年患者因为前列腺疾病、膀胱肿瘤、泌尿系统结石、膀胱颈硬化以及女性子宫脱垂等因素，均使膀胱输尿管排出不畅，尿液反流增加，加之排尿功能紊乱、尿潴留，增加了细菌繁殖的概率，导致尿路感染发生的概率增加。患有前列腺肥大的老年男性，如伴随夜尿次数增多，尿频、尿不净，甚至遗尿现象较重时，需要做膀胱超声进行残余尿测定，查看膀胱有无严重尿潴留。只有解除肾后性梗阻，保持尿流通畅，才能避免尿路感染再次反复发作。

（4）生理结构因素：绝经后的中老年女性雌激素水平下降，加之女性特殊的生理结构特点，导致其尿路感染率高发。据统计，中老年女性的尿路感染发生率与男性尿路感染发生率比为 8：1。在女性的一生中，约有 60% 的概率至少患一次尿路感染。

（5）医源性因素：老年人因为前列腺增生、脑血管意外、高位截瘫及泌尿系统肿瘤等疾病，需要进行导尿、尿道手术、膀胱镜检查等多种有创伤性尿道操作，尤其是留置尿管和膀胱造瘘术后，更容易造成局部损伤及病菌的侵入，使老年人罹患尿路感染的概率明显增高。

四、审因论治

笔者根据老年尿路感染常见证候及发病原因，采用辨证分型论治。

1.膀胱湿热型

小便频数短涩，滴沥灼热刺痛，尿色黄赤混浊，小腹拘急胀痛，或腰痛拒按，或有恶寒发热，口苦，呕恶，或见大便秘结等，舌质红，苔薄黄或黄腻，脉滑数。多见于急性发作期。

治法：清热利湿通淋。

方药：八正散合五味消毒饮加减。参考方药：萹蓄、瞿麦、山栀子、通草、车前子、金银花、野菊花、蒲公英、紫花地丁。

加减：伴腹胀便秘者，加大黄；小便涩痛尿血者，加小蓟、茜草、白茅根、地榆。

分析：湿热毒邪下注膀胱，致膀胱气化不利，故小便频数短涩、滴沥灼热刺痛，尿色黄赤混浊；湿热毒邪蕴结于肾，热壅血瘀，经络不通，故腰痛拒按；若湿热毒邪从表而入，循经内犯膀胱，导致太阳经腑同病，故可伴见恶寒发热；湿热蕴于下焦，窜入肝胆，肝失疏泄，气滞不行，故小腹拘急；胆胃气逆，故口苦，呕恶；舌质红，苔黄腻，脉滑数，皆湿热毒邪内蕴之象。方中萹蓄、瞿麦、滑石、通草、车前子清热利湿通淋；金银花、蒲公英、山栀子、野菊花清热解毒利湿。共奏清热利湿、解毒通淋之功。

2. 肝胆湿热型

小便频数，涩滞不畅，淋漓难尽，小腹拘急胀痛，伴见寒热往来，口苦口黏，心烦欲呕，胸胁胀痛，舌红，苔黄腻，脉弦数。多见于平素性情急躁易怒、肝火旺者。

治法：清泄肝胆，解毒通淋。

方药：龙胆泻肝汤加减。参考方药：龙胆草、山栀子、黄芩、柴胡、车前子、生地黄、当归、泽泻、通草、甘草。

加减：小便涩痛者，加冬葵子、土茯苓、滑石、猪苓；恶心呕吐者，加陈皮、竹茹、姜半夏；大便干结者，加大黄。

分析：湿热毒邪蕴结少阳，以致少阳枢机不利，故寒热往来；肝胆湿热移于膀胱，膀胱气化失常，故小便频数，涩滞不畅，淋漓难尽；肝脉循阴器，过少腹，肝胆湿热郁滞，气机不畅，故胁痛，少腹拘急；舌红，苔黄腻，脉弦数，皆肝胆湿热郁滞之证。方中龙胆草泻肝胆实火，清膀胱湿热，柴胡疏泄肝胆郁滞，黄芩、山栀子清泻肝胆、膀胱之热，泽泻、通草、车前子利肝胆之湿，泄膀胱之浊。此外，湿热久羁肝胆，必伤肝经阴血，注于下焦，亦耗肾中阴液，故以当归、生地黄养肝血滋肾阴。诸药合用，泻中有补，清中有养，共奏清泄肝胆膀胱湿热之功。

3. 肝肾阴虚、湿浊留恋型

小便短赤混浊，淋漓不尽，时有低热，五心烦热，腰膝酸痛，头晕耳鸣，咽干口燥，舌质红，少苔，脉细数。多见于尿路感染后期，迁延反复不愈者。

治法：滋养肝肾，育阴解毒。

方药：知柏地黄丸加减。参考方药：知母、黄柏、生地黄、山茱萸、山药、牡丹皮、茯苓、泽泻、柴胡、白芍、野菊花、灯芯草。

加减：若兼有气虚者，加黄芪、太子参；低热盗汗者，加地骨皮、白芍、龟板；头晕耳鸣者，加夏枯草、石决明、生牡蛎；腰膝酸痛者，加川续断、杜仲、桑寄生；小便短赤涩痛者，加土茯苓、白花蛇舌草、车前子、瞿麦；大便干结者，加玄参、麦冬、决明子、大黄等。

分析：素体阴虚质燥，复以湿热蕴毒久羁肾与膀胱，灼伤阴液以致阴虚火旺，虚热内扰，故见五心烦热，时有低热；阴虚阳亢，风阳上扰，故头晕耳鸣；肾阴虚腰府失养，故腰膝酸软；阴虚肾络瘀阻，故见腰痛；阴虚火炽伤津耗液，故口燥咽干；湿热浊邪恋滞膀胱，膀胱气化不利，故小便短赤混浊，淋漓不尽；舌质红少苔，脉细数，皆阴虚内热之候。方中生地黄滋肾益髓，山茱萸滋肾养肝，山药滋肾补脾，共为三阴并补，以收补肾育阴治本之效；泽泻配生地黄泻肾浊而通水道，牡丹皮配山茱萸清肝火而化瘀血，茯苓配山药渗脾湿而利小便，合为三泻；知母、黄柏既清实火，又退虚热，亦燥湿邪，兼养阴液；柴胡、白芍养肝阴；野菊花除湿热之邪。诸药合用，补泻并行，共奏清热燥湿，育阴解毒之功。

4. 脾肾阳虚、湿瘀互结型

小便溺痛不甚，但淋沥不已，时作时止，遇劳或着凉而发，腰膝凉痛，神疲乏力，脘腹胀满，不思饮食，畏寒肢冷，舌质暗，有瘀斑，苔白滑，脉细弱。多见于素体阳虚、尿路感染迁延不愈，或久服寒凉清热药之人。

治法：温补脾肾，行气化瘀。

方药：人参健脾丸合无比山药丸加味。参考方药：山药、茯苓、巴戟天、淫羊藿、杜仲、怀牛膝、菟丝子、黄芪、人参（党参）、白术、当归、乌药、厚朴、砂仁、香橼、佛手、干姜等。

加减：如腰痛明显，加延胡索、蒲黄；畏寒明显，加附片、肉桂；纳差腹胀者，加陈皮、焦山楂、六神曲。

分析：淋证久延不愈，湿浊羁留，故小便溺痛不甚，但淋沥不已，时作时止。苦寒之药易伤脾肾之阳，周身失于温煦，故遇劳或着凉而发，畏寒明显；湿性黏腻滞碍脾胃，则脘腹胀满，不思饮食；久病不愈，气机不畅，气滞血瘀，阳虚寒凝也致瘀，故舌暗有瘀斑。方中山药、茯苓、人参（党参）、黄芪、白术健脾祛湿，巴戟天、淫羊藿、杜仲、怀牛膝、菟丝子、干姜温脾补肾助阳化瘀、散寒除湿，乌药、厚朴、砂仁、香橼、佛手理气、消胀、燥湿，当归、牛膝养血活血散瘀。全方共奏温补脾肾，行气化瘀之功。

五、日常饮食及情志调摄

尿路感染是一种常见病，多因细菌侵入而成。造成细菌侵袭致病的原因，与机体的防御机能以及生理、病理状态密切相关。如尿路梗阻、尿路畸形或功能缺陷（膀胱－输尿管反流）、尿路器械检查、性生活、妊娠、糖尿病、酸中毒以及各种疾病之晚期，均为细菌侵入和生长繁殖提供了条件。近十几年来免疫学的研究证实，肾盂肾炎不只是单纯的感染性疾患，机体还存在细胞免疫功能低下，对细菌的防御机能降低，同时在肾盂肾炎发病过程中，体液免疫也异常活跃，在血循环及肾脏感染灶局部均可产生抗体，免疫反应加重了肾组织的损害，导致疾病迁延难愈。

近年来由于抗生素广泛应用伴随不规范使用的问题，使耐药菌株对抗生素不够敏感的病例日渐增多，抗生素的发展日新月异，但尿路感染的发病率、复发率却无明显下降。但是通过中药现代药理研究证明，黄柏、蒲公英、白茅根、黄芩、白花蛇舌草等清热解毒中药对大肠杆菌及副大肠杆菌有抑制作用，同时活血化瘀药物又可增加肾血流量，提高肾小球滤过率，增加尿量，加强尿路细菌的排泄，特别是反复发作性尿路感染，加用活血化瘀药物，可促进局部血液循环，使药力到达病灶处，并能改善局部营养状况，从而有助于病变的恢复。中医药对老年性尿路感染不仅近期疗效好，副作用少，而且远期疗效理想，复发率下降，患者接受度高。因此，在中老年尿路感染治疗中引入中医药治疗是完全可行和必要的。

日常生活中，适量多饮水可以减少尿路感染的频繁发作。中老年人对口渴需求不敏感，在没有水肿、排尿困难、心衰等限制入水的情况下，应主动饮水，增加排尿量，对于避免尿路中致病微生物在体内停留、繁殖有利无害。一般饮水量50~100mL/次，少量、多次饮水，可避免一次性大量饮水造成水中毒。另外，白天多饮水可以防止频繁起夜，影响睡眠。同时，中老年人要注意外阴清洁，视气候变化增减衣物，避免腰以下受寒，可提高泌尿系统抵抗外邪入侵尿路黏膜的能力；少食辛辣、油腻、过甜及生冷食品，保持乐观态度，不焦虑、不紧张，多参加有益健康的活动，对防止尿路感染发作也会起到积极的正向作用。

六、验案举隅

病案 1

杜某，女，72 岁。

主诉：小便频数短涩、夜尿次数多 1 年余，加重 1 周。

现病史：患者 1 年前每遇气候转凉则出现小便频急、夜尿次数增加，影响睡眠，自行口服消炎类药物症状尚可缓解。1 周前因劳累出现上症加重，伴有尿中带血丝，自服各类药物不见好转，遂来我院就诊。既往史：尿路感染反复发作多年，近年每 1~2 个月即发作一次。素食多年，曾化验血常规提示"贫血"，原因未明。否认结核病病史，1 个月前妇科检查未见异常。现症见：小便频急涩滞，小腹隐痛冰凉，喜用暖水袋熨之或坐热水浴熏外阴处较舒适，外出自带棉垫，不能坐冷板凳，尿色暗黄如啤酒色，起夜 4~5 次尿不净，畏寒，疲乏无力，大便不成形。查体：舌质淡，苔薄白，脉细。

辅助检查：隐血（+），白细胞 20~30/HP，红细胞 10~15/HP，正常红细胞 70% 以上，上皮细胞计数 44.7/μL↑，细菌计数 25.4/μL，尿比重 1.018，酸碱度 5.5，清洁中段尿培养 48 小时未见细菌生长，血红蛋白 103g/L↓，红细胞压积 34.70↓，血清铁蛋白 5.90ng/mL↓，泌尿系统超声未见异常，排尿后膀胱空虚无尿潴留。

中医诊断：劳淋（脾肾阳虚，湿浊留恋）。

西医诊断：①泌尿道感染；②缺铁性贫血。

辨证：淋证久延不愈，脾虚气血亏乏，全身失养则乏力；肾阳虚温化失司，湿浊留恋，膀胱气化不利，不能制约小便而出现小便频急、夜尿增多；脾阳亏虚不能滋养先天，致肾阳亏虚，命门火衰，无以温煦周身、小腹，故喜暖恶寒，便溏；脾肾气血不足，肾络血脉空虚，血随尿出，故尿色深暗，镜下血尿增加。舌质淡、苔薄白、脉细均为脾肾气血不足之候。

治法：温阳健脾，利湿化气。

处方：阿胶（烊化）10g、人参 15g、炙黄芪 20g、熟地黄 15g、川芎 10g、当归 15g、白芍 15g、鸡血藤 15g、仙鹤草 20g、乌药 10g、桑螵蛸 10g、干姜 10g、盐补骨脂 15g、盐菟丝子 20g，14 剂，每日 1 剂，水煎 300mL，分早晚 2 次，饭后温服，配合补铁治疗。

二诊：药后复诊，尿频畏寒、夜尿多症状明显好转，尿色正常，舌淡，苔白，脉细。化验尿常规，白细胞 8~10/HP，红细胞 1~3/HP，血常规及肾功能正常。贫血纠正，尿中红细胞、白细胞下降，尿频症状好转。处方：上方去阿胶，防久服滋腻碍胃，加灯芯草 9g、茯苓 15g、桂枝 5g、泽泻 10g、猪苓 10g 利湿邪通小便，14 剂，续服。

三诊：症状基本消失，复查血常规、尿常规正常，病告痊愈。

按语：本案患者为72岁老年女性，久淋不愈，脾肾阳虚，温煦气化不足，小便频急，乏力，小腹怕冷，属劳淋-脾肾阳虚，湿浊留恋之证。平素偏食素食，气血亏乏，营养不良，免疫力下降，邪气乘虚而入，病情迁延反复。治疗重在健脾益气养血，温肾阳，利湿浊，调气化，应用阿胶参芪四物汤、无比山药丸合五苓散加减，使膀胱气化功能恢复，虽未用抗生素，但尿频消失，尿常规正常，疾病痊愈。

病案2

王某，女，66岁。

主诉： 小便频急涩痛2周。

现病史： 患者2周前突然出现尿频、尿急、尿痛，外购中药口服，症状未见减轻，假日来诊。既往有2型糖尿病病史6年，未控制甜食摄入，平素运动量少，虽降糖治疗，但血糖监测不及时、控制不理想。高血压病5年，血压平稳。现症见：小便频急，尿道灼热刺痛，伴小腹坠胀，右侧腰痛连及小腹，口干口苦，尿色深红，肉眼血尿2次，饮食可，大便干。查体：形体略胖，体温正常，舌红，苔黄腻，脉弦涩。右输尿管循行区压痛阳性，右肾区叩击痛阳性。

辅助检查： 白细胞30~40/HP，红细胞20~30/HP，红细胞畸形率30%；空腹血糖9.1μmol/L，糖化血红蛋白9.8%；泌尿系统超声显示右肾盂积液，右输尿管中段结石0.6cm；血常规等正常。

中医诊断： 淋证（湿热内蕴）。

西医诊断： ①急性尿路感染；②右输尿管结石；③2型糖尿病（血糖控制不佳）。

辨证： 老年女性，饮食不节，脾虚生湿，日久化热伤阴，煎熬津液成石；肝经湿热上行，则口干口苦；湿热之邪下扰，热盛迫血妄行，膀胱气化不利，故热淋、石淋、血淋症状同现。

治法： 清热凉血，通淋排石。

处方： 小蓟30g、生地黄20g、车前子20g、萹蓄15g、瞿麦15g、金钱草30g、海金沙15g、鸡内金15g、滑石粉（包煎）15g、淡竹叶15g、野菊花10g、白术15g、通草10g、莲子心15g，10剂，每日1剂，水煎300mL，分早晚2次，饭后温服。嘱清淡饮食，吃动平衡，适量多饮水，监测血糖达标。

二诊： 服药10剂后小便频急涩痛明显减轻，尿色正常，因家中有事未行化验检查，舌质红，苔薄黄，脉弦。上方续服7剂。

三诊： 自述因家事着急、劳累，自觉火气大，胸闷，周身发僵感，排尿稍有灼热感，已停药10日未服。查舌质淡暗，苔薄黄，脉弦。复查尿常规见少量白细胞，超声显示肾盂积液消失，输尿管、膀胱正常，未见结石影像。四诊合参，病机转属肝气郁结，气机不畅。调整处方：北柴胡15g、白芍15g、灯芯草10g、麸炒白术15g、茯苓15g、桂枝6g、瓜蒌10g、赤芍15g、瞿麦15g、石韦10g、乌药10g、盐泽泻10g、野菊花15g、猪苓10g，14剂，续服。

四诊： 服药后火气消减很多，前胸舒适，周身发僵感及排尿灼热感均减轻，心情平和。舌质暗，苔薄黄，脉沉。上方7剂续服善后，未再发。

按语：本案老年女性，发病2周，综合四诊及理化检查所见，辨证为肝经湿热内蕴引发的淋证，合用小蓟饮子、八正散、小柴胡汤、瓜蒌瞿麦丸辨证加减治疗取效。《丹溪心法·淋》曰："心清，则小便利。"运用脏腑表里辨证思路，予灯芯草、竹叶、莲子心清心利尿，可收通淋之效。该患血糖控制不佳是尿路感染的诱发因素，饮食不节，肝经湿热内蕴，走串于上下，以实热证为主，虽年过六旬，身体素质尚好，给予苦寒清热通淋，兼疏肝解郁之法奏效，但应注意中病即止，避免久服伤及脾胃。

七、临床心悟

中老年尿路感染的辨证用药与青年人有所不同，应注意以下4个方面：

（1）扶正气以固本：如《黄帝内经》所言："正气存内，邪不可干。"进入中老年阶段，肾精匮乏，脾胃虚弱，健脾益气强肾有助于减少老年尿路感染发作频率。如人参或党参、黄芪、菟丝子、生地黄等，扶助正气，强健脾肾，防止外邪侵袭，促进其康复。

（2）化瘀通络促循环：中老年人是高血压、冠心病、脑血管病、糖尿病、高脂血症的易患人群，此类慢性疾病多存在气血运行不畅，经络瘀滞，血脉闭阻。从病理学角度看，尿路感染发作时肾脏组织病变，肾盂肾盏、膀胱及尿道黏膜易充血、水肿，因炎症引发易形成瘢痕，此过程符合中医"久病入络"理论。因此，笔者对久治难愈、有基础疾病合并尿路感染的中老年患者，更重视养血、活血、化瘀药物的巧妙应用，如川牛膝、当归、红花、赤芍、蒲黄等酌情加入，可增加肾脏血流，促进肾脏局部血液循环，提升肾脏抗菌药物的浓度，促使炎症吸收和瘢痕组织软化。同时，肾小球滤过率提升，使尿量增加，可促进尿路细菌的排泄。

（3）宣通三焦祛邪气：中老年尿路感染发作后期，常表现为神疲乏力，小便溺痛不甚，淋漓不畅，伴腰酸痛，身重疼痛等症，舌质淡，苔白腻，脉弦细。中医证属脾肾亏虚，湿浊留恋之劳淋证，需开宣上中下三焦，使肺气宣降有常，脾胃升降有序，肾阳气化有度，水道通调，水气于正道而行，湿邪从尿道而出，诸证得以缓解。笔者喜用杏仁宣利上焦肺气，气化则湿化；白蔻仁芳香化湿，行气调中；生薏苡仁甘淡渗利下焦湿热。三仁合用能宣上、畅中、渗下，具有清利湿热邪气、宣畅三焦气机之功效。淡渗利水、清热利湿中药如茯苓、猪苓、车前子、萹蓄等也为临床常用。猪苓作为经方五苓散的主要成分，与它药配伍，通过改善膀胱气化功能，达到治疗尿频尿急、小便不利的作用。

（4）疏肝理气助气化：劳淋为中老年尿路感染恢复期的主要证候，其病位在膀胱，膀胱气化功能与肝之疏泄相关，肝经湿热，肝气郁结，致膀胱气化不利引发尿路感染。傅青主有"夫肝之性最急，宜顺而不宜逆"之论述。肝为刚脏，肝疏泄异常，气机不畅，则膀胱气化功能失调，气滞水停，小便频数短涩，淋漓刺痛，甚则癃闭、肿满诸症皆见。故笔者十分重视疏肝理气法的使用。常用药物如柴胡、香附、白芍、乌药、陈皮等。柴胡苦辛，疏肝解郁、解表退热、升举阳气，是临床常用疏肝药物。

综上所述，中老年尿路感染易反复发作，多与机体免疫功能下降、正气不足有关。老年多虚，病久多瘀，久病多郁，临床应遵循扶正为主，虚实兼顾，组方用药强调整体观念，辨病与辨证相参，重视扶正气、化瘀结、通三焦、畅情志的应用，个性化治疗是提高疗效、减少复发的秘籍。

（樊妍妍、丁楠、陆林飞）

第七节　尿道综合征

一、疾病介绍

尿道综合征（US），又称无菌性尿频 – 排尿不适综合征。它是指具有下尿路刺激症状，包括尿频、尿急、排尿困难等，而无膀胱尿道器质性病变及明显菌尿的一组非特异性证候群。后世医家多将其归入中医学"淋证""癃闭"范畴。此综合征多发于女性，且病情常常反复，缠绵难愈，抗菌治疗往往无效。

尿道综合征的发病机制有如下几种观点：有学者认为与尿道口解剖结构异常、尿路局部损伤、刺激或过敏等有关；亦有人认为，尿动力学证明膀胱尿道功能异常是女性尿道综合征产生的直接原因，与尿道括约肌痉挛、排尿控制功能发育不全和退化、远端尿道肌肉痉挛、逼尿肌和括约肌功能的共济失调有关；激素水平低下，导致膀胱周围的致密弹力纤维组织疏松无力、膀胱和尿道的黏膜及黏膜下组织萎缩变薄、括约肌松弛，尿道闭合功能出现不同程度的障碍，也可导致尿频、尿急的发生；免疫因素，大多数尿道综合征病例均有 IgM 沉积，免疫荧光阳性与临床症状的严重性密切相关，可能与防止细菌附着在膀胱黏膜上的糖胺聚糖保护层受到破坏，使尿液中的致病因子得以侵犯黏膜下组织，引起尿频、尿急等免疫炎症反应相关；心理精神方面，精神刺激和焦虑性神经官能症可能影响膀胱内压和膀胱收缩，出现尿频或尿潴留，成为本病的诱发因素。

目前西医常运用以下几种药物治疗，首先为解痉药，有研究发现酒石酸托特罗定可治疗膀胱不稳定状态的同时，缓解膀胱过度兴奋，为治疗尿道综合征的首选药物。其次为抗抑郁、焦虑药，如氟哌噻吨美利曲辛可调节中枢神经系统，缓解抑郁及焦虑；阿米替林有镇静、抗组胺的功效，可以改善患者的焦虑状态，减轻排尿不适症状；多虑平可以抗焦虑、抗抑郁、抗胆碱能、镇静，能够缓解患者不良心理状况。还有雌激素替代疗法，有研究显示给予女性 US 患者雌激素替代疗法，可促进膀胱、尿道上皮黏膜修复，从而改善排尿不适症状。目前西医尚没有根治本病的特效药，通常对症状或可能的诱因进行治疗，疗效不尽如人意。随着现代生活节奏的加快，人们学习及工作压力日增，尿道综合征的发病率有逐年上升趋势。由于其症状迁延反复，严重影响患者的身心健康和生活质量，亟须有效治疗方法改善现状。

二、诊疗思路

笔者认为，对于出现尿频、尿急或排尿不适反复发作的患者，应进行：尿沉渣检查，了解尿液成分，排除尿路感染；尿液微生物培养，明确是否存在细菌感染、结核菌感染、衣原体及支原体等感染；泌尿系统超声、CT 等，排除尿路结石、梗阻、肿瘤等疾病。对部分疑难病例，可进行尿道镜检查以观察尿道黏膜情况。如能依次排除上述病变，则可诊断为尿道综合征。

依据尿道综合征的临床表现，笔者将本病病因病机主要归纳为下焦湿热、肝气郁结、肾气亏虚、脾气不足及脉络瘀阻所致。分别治以清热利湿通淋、疏肝理气解郁、补肾缩尿、健脾升陷、化瘀通络之法。并将五苓散加味的临证验案进行分析总结，供同行参考。

三、审证求因

尿道综合征归属于中医学"淋证""癃闭"范畴，其病因复杂，外感、内伤、饮食、房室、劳力、情志等因素皆可引发。结合淋证和癃闭的病因病机，分析尿道综合征的中医病因病机，主要概括为以下几点：

1. 下焦湿热

湿邪和热邪可单独致病，亦可合邪致病。冒雨涉水或久居湿地而致外湿，恣食肥甘厚味而致内湿，内外湿邪互结，伤及脾胃，下注膀胱。外热之邪犯表，郁而化热，循足太阳经结于膀胱，移热于肾或直侵溺窍；内热之邪也可循经下传致肾与膀胱。《素问·本病论》曰："湿令不去……失溺小便数。"《素问·刺法论》云："热至则身热……淋闭之病生矣。"可见湿邪与热邪扰及肾与膀胱，气化不利，可发为本证。湿邪与热邪互结，无形之热蒸动有形之湿，郁久而化热，两邪相互胶着，侵犯下焦，伤及肾与膀胱，气化不利，发为本证。

2. 肝气郁结

郁怒伤肝，肝失条达，疏泄不畅，气郁化火，流注下焦，以致肾闭藏失职，膀胱失约发为本证。《灵枢·经脉》曰："是主肝所生病者……遗溺，闭癃。"《证治要诀》曰："气淋气郁所致。"可见，情志不遂，肝气郁结，即可引发气淋，临床多见于女性患者。

3. 肾气亏虚

先天禀赋不足，或房室不节、劳力过度，或外邪扰肾，皆可导致肾气亏虚。肾气虚则蒸腾气化功能失司，肾失开阖之能，膀胱气化不利，导致水道通调受阻，可出现尿频、尿急、排尿不畅等。《诸病源候论》曰"诸淋者，由肾虚而膀胱热故也""劳淋者，为劳伤肾气而生热成淋也"。肾阴虚水不涵木，肝阳上亢，易生内热；肾与膀胱相表里，内热侵及膀胱，亦可出现尿频、尿急。另有外邪乘虚而入，酿湿生热，内蕴膀胱，亦可致本证发生。

4. 脾气不足

素体脾胃虚弱，或后天失于调养，或饮食不节、饥饱失常等，可致脾气亏虚。脾主运化，脾气虚则水液运化失调，湿浊内停，郁而化热，下注膀胱，发为本证。正如《灵枢·口问》篇曰："中气不足，溲便为之变也。"

另外，尿道综合征往往病情反复，迁延日久。叶天士有"久病必入络，其所谓病久气血推行不利，血络之中必有瘀凝，故致病气缠绵不去，必疏其络而病气可尽也"之论述，可见脉络瘀阻是尿道综合征病程日久的关键因素。有学者研究亦认为，女性尿道综合征与血瘀密切相关，特别是盆腔内血流的缓慢、局部体液的郁积均可导致本病的发生。

四、审因论治

尿道综合征的诊治，首先要辨清虚实，虚者补之，实者泻之，虚实夹杂者补虚泻实，标本同治。其次要辨清病位，最终分析症状、舌脉等四诊所见，给予辨证分型施治。

1. 下焦湿热

尿频尿急，尿道热涩，尿痛色黄，口苦口黏，小腹拘急胀痛，大便干结，舌质红，苔黄腻，脉滑数或濡数。

治法：清热祛湿，利尿通淋。

方药：自拟尿感灵方。野菊花15g、黄柏10g、车前草20g、萹蓄15g、瞿麦20g、生大黄（后下）6g、滑石（包煎）15g、灯芯草10g、通草5g。

2. 肝气郁结

尿频尿急、尿道涩滞不畅，发作或加重与精神情绪有关，时有胸胁胀痛，胸闷，少腹不适，失眠多梦，纳差，舌淡红，苔薄白或微黄，脉弦细。

治法：疏肝理气，清热解郁。

方药：逍遥散加减。柴胡10g、香附10g、车前子20g、当归10g、白术15g、白芍15g、薄荷（后下）5g、茯苓20g、炒酸枣仁20g。

3. 肾气亏虚

尿频或夜尿频数，尿后有余沥或失禁，乏力，气短，腰膝酸痛，头晕耳鸣，舌红，苔薄或少苔，脉细弱或细数。

治法：滋阴益气，补肾缩尿。

方药：六味地黄丸合缩泉丸加减。参考处方：熟地黄20g、山茱萸12g、山药20g、泽泻10g、牡丹皮10g、茯苓20g、益智仁10g、乌药10g。

4. 脾气不足

尿频、尿急，遇劳则发，下腹部或尿道下坠感，纳少，便溏，声低气怯，四肢欠温，神疲乏力，舌质淡红，边有齿印，苔薄白，脉细。

治法：健脾益气，升陷补中。

方药：补中益气汤加减。黄芪30g、党参20g、白术20g、茯苓15g、柴胡6g、泽泻10g、升麻6g、乌药10g、益智仁15g、炙甘草6g。

以上诸证型，如出现气滞血瘀征象，可考虑加入牛膝、泽兰、益母草、王不留行等药物，以增强活血化瘀通络，利尿通淋化气之功。

五、日常饮食及情志调摄

合理的饮食和情志调摄是缓解尿道综合征症状的重要手段。

（一）饮食调摄

（1）保持水分平衡。鼓励白天适量多饮水，保持充足的水分摄入，避免过量饮水导致尿频，也要避免水分摄入不足造成尿液浓缩。

（2）减少刺激性食物。辛辣、酸甜以及含有酒精或咖啡因的食物可能刺激膀胱，加重尿频症状，建议减少或避免食用此类食物。

（3）增加利尿食物。如西瓜、黄瓜等瓜果，其利尿作用有助于缓解尿频症状。

（4）适量摄入蛋白质。蛋白质是身体的重要组成部分，但过量摄入可能增加肾脏负担，建议适量进食。

（二）以下推荐部分食疗药膳，糖尿病者可去糖食用

1. 金樱糯米粥

材料：糯米 80g，金樱子适量。调料：白糖适量。做法：①将糯米洗净泡发，金樱子洗净，放入锅中，加适量清水煎煮，取浓汁备用。②将糯米入锅，加水适量，用大火煮至米粒开花。③倒入金樱子浓汁，转小火煮至粥稠，调入白糖即可食用。药膳功效：金樱子归肾、膀胱经，可缩尿止泻，糯米可健脾温胃，二者搭配食用，对因肾虚、脾虚而致夜尿频多者有一定的食疗作用。

2. 桂圆益智仁糯米粥

材料：桂圆肉 20g，益智仁 15g，糯米 100g。调料：白糖、姜丝各适量。做法：①将糯米淘洗干净，放入清水中浸泡，桂圆肉、益智仁洗净备用。②锅置火上，放入糯米，加适量清水煮至粥八分熟。③放入桂圆肉、益智仁、姜丝，煮至米烂后放入白糖调匀即可。药膳功效：桂圆补脾止泻，益智仁暖肾缩尿，糯米为温补强壮食品，所以此粥适宜因体虚或脾虚、肾虚而致的夜尿频多者食用。

3. 海螵蛸鱿鱼汤

材料：鱿鱼 100g，补骨脂 30g，桑螵蛸 10g，红枣 10g，海螵蛸 50g。调料：盐、味精、葱花、姜各适量。做法：①将鱿鱼泡发，洗净切丝，海螵蛸、桑螵蛸、补骨脂、红枣洗净。②将海螵蛸、桑螵蛸、补骨脂、红枣水煎取汁。③放入鱿鱼、红枣，同煮至鱿鱼熟后，加盐、味精、葱花、姜调料即可。药膳功效：鱿鱼与红枣可养胃补虚，补骨脂、桑螵蛸、海螵蛸皆可温肾止泻，搭配食用，可使夜尿频多患者的肾运行正常，减少排尿次数。高尿酸血症、高脂血症者谨慎食用。

（三）情志调摄

（1）保持心情愉悦。情绪紧张、焦虑可能加重尿频症状，建议进行休闲娱乐活动，通过放松训练、瑜伽等方法，愉悦心情，分散对尿意的注意力。

（2）避免过度劳累。过度劳累可能使身体免疫力下降，容易引发感染等问题，建议保持适当休息，避免过劳。

（3）学会自我调整。对于慢性尿频患者，学会自我调整心态，主动控制排尿时间，逐渐延长排尿间隔时间，积极面对疾病，有助于缓解症状。

另外，尿道综合征除了医学治疗外，可坐热水浴、下腹热敷、理疗等，也可通过膀胱功能训练，增强神经系统对排尿的控制能力，降低膀胱的敏感性，重建正常的排尿功能。

六、验案举隅

▬ 病案1 ▬▬▬▬▬▬

患者刘某，女，45岁。

主诉：尿频伴小腹不适1月余。

现病史：1个月前受凉后出现夜尿4~5次，小腹凉，总有憋尿、尿不净感，化验尿常规未见异常，自行服中药调理无效来诊。现症见：尿频、尿不净，排尿后仍有尿意，小腹凉，口渴，易出汗，乏力纳差，腰膝酸软，大便溏，寐差。半年前曾患尿路感染，经治已愈，否认其他疾病病史。查体：形体偏瘦，颜面无水肿，舌质淡，舌苔白，脉沉细。

辅助检查：尿常规正常；泌尿系统超声：残余尿测定显示，膀胱有20mL少量尿液残留。

中医诊断：劳淋（脾肾气虚，膀胱失约证）。

西医诊断：尿道综合征。

辨证：肾气从阳则开。脾肾受寒阳气亏虚，膀胱失约，故见尿频等症。

治法：温肾健脾，升陷缩尿。

处方：补中益气汤合六味缩泉方加减。黄芪30g、党参20g、白术20g、茯苓20g、熟地黄20g、山茱萸12g、山药20g、续断15g、柴胡6g、泽泻10g、升麻6g、乌药10g、益智仁10g、炙甘草6g、牡丹皮6g，15剂，每日1剂，水煎300mL，分早晚2次，饭后温服。

方中重用黄芪、党参、茯苓、白术补益中土之气，健运脾胃生化之源；加柴胡、升麻升陷缩尿。熟地黄滋阴补肾、填精益髓；山茱萸补养肝肾，并能涩尿；山药既补脾益肾，亦能摄精。三药相配，滋养肝脾肾，称为"三补"之药。配伍泽泻利湿泄浊，并防熟地黄滋腻恋邪；牡丹皮清泻相火，并制山茱萸之温涩；茯苓入脾淡渗利湿，并助山药之健运。三药相伍，清利淡渗，共为"三泻"之用。益智仁温补脾肾，固精气、缩小便；乌药调气散寒，除膀胱肾间冷气，止小便频数；续断补肝肾、强腰膝。全方脾肾双补，滋补而不留邪，祛邪而不伤正，共同发挥温肾健脾、升陷缩尿之功。

二诊： 药后复诊，尿频、尿不净减轻大半，夜间排尿 1~2 次，小腹凉好转，腰痛减轻。尚有憋尿感，自觉手足冷、食欲不振、寐差。查体：舌质淡，苔薄白，脉沉细。上方改熟地黄 15g，加石菖蒲 12g、远志 15g、金樱子肉 20g、鸡内金 15g，20 剂续服。

三诊： 自述尿频症状减轻，夜尿 1 次，无憋尿感，排尿无不适症状，小腹凉、怕冷症状好转，纳可。近期因家事心情不畅，时有焦虑、郁闷，睡眠不佳。查体：舌质淡，苔薄白，脉沉细。调整处方：茯苓 15g、泽泻 10g、猪苓 10g、白术 15g、桂枝 5g、党参 15g、乌药 10g、石菖蒲 15g、远志 15g、柴胡 6g、升麻 6g、香附 10g，20 剂代煎，温服，每日 2 次。

四诊： 自述无不适，纳可、寐安。查体：舌质淡，苔薄白，脉沉细。续服 7 剂，巩固治疗。后随访，小便正常，半年未复发。

按语：《素问·灵兰秘典论》其文云："三焦者，决渎之官，水道出焉。膀胱者，州都之官，津液藏焉。气化则能出矣。"又有张琦注曰："气化，谓三焦也。三焦之脉，随足太阳下行，络膀胱约下焦，实则闭癃，虚则遗溺。肺主通调水道，而小便之泄，实在三焦，三焦为相火，火盛则热涩，火虚则遗溺。其有责之肾者，肾司二便，而三焦将于肾也。相火本藏于肾，肾不蛰藏，而后三焦之火泄于膀胱，盖肾脏宜温而膀胱之腑宜清，清则气化而溺出也。"

患者平素体弱，曾有尿路感染病史。近 1 个月尿频迁延不愈，伴怕冷、小腹凉、口渴、易出汗、乏力、腰膝酸软等全身症状。乃脾肾阳气不足，温煦失司，膀胱开阖不利所致。津液不能正常输布上行而致口渴；虽得饮水，但水不能化为津液上承，反变为尿液直接排出体外，故致尿频、口渴同见。三诊后，依据病机变化改方为五苓散加味，意在温阳化气行水，通过调节水液代谢，改善膀胱气化无权所致的尿频、尿急、口渴、乏力等症。远志配伍石菖蒲可交通心肾，安神益眠。远志芳香清冽，辛温行散，补养心血，宁心安神，散郁化痰；石菖蒲辛散温通，通九窍，明耳目，辟浊化湿。二药伍用，开心窍、通心肾，益肾健脑聪智，开窍启闭宁神，使患者睡眠改善。鸡内金健脾开胃，柴胡、香附疏肝解郁，条畅气机，使肝气主升功能恢复，全身气运正常，小便频数半年未再发。

病案 2

单某，男，52 岁。

主诉： 小便频急 5 个月。

现病史： 患者于 5 个月前，无明显诱因出现尿频、尿急，伴小腹及尿道不适，尿常规、肾功能、双肾膀胱超声检查未见异常。曾口服抗生素、抗焦虑药、神经调节药，均无明显疗效。既往血糖异常 3 年，通过运动控制良好。现症见：小便频急，每日排尿 10 次左右，夜尿 4~5 次，尿色清稀，遇冷及过劳加重，下腹部及尿道下坠感，伴周身乏力、畏寒、口干口渴、纳差、排便无力、皮肤瘙痒、心情不畅，舌质淡，苔薄白，脉沉。

中医诊断： 劳淋（脾肾阳虚，中气下陷证）。

西医诊断： 尿道综合征。

辨证：脾阳亏虚，气血生化不足，脾失统摄，中气下陷，遂成劳淋。

治法：补脾益气升提，通阳化气摄津

处方：五苓散合补中益气汤加减。黄芪 30g、党参 20g、茯苓 20g、泽泻 10g、白术 15g、猪苓 10g、桂枝 10g、乌药 10g、升麻 10g、柴胡 10g、防风 10g、地肤子 10g、白鲜皮 15g、炙甘草 10g，14 剂，每日 1 剂，水煎 300mL，分早晚 2 次，饭后温服。

方中黄芪补中益气，升阳举陷，治尿频；党参、白术、炙甘草甘温益气，补脾胃，助升提；升麻、柴胡协同党参、黄芪升举清阳之气，兼以疏肝条畅气机；五苓散通阳化气利小便；乌药温肾散寒行气，治小腹拘急；防风、地肤子、白鲜皮祛风止皮肤瘙痒。诸药合用，一则补气健脾温阳，使后天生化有源，脾气亏虚诸证自愈；一则升提中气，恢复中焦升降之能，使水液代谢通道畅行，小便恢复正常。

二诊：药后复诊，尿频下坠感、乏力畏寒症状改善，每日排尿 6 次左右，夜尿 2～3 次，无皮肤瘙痒及怕风症状。仍有尿急、畏寒，舌质淡，苔薄白，脉沉细。处方：上方去防风、白鲜皮、地肤子，加金樱子肉 20g，14 剂，续服。

三诊：服药后尿频、尿急等排尿不适症状进一步减轻，纳可，心情舒畅，排便正常。舌质淡，苔薄白，脉沉。续服上方 14 剂。后随访，临床症状缓解，排尿恢复正常。

按语：正常情况下，人体的津液输布，依赖脏腑功能的协调配合，共同维持全身水液代谢的升降平衡。生理上，肝左升、肺右降，肝气升动，则气机调畅，血行通利；肺气宣发肃降，则能通调水道，下输膀胱。而脾气主升、胃气主降，人体内气机升降、水液代谢转运也依赖于脾胃的升降功能正常。脾阳虚，失于升清和温煦之职，中气下陷，则下腹部及尿道下坠感；肾阳不足，津液输布失司，津不上承则口干口渴；肾气蒸化开阖不利，膀胱失约则尿频。故给予温阳化气，升阳举陷，调畅气机之剂，使三焦通道畅行无阻，气化正常，病告痊愈。

病案 3

李某，女，66 岁。

主诉：小便不畅 5 年余。

现病史：患者 5 年前，无明显诱因出现小便急迫、排尿不畅，曾口服抗生素及酒石酸托特罗定片，治疗无效。既往患 2 型糖尿病 6 年，高血压病史 5 年，血糖及血压控制良好。平素性情直爽，急躁易怒。现症见：排尿不畅，小便频急，偶有尿痛，夜尿 4～5 次，胸闷，胁肋部疼痛，善太息，便秘。查体：血压正常，面色潮红，舌质淡，苔白，脉弦滑。

辅助检查：尿常规、尿微量白蛋白／尿肌酐、肾功能均正常，泌尿系统超声未见异常。

中医诊断：气淋（肝气郁结证）。

西医诊断：尿道综合征。

辨证：气郁日久化热，厥阴肝脉经气不利，循经下传，则胸闷、胁肋不舒；膀胱开阖不利，气化功能失常，故排尿急迫而不爽。

治法：疏肝理气，清热解郁。

处方：柴胡 12g、香附 12g、枳壳 10g、生地黄 15g、牡丹皮 12g、车前子 20g、黄柏 10g、当归 10g、白术 15g、白芍 15g、灯芯草 6g、薄荷（后下）5g、酒大黄 10g。14 剂，每日 1 剂，水煎 300mL，分早晚 2 次，饭后温服。

二诊：尿急、排尿不畅症状减轻，大便每日 1 次通畅，胸闷胁痛有缓解。但前日着凉后出现腰痛，咽部时有白痰咳出，查舌质淡，苔白，脉弦细。处方：上方去酒大黄、黄柏，加法半夏 6g、陈皮 12g、瓜蒌 15g、薤白 10g、续断 15g、羌活 10g，10 剂。

三诊：诸症均有改善，嘱保持情绪稳定，适量多饮水，以防再发。

按语：肝主疏泄，调畅气机。患者平素急躁易怒，肝气失于疏泄条达，致气机郁滞而化热，肝脉经气不利，出现胸闷，胁肋不舒，小便不利。方以逍遥丸加减，其中柴胡、香附疏肝解郁，以顺肝性。柴胡轻清辛散，能引清阳之气从左上升，以疏调少阳之气，而理肝脾、调中宫、消痞满。当归、白芍养肝血、柔肝体，助肝恢复顺达之性，兼制疏肝药疏泄太过之谕。其中白芍酸寒收敛，能敛津液而护营血，收阳气而泻邪热，养血以柔肝，缓急而止痛，泻热以补脾阴。柴胡、白芍二药配伍，以白芍之酸敛，制柴胡之辛散，用柴胡之辛散，引药直达少阳之经，疏肝清胆，和解表里，解郁止痛。入陈皮、枳壳使行气之力大增；白术益气健脾，促进肝血化生；车前子、黄柏、灯芯草通利小便，清利下焦湿热；生地黄、牡丹皮滋阴益肾，凉血活血通络；薄荷辛凉轻浮，助肝经郁热升散。瓜蒌与薤白伍用，出自《金匮要略》中的瓜蒌薤白白酒汤。瓜蒌行气偏于降泄，薤白行气偏于辛散，一降一散，调理胸中气机，使其既能升达，又能降泄，更能通阳止痛，以治胸闷之症。酒大黄通腑泄热，兼以活血祛瘀，泄湿热随大便而走，防湿浊之邪留恋。诸药相配，达疏肝解郁、清热凉血、利尿通淋之效。

七、临床心悟

尿道综合征的表现与劳淋类似。《淋病诸候·劳淋候》曰："劳淋者……尿留茎内，数起不出，引小腹痛，小便不利，劳倦即发。"明确指出了劳淋的病机为肾虚膀胱气化失司所致，主要表现为小便频起，出而不畅，淋沥不已，滴沥不净，小腹拘急，引及腰腹，遇劳即发。《证治要诀》亦云："下元虚怠，清浊不分，肾气不行，郁结而为淋……或心肾不交，肾气不温，津道闭塞，或汗出太过，或失血太多，津道欲枯竭，皆为劳淋。"对劳淋的病因病机进行了全面论述。肾主水、藏精，肾气具有主司和调节全身水液代谢的功能，包括肾气的生尿和排尿作用。肾气从阳则开，从阴则阖。肾气不足，开阖失司，膀胱气化不利，尿液排泄失常，遇劳即发，遂成小便频急淋漓之劳淋证。

笔者经多年的临床实践，总结尿道综合征以膀胱气化失司，津液不归正化为主要病机，运用经方五苓散加味治疗本病，独辟蹊径。《素问·灵兰秘典论》提出："膀胱者，州都之官，津液藏焉，气化则能出矣。"明确指出了膀胱的气化作用，蕴藏"气化则能出"和"津液藏焉"两种含义。若膀胱气化功能失司，"气化而出"功能失调，则表现为水饮停蓄，见小便不利，小腹里急，水肿等症；若"津液藏焉"功能失司，则表现为小便频多，或夜尿多、遗尿等。五苓散主治膀胱气化失司证，具有化气行水之效，既能"助气化"，又可"约膀胱"，通过调节水液代谢，改善膀胱气化无权所致的尿少、淋漓不畅，或尿频、尿多、遗尿等小便不利之症。本方以茯苓、桂枝共为君药。茯苓健脾行水，安神定志；桂枝通阳化气，温通经脉散寒。茯苓得桂枝通阳制水，桂枝得茯苓不发表而专于化气行水。臣以白术，苦温燥湿，助脾运化，补脾胃，益肺气；与茯苓合用，促进水液运行，利水渗湿，通利小便；与桂枝合用，升阳气，通经脉，助气化，促行水。佐以猪苓与泽泻，二药性甘淡归肾经，甘以补脾，淡以利水，既能通小便，又可祛湿邪。诸药合用，通过助阳化气作用，恢复膀胱之气化功能。随证可加入党参，补气健脾助气化；乌药，行气止痛，温肾散寒，除膀胱冷气，与益智仁、金樱子配伍，温脾肾、缩小便，治疗小便频数、夜尿多、遗尿等症。现代药理研究显示，五苓散具有双向调节作用，既可补肾健脾固摄治尿频，又可温阳化气利水治少尿水肿，通过其对水液代谢的气化固摄作用的调节，恢复正常的排尿功能，为临床应用提供了实验依据。

（高雨航、丁楠、陆林飞）

第八节　糖尿病肾病

一、疾病介绍

糖尿病肾病（DKD）是指由糖尿病所致的慢性肾脏病，包括估算肾小球滤过率（eGFR）低于 60mL/min 和（或）尿白蛋白/肌酐比值高于 30mg/g 持续超过 3 个月。糖尿病肾病是糖尿病最主要的微血管并发症之一，病变可累及肾小球、肾小管、肾间质、肾血管等。临床以持续性蛋白尿、高血压和进行性肾功能丧失为特征，可在 1 型糖尿病和 2 型糖尿病中发生。随着糖尿病发病率在全球范围内迅速增加，以及糖尿病患者生存时间的延长，糖尿病肾病在糖尿病中的患病比例也逐年增加，危害严重。根据 2015 年我国全国性流行病调查结果，糖尿病肾病已超过肾小球肾炎，成为我国住院患者慢性肾脏病的首要病因，约 21.3% 的糖尿病患者伴有慢性肾脏病。

糖尿病肾病的治疗目前尚无特效措施，主要强调积极预防、早期筛查、综合干预。预防糖尿病肾病的发生，主要包括改变生活方式，控制血糖、血压以及早期筛查等。出现白蛋白尿或 eGFR 下降的糖尿病肾病患者，应开始早期综合治疗，减少或减缓终末期肾病（ESRD）的发生；进入肾衰竭期的糖尿病肾病患者开始肾脏替代治疗，及减少心血管事件及死亡风险的综合治疗，以改善生活质量、延长生命。目前临床降糖药物包括经典口服药物、新型降糖药物以及胰岛素。经典药物如双胍类、胰岛素促分泌剂、α-糖苷酶抑制剂、噻唑烷二酮类；新型药物包括胰高血糖素样肽-1 受体激动剂（GLP-1RA）、二肽基肽酶 4（DPP-4）抑制剂、钠-葡萄糖协同转运蛋白 2（SGLT2）抑制剂。

中医学无糖尿病肾病之病名，根据临床辨证的本质特点、病机及临床表现，大多数医家认为 DKD 属于中医学"消渴"范畴。早在《素问·通评虚实论》言："凡治消瘅、仆击、偏枯、痿厥、气满发逆，甘肥贵人，则高粱之疾也。"非常准确地描述了糖尿病及其并发症的表现。糖尿病肾病继发于消渴病，如唐代医家甄立言《古今录验方》首提"肾消"之名，云"消渴病有三……渴饮水不多，但腿肿，脚先瘦下，阴萎弱，数小便者，此是肾消并也"；《素问·病机气宜保命集》云"肾消者……小便浊而有脂"；《伤寒论》曰"关则不得小便，格则逆吐"等文献描述，反映糖尿病肾病不同阶段之证候，早被古代医家所了解。故糖尿病肾病虽无相关中医病名，根据其临床表现，可归属消渴、肾消、尿浊、水肿、关格等范畴，现代中医统一命名"消渴病肾病"。

二、诊疗思路

《诸病源候论》云："水病无不由脾肾虚所为，脾肾虚则水妄行，盈溢皮肤而全身肿满。"《圣济总录》云："消渴病久，肾气受伤，肾主水，肾气虚弱，气化失常，开阖不利，水液聚于体内而为水肿。"明确指出肾元亏虚是本病的基本病机，而病位在脾肾，也为后世医家对糖尿病肾病的认识奠定了基础。

（一）气阴亏虚为本

消渴病肾病本于消渴，缘其阴液亏虚，阴不制阳，化燥生热，热邪耗气，气损阴耗，循环往复，化生阴血不足，脏腑不得濡养，正如《景岳全书》言"五脏之伤，穷必及肾"，故而临证中，气虚多为肺脾气虚，气虚则津液化生不足，再者不能顾护阴液，遂耗伤阴津以致肺胃阴虚生热，日久生化乏源，不能濡养先天之本，加之先天禀赋不足，水不涵木肝木失养致肝肾阴虚。阴虚多为肾阴亏虚，肾为先天之本，肾阴滋养脏腑及四肢百骸，素体禀赋欠佳、纵欲过劳则元阴不足，加之伤食、偏嗜等因素损及中焦、纳运失司、热积内蕴，耗伤阴津，或以情志不遂，五脏生克制化失衡、耗伤气血甚或过极、过郁而化火灼伤阴津。如此气耗、阴伤、液损，渐致气阴两虚，形成气阴亏虚为本的发病基础，日久阴损及阳，则出现脾肾阳虚甚至阴阳两虚之变化。

（二）瘀血闭阻为标

消渴病肾病气阴亏虚为发病之本，气虚则化血乏源血枯津少，行血不畅，正如《医林改错》言"血管无气，必停留而瘀"。疾病过程中产生之瘀、湿、浊、热相互搏结，日久化毒，损及肾络，因实致虚。如此虚实夹杂，互为因果，终损气血阴阳，肾络瘀闭，成为糖尿病肾病加重之关键因素。

本病在不同临床阶段，表现各有不同，病机也多种多样，前期损及气阴，后期损及脾肾之阴阳，故笔者按早中晚3期分述本病病机及表现，并根据不同证候，辨证分为气阴两虚证、肝肾阴虚证、脾肾气虚证、瘀血内阻证、脾肾阳虚证、阴阳两虚证6个证型，阐述其理法方药。分别采取益气养阴、滋补肝肾、补脾益肾、活血化瘀、温肾健脾、温阳滋肾之法施治。

三、审证求因

糖尿病肾病从病因的来源及发病的部位来看，主要将其分为外因、内因和不内外因。外因主要指六淫邪气及疠气。内因主要包括饮食不节、情志失调、房劳过度及禀赋不足等导致内部发病的因素。不内外因主要有失治误治、久病正虚等。病机为本虚标实：本虚主要责之脾肾，后期涉及多脏腑；标实为痰湿、水饮、瘀血、浊毒。本病病情发展转归，多由气阴两虚—阴损及阳—阴阳两虚—气血阴阳俱虚的过程转化。糖尿病肾病发病之根本在于肾元不足，气阴两虚是始动因素，瘀血阻络贯穿始终，气血阴阳俱虚是其最终归宿。按糖尿病肾病发病的不同阶段及临床表现，按早、中、晚 3 期分述。

1. 糖尿病肾病早期

多以气阴两虚为病理基础，其病位在脾肾，与肝有关，夹有痰湿、瘀血等病理产物。初期多有阴虚燥热，表现为咽干口燥、口渴多饮、大便秘结；日久阴液耗伤，气随津脱，阴虚损及气虚，见面色无华、少气懒言、神疲乏力等症。阴虚燥热使体内阴液不足，血液亏少，肝血相应不盈，对肝经所主目、筋、爪甲的滋润和营养作用减退，致两目干涩、视物昏花等表现。肝藏血，肾藏精，精血同源，肝肾互资。肝阴不足，肾阴亦虚，故常有肝肾阴虚表现，见腰酸膝软、失眠多梦、健忘、头晕目眩、耳鸣等；肝阴虚，阴不敛阳，肝阳上亢，可见面红目赤、头痛头胀、心烦易怒、脉象偏弦；气虚推动血行不利，或阴血虚脉管空虚，均可致气机不畅，血脉瘀阻，而见口渴不多饮。此期舌脉之象多为舌质淡红、舌质暗红或暗淡，上有瘀斑、瘀点，舌苔偏黄，舌下脉络迂曲，脉沉细，或脉弦涩等气阴两虚兼血瘀征象。血瘀多贯穿本病始终，随着病情的进展而加重。

2. 糖尿病肾病中期

多为阴损及阳，阴阳两虚为主，病位多涉及脾肾。脾气虚，精微不布，气血不足，健运不利，见神疲乏力、面色萎黄、精神萎靡、倦怠嗜睡、纳差口淡；肾元虚弱，见腰膝酸软，肾阳虚膀胱气化失司，开阖不利，见颜面或下肢水肿、小便频、夜尿多、尿有泡沫；气虚脾土运化无力，火不暖土，见便秘或便溏；阴血亏少，津不上呈，见口干欲饮，水湿内停而不多饮；阳虚不能温养，见畏寒肢冷；精亏不荣，水湿不化，痰瘀阻络，气血不畅，见肢体指趾发麻。此期舌脉之象多为舌体胖质淡，边有齿痕，苔薄白或白腻，脉细弦或沉弦。

3. 糖尿病肾病晚期

多为阳虚水泛，气血阴阳俱虚，湿瘀浊毒内攻。临床多见于糖尿病肾病肾衰竭期，全身脏腑虚衰，代谢紊乱，病理产物潴留，正愈虚邪愈盛。脾气虚升清不利，致清阳不升反降，则头晕目眩、视物不清；气血生化不足，不能濡养肢体，则肢体麻木掣痛；脾不健运，水湿蕴阻，则腹胀纳呆；消渴日久，肾气虚衰，不能蒸化水液，水湿泛滥肌肤，故见面浮肢肿，下肢尤甚；浊毒上泛脾胃失其和降，则恶心呕吐；代谢毒物停于腔隙，可见胸腹腔积液；浊阴不降，则尿少或无尿、口有臭味；阴邪上逆犯心，或见心悸、胸闷气短；脾肾阳虚，失其温煦濡养，则见形寒肢冷、面色晦暗或苍白、精神萎靡、嗜睡；

火不暖土，土失运化，则完谷不化或大便溏泄。此期舌脉之象多为舌体胖大，舌质暗红或暗淡，苔白腻，脉沉细无力。

四、审因论治

糖尿病肾病承继消渴，临床上常采取分型辨证论治，另附西医治疗进展供参考。

（一）中医辨证论治

1. 气阴两虚证

主要症见：疲倦乏力，自汗气短手足心热，咽干口燥，渴喜饮水，大便干结，或先干后稀，尿浊且甜，舌红胖大，或舌淡边有齿痕，或舌瘦，少苔，脉沉细。

病机分析：素体阴虚或痰盛之体，禀赋薄弱，"数食甘美而多肥""肥能令人内热，甘能令人中满"，湿热内生，耗伤气阴，气阴两虚，饮食劳倦伤脾，脾气虚弱，不能升清散精，水谷精微下注，故尿浊且甜。气虚肢体失养，卫表不固，故疲倦乏力，自汗气短。阴液不足，虚热内生，肠道失润，故手足心热，咽干口燥，喜饮，大便干结。舌胖大或边有齿痕，或舌瘦小、少苔、脉沉细是气阴两虚之征。

治法：益气养阴清热。

方药：生脉散合玉女煎加减。西洋参 10g、黄芪 30g、麦冬 15g、五味子 15g、生地黄 25g、山茱萸 10g、牛膝 15g、山药 15g、天花粉 15g、知母 15g、牡丹皮 10g、玄参 10g、生石膏 30g。

2. 肝肾阴虚证

主要症见：尿频量多，混浊如膏，头晕头痛，急躁易怒，面红目赤，耳鸣，五心烦热，口干，腰酸膝软，舌红，苔少或薄黄，脉弦细。

病机分析：肝肾阴虚，水不涵木，肝阳偏亢，肝风内动，上扰头目，故头晕头痛。肝阳亢逆无制，气血上冲，故面红目赤，耳鸣。肝阴不足，肝体失养，疏泄失常，情志失疏，故急躁易怒。阴虚生内热，虚热内生，故五心烦热。阴虚津亏，口舌失润，故口干咽燥欲饮。腰为肾之府，肾主骨生髓，肾阴不足，髓减骨弱，故腰膝酸软、舌红、苔少或薄黄、脉弦细数是阴虚之征。

治法：滋补肝肾，养血润燥。

方药：六味地黄丸加减。生地黄 30g、枸杞子 30g、山茱萸 10g、牡丹皮 10g、泽泻 10g、山药 15g、麦冬 15g、沙参 15g、茯苓 15g、丹参 25g、当归 12g、白芍 12g。

3. 脾肾气虚证

主要症见：气短乏力，纳呆，腹胀，腰膝酸软，耳鸣耳聋，夜尿多而清长，大便溏薄，面色萎黄，舌淡胖大，边有齿痕，苔白，脉沉弱或虚细。

病机分析：肾主藏精生髓，脑为髓海，肾虚则髓海不足，髓海空虚，脑窍失养，故耳鸣耳聋，甚则头晕目眩、头痛而空。腰为肾之腑，肾主骨生髓，肾阴不足，髓减骨弱，故腰膝酸软。肾虚则下元不固，故尿多而清长，甚则尿浊或泡沫尿。脾气虚弱，运化失职，气血生化不足，肢体失养，故气短乏力，面色萎黄，纳呆，腹胀，大便溏薄。舌淡胖大、边有齿痕、苔白、脉沉弱或虚细是脾胃虚弱之征。

治法：补脾益肾。

方药：水陆二仙丹合四君子汤加减。党参25g、黄芪30g、炒白术15g、金樱子15g、芡实10g、茯苓25g、山药25g、黄精10g、菟丝子15g、百合15g、仙鹤草15g。

4. 瘀血内阻证

主要症见：口干，尿频量多，混浊如膏，面色晦暗，腰背手足酸痛或刺痛，夜间加重，肢体麻木，唇紫，舌暗或有瘀斑，或舌下脉络迂曲，脉沉紧甚则涩滞。

病机分析：消渴日久，筋伤气耗，阴阳不足，则血脉不充，血行不畅，瘀血由生，瘀血阻络，又伤阴耗气损阳，导致脏腑气机失调。瘀血内阻，颜面失养，故面色晦暗。四肢经络为瘀血所阻，肢体失养，故四肢麻木刺痛，夜间为甚是瘀血所致。唇紫、舌暗或有瘀斑，或舌下脉络迂曲、脉沉紧甚则涩滞，是瘀血之征。

治法：活血化瘀，滋阴生津。

方药：滋肾活血汤（经验方）。熟地黄20g、山药20g、茯苓20g、益母草20g、牡丹皮15g、桃仁10g、红花6g、当归20g、川芎15g、丹参15g、枸杞15g、山茱萸15g。

5. 脾肾阳虚证

主要症见：面浮肢肿，腰以下尤甚，形寒肢冷，腹胀便溏，纳呆，或小便频数清长，或混浊如脂膏，或少尿，或面色苍白，晦滞无华，舌质淡胖或暗淡，苔白腻，脉沉迟而无力，或脉细滑。

病机分析：脾肾阳气衰惫，湿浊毒邪从阴化寒，致寒湿内蕴。肾气衰惫，气化无能，关门不利，则见小便短少，甚或不通；阳虚化寒，则小便色清，畏寒怕冷，下肢不温，面色晦滞无华。腰膝以下肾气主之，肾气虚衰，阳不化气，水湿下聚，故见腰以下肿甚。脾阳衰惫，运化失司，不能分清别浊，故见纳呆，腹胀便溏，泄泻。舌质淡胖或暗淡，苔白腻，脉沉迟而无力，或脉细滑为脾肾阳虚之征。

治法：温肾助阳，健脾利湿。

方药：真武汤合吴茱萸汤加减。制附子10g、白术20g、茯苓20g、白芍10g、生姜10g、人参15g、吴茱萸5g、甘草6g、大枣3枚。

6. 阴阳两虚证

主要症见：多饮多尿，尿液混浊如脂膏，面色㿠白，畏寒肢冷（下半身常有冷感），腰酸脚软痛，或烦热不得卧，口干欲饮，或有水肿，小便不利，大便硬或稀，甚则五更泄泻，或阳痿早泄，或宫寒不孕，舌淡胖，苔白而干，脉沉细无力。

病机分析：元阴虚惫，命门火衰，真气独沉，故多尿，尿液如脂膏。面色㿠白，畏寒肢冷，阳痿早泄，宫寒不孕是阳虚内寒之征。肾火不足，脾土失之温煦，故大便溏薄，甚则五更泄泻。脾肾虚弱，水液不循常道而外溢肌肤，故水肿小便不利。烦热不得卧，口干欲饮是阴虚内热之征。舌淡胖，苔白而干，脉沉细无力是阴阳两虚之征。

治法：温阳滋肾，固肾摄气。

方药：金匮肾气丸加减。制附子5g、肉桂9g、熟地黄25g、黄精20g、山药20g、山茱萸 10g、泽泻 10g、五味子 10g、肉苁蓉 15g、桑螵蛸 30g、丹参 25g、丹皮 12g。

（二）西医治疗

1. 生活方式改变与自我管理

有研究证据表明，糖尿病肾病患者的依从性较差，有效的自我管理很难长期维持，医务人员应给予有效的患者教育，提高患者自身对疾病的重视程度。主要包括营养摄入，生活方式改善。

（1）营养摄入：糖尿病肾病患者每日摄入的总热量，应使患者维持接近理想体重［理想体重（kg）＝身高（cm）–105］，肥胖者可适当减少热量，消瘦者可适当增加热量。高蛋白饮食可加重肾小球高灌注、高压力，适宜的营养治疗可能延缓肾脏损伤的进展，因此糖尿病肾病患者应避免高蛋白饮食，严格控制蛋白质每日摄入量，主张以高生物效价的动物蛋白（如家禽、鱼等）为主，不超过总热量的 15%。对于微量白蛋白尿患者来说，蛋白质摄入量控制在 0.8 ~ 1.0g/（kg·d），大量蛋白尿者及肾功能损害者应控制在 0.6 ~ 0.8g/（kg·d）。研究证实，限制钠盐摄入能够改善血压和尿蛋白，增强 RAS 抑制剂的疗效。2020 年 KDIGO 指南推荐，糖尿病肾病患者钠摄入＜ 2g/d，即 NaCl ＜ 5g/d。

（2）生活方式改善：适当规律运动可通过提高胰岛素敏感性，改善糖耐量、脂质代谢和血管功能等，减缓糖尿病肾病的发生发展。推荐每周 5 次，每次 30 分钟的适度运动。吸烟是糖尿病肾病患者蛋白尿及肾功能进展的危险因素，戒烟或减少吸烟是糖尿病肾病防控肾损伤进展的重要措施。

2. 控制血糖

针对糖尿病肾病，控制血糖仍为第一要务，因为高浓度的血糖作用于肾血管内皮细胞，使细胞形态改变、基底膜增厚和血管收缩，进而导致肾小球系膜细胞的反应性下降。

（1）血糖控制：目标合理的血糖控制，可以延缓糖尿病患者蛋白尿、肾功能减退的发生和进展。糖尿病肾病患者的血糖控制应遵循个体化原则。血糖控制目标：糖化血红蛋白（HbAlc）控制在 6.5% ~ 8.0%；对于存在低血糖风险、合并多种并发症或者预期寿命有限的患者，HbAlc 控制目标可放宽。另外，由于糖尿病肾病患者的红细胞寿命缩短，HbAlc 可能被低估，因此在糖尿病肾病 4 ~ 5 期的患者中，用果糖胺或糖化血清白蛋白反映血糖控制水平更可靠。

（2）降糖药物：二甲双胍主要以原形经肾小管排泄。作为 2 型糖尿病控制血糖的首选药物，二甲双胍本身不会对肾功能有影响，但在肾功能不全时，二甲双胍可能在体内蓄积，甚至引起乳酸中毒。临床需根据患者 eGFR 水平，决定二甲双胍是否使用以及用药剂量。目前美国/欧洲糖尿病学会联合建议，放宽二甲双胍用于中度肾功能不全 2 型糖尿病患者的限制，仅在 eGFR ＜ 30mL/（min·1.73m^2）患者中禁用，eGFR 30 ~ 45mL/（min·1.73m^2）的患者中依然安全，但应减少药物剂量。

胰岛素促分泌剂可增加 eGFR 下降患者的低血糖发生风险，使用时需加强血糖监测。胰岛素促分泌剂包括脲类药物（如格列美脲、格列齐特、格列吡嗪等）和格列奈类。前者中多数在肝脏代谢，经肾脏排泄，因此在肾功能不全的患者中可能蓄积，一般情况下多数硝脲类药物在 DKD 1～2 期无须调整剂量，3 期减量，4～5 期禁用。后者如瑞格列奈主要经肝脏代谢，通过胆汁排泄，少部分经肾排泄，因此瑞格列奈可应用于肾功能不全患者，但 DKD 4～5 期或肾脏移植、透析者，建议减少剂量，以降低低血糖风险。

α- 糖苷酶抑制剂（如阿卡波糖、米格列醇、伏格列波糖片等）口服后被胃肠道吸收不到 1%，故一般认为对肾功能无影响。但随着肾功能降低，α- 糖苷酶抑制剂及其代谢产物的血药浓度显著增加，因此用药需根据 eGFR 相应调整。噻唑烷二酮类（如吡格列酮和罗格列酮）主要经过肝脏代谢，大部分吡格列酮经胆汁由粪便清除。罗格列酮可被完全代谢，无原形药物从尿中排出，其代谢产物从尿液（64%）、粪便（23%）排出，肾功能下降的患者无须调整剂量。但需注意该药存在液体潴留及增加骨折的风险。

GLP-1RA 主要起促进胰岛素、减少胰高血糖素分泌的作用，目前常用药物包括利拉鲁肽、艾塞那肽、利司那肽等。利拉鲁肽代谢产物可通过尿液或粪便排泄；艾塞那肽、利司那肽主要通过肾小球滤过清除。这类药物可应用于 DKD 1～3 期患者，重度肾功能不全的患者不建议使用。有临床研究显示 GLP-1RA 具有一定降低新发蛋白尿风险、延缓已有蛋白尿进展的作用，但对肾脏终点事件的影响仍待证实。

DPP-4 是 GLP-1 降解酶，DPP-4 抑制剂通过减少 GLP-1 在体内的降解，增加体内 GLP-1 的水平，主要包括利格列汀、西格列汀、沙格列汀、维格列汀等。利格列汀主要以原形通过肠肝系统排泄，肾排泄低于给药剂量的 5%，因此使用不受肾功能降低的影响，用于 CKD 1～5 期的患者均无须调整剂量。西格列汀主要以原形从尿中排泄，eGFR > 50mL/（min·1.73m^2）不需要调整剂量，eGFR ≤ 50mL/（min·1.73mm^2）时需减量。沙格列汀和维格列汀可用于 DKD 1～2 期患者，用于中重度肾功能不全患者的临床试验数据有限，不推荐用于 DKD 3～5 期患者。有研究显示，DPP-4 除降糖作用外还具有一定改善蛋白尿的作用。

SGLT2 抑制剂主要通过减少肾小管葡萄糖重吸收，并促进葡萄糖从尿液中排出，从而起到降低血糖的作用。该类药包括达格列净、恩格列净和卡格列净等。SGLT2 抑制剂的降糖作用随肾功能减退而下降，直至无明显疗效。此外，SGLT2 抑制剂还有减少体重、降压等作用。临床研究显示，SGLT2 抑制剂具有延缓或减少蛋白尿、明显减少肌酐翻倍风险等肾脏保护作用。

胰岛素是糖尿病的基础用药，不良反应主要有低血糖发作、体重增加、治疗初期的外周组织水肿、过敏反应等。肾功能受损者胰岛素的排泄减少，故 DKD 3b～5 期的患者胰岛素用量需减少，避免低血糖。

3. 控制血压

理想的血压控制能够延缓糖尿病肾病的进展。

（1）血压控制目标：目前认为糖尿病肾病患者血压应控制在 140/90mmHg 以下，对于合并蛋白尿的糖尿病肾病患者，血压应控制于 130/80mmHg 以下。

（2）降压药物：ACEI（血管紧张素转换酶抑制剂）或 ARB（血管紧张素受体阻滞剂）在糖尿病肾病中有控制血压、减少蛋白尿、延缓肾功能进展的作用，是目前治疗糖尿病肾病的药物中临床证据最多的、被推荐作为治疗糖尿病肾病的一线药物。ACEI/ARB 治疗期间应定期随访尿素、血清肌酐、血钾水平。ACEI/ARB 禁用于伴有双侧肾动脉狭窄的患者。建议用药初期 2 个月，每 1～2 周应监测血肌酐和血钾，如无异常变化，可以酌情延长监测时间；如果出现高钾血症，或用药 2 个月内血清肌酐升高幅度 > 30%，应停用该类药物。

CCB 类药物是一类无绝对肾脏禁忌证的降压药物。在肾功能受损时，长效钙通道阻滞剂无须减低剂量，尤其适用于合并肾动脉狭窄、重度肾功能不全、存在 ACEI 或 ARB 使用禁忌的患者。β 受体拮抗剂常用药，包括美托洛尔和比索洛尔等，肾功能异常对美托洛尔的清除率无明显影响，DKD 患者无须调整剂量，但比索洛尔从肾脏和肝脏清除的比例相同，$eGFR < 20mL/(min \cdot 1.73m^2)$ 时每日剂量不得超过 10mg。利尿剂常选择呋塞米，该药在中重度肾功能不全时仍可使用。α 受体拮抗剂多在肝脏代谢，由粪便排出，少部分经尿液排泄，故肾功能损伤患者大多无须改变剂量。

盐皮质激素受体拮抗剂（MRA）是目前关注的热点药物，如螺内酯（安体舒通）、伊普利酮和非奈利酮（Finerenone）。有临床研究显示它与 RAS 抑制剂联合使用，可有效控制难治性高血压，降低尿蛋白，但存在高钾血症的风险。低高钾血症风险的新型盐皮质激素非奈利酮仍临床在研中。糖尿病肾病患者血压控制不佳时，可联用不同机制降压药物。

4. 调节脂代谢异常

脂代谢异常可直接参与糖尿病胰岛素抵抗和心血管并发症的发生，糖尿病患者出现肾病综合征和肾功能不全又进一步加重高脂血症。血脂属于可控性危险因素，良好的血脂管理对肾脏具有重要保护作用。

（1）血脂控制目标：LDL-C 作为主要目标，没有合并心血管疾病的糖尿病患者 LDL-C 目标值应 < 2.6mmol/L，合并心血管疾病的糖尿病患者 LDL-C 目标值应 < 1.8mmol/L。

（2）降脂药物：常用的此类药物包括阿托伐他汀、辛伐他汀、氟伐他汀、瑞舒伐他汀和普伐他汀等。当糖尿病肾病患者处于 DKD 1～3 期时，他汀类药物的使用无须减量；处于 DKD 4～5 期时，阿托伐他汀可无须减量，其他药物慎用或减量。糖尿病 DKD 3b～5 期患者不能耐受他汀类药物时，可以贝特类代替治疗。中等强度他汀类治疗 LDL-C 不能达标时，可联合应用依折麦布。

5. 其他防治措施

（1）预防感染。糖尿病患者抵抗力低，常可合并细菌、真菌、病毒感染，应积极防治。

（2）避免肾毒性药物的使用。对于肾功不全的患者，应根据 eGFR 水平慎用或避免使用非甾体抗炎药物（NSAID），使用 RAS 抑制剂时谨慎与 NSAID 联用。另外，糖尿病肾病患者是造影剂肾病的高危人群，因此建议糖尿病肾病患者，在经专业医生评估后认真考虑是否行造影检查。造影前推荐充分水化，选择低剂量低渗非离子型造影剂，造影后密切监测肾功能变化。

6. 肾脏替代治疗

包括血液透析、腹膜透析和肾移植。当糖尿病患者进入终末期肾病，eGFR <

$15mL/（min·1.73m^2）$ 时，处理原则与非糖尿病肾病患者类似。经肾脏科医生评估后，制定合适的透析计划，目前尚无证据表明糖尿病肾病患者应首选腹膜透析还是血液透析，提倡在充分教育的基础上，尊重患者透析方式选择的意愿。

五、日常饮食及情志调摄

糖尿病肾病患者的饮食管理对于控制血糖、血脂、血压等指标至关重要。应控制总热量摄入，遵循低脂、低糖、低盐、优质低蛋白的原则，同时保证膳食纤维和维生素的摄入。应保持健康的体重水平，避免肥胖和消瘦。水肿较重者应限制每日入水量，量出为入。应少吃甚至不吃难消化的食物，例如：年糕、粽子等。以下推荐部分食疗药膳：

1. 绿茶蒸鲫鱼

材料：鲫鱼 500g，绿茶适量。调料：料酒适量。做法：①将鲫鱼去腮和内脏，后将绿茶洗净塞入鲫鱼腹中。②上锅清蒸，待水开后，蒸煮 6~8 分钟。药膳功效：绿茶，性微寒、味苦、甘，具有收敛、利尿、提神的功效；鲫鱼性平、味甘，入胃、大肠经，具有和中补虚、开胃增食之功效。二者搭配食用，对糖尿病肾病的患者具有一定的食疗作用。

2. 陈皮鸭汤

材料：鸭子 1 只，冬瓜半个，芡实 50g，陈皮 10g。调料：姜丝、盐适量。做法：①鸭子用凉水焯制，后撕成小块备用，冬瓜去皮切块。②将适量水煮开后，将以上食物放入锅中，小火煲制 3 小时后即可食用。药膳功效：鸭子肉味甘、性寒，入肺、胃、肾经，有滋补、养胃、补肾、除痨热骨蒸、消水肿、止热痢、止咳化痰等作用；冬瓜味甘，入脾、肾经，具有清热解暑，护肾利尿等功用；芡实味甘、涩，性平，入脾、肾经，具有益肾固精、补脾止泻、祛湿止带的功效；陈皮味辛苦，性温，归脾经、肺经，具有理气开胃、燥湿化痰的功效。以上 4 种搭配食用，针对糖尿病肾病所引起的腰痛、水肿及蛋白尿有一定的食疗作用。

糖尿病肾病患者饮食常常受到严格限制，因此易出现烦闷、失落等情绪。针对此种情况，应对患者进行开导，使其保持乐观积极的心态，主动、积极配合医生，坚持长期随访与治疗。

六、验案举隅

病案 1

蔺某，女，68 岁。

主诉：口渴、下肢水肿半年，加重 1 周。

现病史：半年来自觉口干咽燥、尿频、小便清长、偶有双下肢水肿，近 1 周加重来诊。现症见：下肢水肿按之难复，腰部刺痛，肌肉酸痛，乏力气短，口干咽燥，多饮，夜眠欠佳，夜尿频多，大便正常。查体：血压正常，舌淡暗，边有瘀斑，舌苔白，脉细涩，下肢指压痕阳性。既往 2 型糖尿病病史 6 年，口服降糖药联合胰岛素皮下注射，血糖控制不佳。

辅助检查：尿蛋白 PRO（++），空腹血糖 7.8mmol/L，血肌酐 86μmol/L 偏高，尿素氮 6.9mmol/L。眼底检查提示糖尿病视网膜病变 2 期。

中医诊断：消渴病肾病（气阴两虚兼血瘀证）。

西医诊断：①2 型糖尿病肾病；②肾功能不全。

辨证：阴津亏耗，燥热偏盛，消渴日久，阴损及阳，热灼津亏血瘀，而致气阴两伤，络脉瘀阻，经脉失养。

治法：益气养阴，活血化瘀。

处方：太子参 15g、黄芪 20g、丹参 20g、生地黄 20g、白术 15g、泽泻 15g、山茱萸 15g、牡丹皮 10g、茯苓 15g、地龙 15g、三七粉 6g（冲服）、牛膝 15g，14 剂，每日 1 剂，水煎 300mL，分 2 次，餐后温服。

二诊：患者乏力、口渴、腰刺痛、气短症状减轻，纳可、小便频、偶有泡沫、大便正常，查舌淡暗有瘀斑，苔白，脉细涩。化验尿蛋白（++），血肌酐 78μmol/L 正常。原方去三七粉，加水蛭 3g，泽兰 15g，益母草 25g，14 剂，续服，嘱患者规律服药，监测血糖。

三诊：水肿基本消失，肌肉酸痛、口渴症状减轻，偶伴乏力，余无明显不适，查舌淡苔白，脉细，尿蛋白（+），原方黄芪加量至 30g，陈皮 10g，改党参 20g 去太子参，14 剂，续服。

按语：患者素有消渴，伤及气阴，日久损及肾络而发病，脾肾两虚，精微固摄之力减弱，水液运化失司，津液不能上呈，可见水肿、泡沫尿、口渴诸症。依据腰部刺痛、肌肉酸痛及舌脉之象，辨为气阴两虚兼夹血瘀之证。笔者以参芪地黄汤化裁，佐以牛膝、三七、地龙施治。牛膝功在补肝肾、强筋骨、逐瘀通经、引血下行；三七、地龙通络散瘀，三药可活血通经，散肾络之瘀且不伤正。全方益气养阴同时兼顾通达肾络。二诊时患者血瘀症状无改善，故加水蛭强化破陈腐瘀血之力。患者水肿日久水湿之邪停聚，与瘀胶结，阻滞气血运行，故以泽兰、益母草活血利水，可解水瘀之结。三诊时，患者水肿渐消，血瘀症状减轻，缘其乏力。故施党参以补中益气，健脾益肺；重用黄芪增其补气之功；佐陈皮理气，使气机调达，补而不滞，又可燥湿化痰，助脾消散水湿之邪。糖尿病肾病发病虽以气阴两虚为始动因素，但治疗过程中应跟随病机变化，或影响疾病发展转变的重要因素，灵活施治，以收奇效。

病案 2

宁某，女，63 岁。

主诉：周身乏力 5 月余。

现病史：近 5 个月自觉周身乏力，双下肢水肿、按之凹陷不起，有泡沫尿，遂来就诊。既往糖尿病病史 8 年，接受胰岛素治疗 3 年，平素血糖控制尚可；高血压 8 年，现服药治疗中；发现蛋白尿 3 年未予用药。现症见：周身乏力，腰膝酸软，下肢水肿，倦怠，气短懒言，口渴多饮，纳果，尿频，夜尿 2 次，大便正常。查体：血压 145/92mmHg，舌紫暗，苔白腻，脉细涩，下肢指压痕明显。

辅助检查：尿蛋白（+++），血红蛋白 97g/L，空腹血糖 8.25mmol/L，血清白蛋白 27g/L，血肌酐 383.13μmol/L，eGFR 10.17mL/min，三酰甘油 1.9mmol/L，胆固醇 5.5mmol/L，低密度脂蛋白 3.83mmol/L。

中医诊断：消渴病肾病 / 肾衰病（脾肾两虚兼血瘀证）。

西医诊断：①慢性肾衰竭（DKD 5 期）；②糖尿病肾病 5 期；③高血压病；④肾性贫血；⑤高脂血症。

辨证：消渴日久，耗气伤津，津亏血瘀；脾肾两虚，肾失开阖，水湿不运，周身经脉失养，络脉瘀阻，发为本证。

治法：健脾益肾利湿，化瘀通络泄浊。

处方：黄芪 30g、太子参 15g、佩兰 10g、麸炒白术 15g、车前子 20g、陈皮 12g、茯苓皮 15g、山茱萸 20g、丹参 15g、地龙 15g、益母草 25g、水蛭 3g、金樱子 10g、荷叶 10g、熟大黄 10g，14 剂，每日 1 剂，水煎 300mL，分 2 次餐后温服。

降糖、降压、调脂、升血治疗。已进入 ESRD 阶段，做好肾脏替代治疗准备。

二诊：水肿症状减轻，仍觉乏力，倦怠少气，小便频，有泡沫，大便软，每日 2 次。查体：血压 136/80mmHg，舌淡暗，苔白滑，脉沉细涩。血肌酐 351.32μmol/L，eGFR 11.30mL/min，上方加升麻 10g、藿香 10g，21 剂，用法同前。

三诊：水肿、气短症状减轻，时有燥热。查体：血压 130/80mmHg，舌淡暗，苔微黄，脉沉。血肌酐 329.41μmol/L，eGFR 12.21mL/min，三酰甘油 1.72mmol/L，胆固醇 5.1mmol/L，低密度脂蛋白 2.53mmol/L，上方去陈皮，加鳖甲（先煎）15g，14 剂，用法同前。

此后来诊，体力增加，水肿改善，理化指标稳定见好，嘱其定期随访化验，病情变化随诊，继续保守治疗中。

按语：本案为脾肾两虚、瘀血内停之消渴病肾病，合并肾衰病。患消渴多年，脾肾皆损，水液代谢之中下二枢通调不利，故水湿内积，下肢水肿。治以健脾补肾利湿，活血通络泄浊法，方以参芪地黄汤联合活血化瘀药，随证加减。参芪地黄汤补气健脾，益肾化湿，佐车前子通利水道，利水渗湿，针对湿邪之标；金樱子收敛固涩，既可益肾摄尿治尿频，又能固摄精微止蛋白漏泄；荷叶清热升清，可利尿泄浊，能健康消脂；丹参、地龙、益母草、水蛭既活血化瘀，又通络利水；熟大黄缓泻大便，通腑降浊。全方健脾益肾固本，又解瘀水互结之标。随证加藿香、升麻，芳香化湿，助太子参、黄芪益气升清，摄精微，治乏力、泡沫尿。三诊去陈皮辛温化燥之品，予鳖甲滋阴潜阳、退热除蒸，解阴虚燥热之变。笔者用方精巧，不拘于古，既辨证用方，亦结合现代药理研究成果，取一药多能之长，收一举两得之效。

七、临床心悟

（一）益气养阴，擅用参芪地黄汤治本

糖尿病肾病病机复杂，气阴两虚是其病机基础，气阴之虚多在脾、肾两脏，肾为先天之本，肾虚则元阴不足以滋养脏腑，肾气不充，封藏失司，精微外溢出现蛋白尿。脾为后天之本，脾虚则脾气散精化饮失职，化生营血之力减弱而乏力，水湿不运则水肿、少尿。故二脏若虚，本元则损，肾病滋生。沈金鳌《沈氏尊生书》所载之参芪地黄汤，为治疗糖尿病肾病气阴两虚证常用方剂。方中黄芪、太子参峻补其亏虚之气；熟地黄、山茱萸、山药，滋肾、养肝、补脾三阴并补；丹皮、茯苓、泽泻，清肝火、渗脾湿、泻肾浊三泻同用，防滋补太过。诸药相合，为益气养阴、滋肾健脾之经典良方，为笔者喜用。

（二）瘀血阻络，喜用莪术、水蛭散瘀通络治标

气阴两虚，日久成瘀，或与水湿互结，郁而化热，湿、热、瘀相互胶结共为标实。湿热血瘀闭阻，肾络失养，肾元亏虚，是本病进展的缘由。因虚致实、由实致虚，瘀滞不除，则经络不通，气机不畅，气血瘀滞，闭阻肾络，终致气血阴阳皆损，脾肾衰败，发为消渴病肾衰病。必以活血通经、祛瘀通络为治疗目标。笔者善用丹参、桃仁、地龙、莪术、水蛭等活血散瘀、通络消瘀之品，通过活血祛瘀之法，使肾络通达，气机调畅，气血和顺，经络不滞，正气得以匡扶，自有清阳上达，浊阴通降。

糖尿病肾病是一种逐渐进展的慢性疾病，一旦进入大量蛋白尿或肾功能下降阶段，肾脏损伤将不可逆转。故对糖尿患者群进行肾病相关指标的早期筛查、早期诊断、早期治疗，进行三级预防，对控制糖尿病肾病进展、延缓终末期肾脏病的发生，至关重要。

（范菁、岳媛、殷荣泽）

第九节　高血压肾损害

一、疾病介绍

高血压肾损害是由原发性高血压导致的肾脏小动脉和（或）肾实质损害。患者往往有较长时间未有效控制的高血压病史，随疾病进展可出现小分子蛋白尿和肾功能异常，也可引起肾动脉狭窄导致缺血性肾病。我国住院的慢性肾脏病（CKD）患者中，高血压肾损害占比高达 20.78%，也是继糖尿病肾病的第 2 位继发性致病原因。

目前西医对本病的治疗主要以血压控制为主，治疗目标为降低血压以及减少蛋白尿，延缓肾功能进展。主要应用以下药物用于高血压肾损害：①血管紧张素转换酶抑

制剂 / 血管紧张素受体阻滞剂（ACEI/ARB）：它们的优势在于不仅可以控制血压，同时还可以降低尿蛋白和延缓肾功能衰竭进展。但使用此类药物必然存在降低肾小球滤过率（eGFR）和升高血钾的潜在风险，因此治疗期间需监测血清肌酐和血清钾水平，计算肾小球滤过率是否稳定。②盐皮质激素受体拮抗剂（MRA）：包括螺内酯、依普利酮和非奈利酮。非奈利酮是新型的、高选择性的盐皮质激素受体拮抗剂，并且其在心脏和肾脏之间有均衡的组织分布，使非奈利酮能达到同时保护心、肾的作用，对合并心血管病并发症的高危群体更具优势。③袢利尿剂和噻嗪类利尿剂：主要用于高血压肾病患者容量负荷过重时与降压药合用，并且袢利尿剂和噻嗪类利尿剂与 ACEI/ARB 联用还可以降低高钾血症的风险，但使用期间需严密监测肾功能和血尿酸的变化。④血管紧张素受体脑啡肽酶抑制剂（沙库巴曲、缬沙坦 ARNI）：在增强利钠肽系统的同时可抑制肾素 - 血管紧张素 - 醛固酮（RAAS）系统。沙库巴曲可通过增强利钠肽系统，实现血管扩张，利钠利尿，降低交感神经系统活性及 RAAS 活性；而缬沙坦抑制 RAAS 系统，抑制血压上升及交感神经系统活性，抑制水钠潴留。钙通道阻滞剂、β 受体阻滞剂、α1 受体阻滞剂类药物也常应用于临床，但它们均是通过降压起到保护肾脏的目的，本书不予赘述。

高血压在中医文献中没有对应的病名，临床常用"眩晕""头痛"等症状来命名，但是此类症状缺乏特异性，部分患者由于长期高血压已经耐受，自身没有明显症状。此时用"眩晕""头痛"等症状来命名高血压病就有些片面，所以王清海教授首用"脉胀"作为高血压病名。而血压是血液在动脉血管中流动时的血流动力与血管自身的阻力之间产生的压力，肾小球同是由肾动脉分支形成的毛细血管球，笔者认为高血压肾损害也可以用脉胀病来解释，为脉胀病在肾脏局部的表现，因此可从血脉辨证入手，分析引起脉胀的原因，辨证治疗本病。如高血压肾损害出现泡沫尿，以蛋白尿为主要表现时，可诊断为"尿浊"；如表现为头晕、头痛，可诊断为"眩晕""头痛"；如表现为水肿，可诊断为"水肿"；如表现为周身乏力，可诊断为"虚劳""慢性肾衰"。

二、诊疗思路

高血压肾损害的诊断基于高血压和慢性肾脏病的诊断，以及眼底动脉的改变。在出现以下表现时，应考虑原发性高血压继发肾损害的诊断：①长期未有效控制的高血压病史或有明确的高血压家族史、在出现肾损伤前已有高血压表现；②有其他高血压靶器官损害的明确证据，可查眼底动静脉直径比；③尿蛋白、尿沉渣无明显细胞成分；④无其他肾毒性物质暴露史、遗传或其他可能导致肾损害的疾病者。对于高血压，临床应用最广泛的定义是多次重复测量后诊室收缩压 ≥ 140mmHg 和（或）舒张压 ≥ 90mmHg。CKD 的定义以肾脏病改善全球预后（KIDGO）指南为参照，高血压肾损害属于慢性肾脏病。在没有明确病史的情况下，高血压和 CKD 的因果关系不易判断，此时肾活检仍为诊断的"金标准"。

笔者深入挖掘中医理论内涵，总结临床经验，运用血脉病理论，从脉胀入手诊治本病，认为高血压肾损害病位在肾、肝、脾，涉及心、脑等脏器，病理性质属本虚标实，以肝、脾、肾气阴两虚为本，血瘀、湿浊和溺毒等为标。其临床常见肾损伤期和肾衰竭期2个阶段。肾损伤早期，以夜尿增多、低比重尿、及低渗透压尿等肾小管浓缩功能受损为主要临床表现，随后累及肾小球毛细血管，表现为微量白蛋白尿和少量蛋白尿，24小时尿蛋白定量多＜2g，以肾功能正常为特点，肝脾肾气阴亏虚为其主要病机。肾衰竭期，以肾小球滤过率下降、血肌酐升高为特征，本期病机多虚实夹杂，在脾肾亏虚和阴阳两虚基础上可兼夹血瘀、湿浊和溺毒，病变复杂，病程较长。

三、审证求因

笔者认为，本病的发生与先天禀赋不足、年老体衰、气血阴阳失调、情志不畅、外感六淫、饮食不节、劳逸不当等多种因素有关，病变主要涉及肝、脾、肾。高血压肾损害临床以肝肾阴虚、气阴两虚和阴阳两虚为主。若血压长期控制不良，日久累及血脉，进而损伤肾脏，则会导致本病发生。高血压肾损害按脉胀辨证，从脉胀考虑该病病因，概括为因虚致胀和因实致胀。其中虚以脾虚、肾虚、肝木失养为主；实则包含血瘀、湿浊和溺毒致胀为主。

1. 脾虚致胀

患者脾气及脾阳亏虚，气血生化乏源。一不能奉心化血、渗灌血脉，致使脉道空虚；二不能固摄血液，致使血溢脉外；三不能运化水湿，致使水液停聚脉道。以上均引起脉中气血逆乱，血脉失和，脉道涩滞不畅而导致脾肾阳虚脉胀。临床表现少气乏力、畏寒肢冷、气短懒言、纳少腹胀、水肿、腰膝酸软、便溏，舌淡有齿痕，苔白，脉沉弱。

2. 肾虚致胀

五行相胜"水克火"。肾气亏虚，肾水不足，不能制约心火，致心火上炎，鼓动脉管中血液，血流加速致使脉搏胀满。常见眩晕耳鸣、潮热盗汗、失眠多梦，舌红少苔，脉细数。肾阳亏虚，脉中血液失于温煦，血得寒则凝，血行不畅致胀。

3. 肝木失养致胀

肝为血海，肝藏血功能对脉中血液有调节作用。而"土衰木萎"，脾气虚弱生化乏源、统摄无权，致血虚、血溢脉外，使肝血不足；肝肾精血同源，肾精亏则肝血亦亏，致使肝脏不能正常调节脉道血量。同时，肝主疏泄气机，而脾气亏虚、肾失封藏可致肝木失于濡养，疏泄功能失司，脉道气机失调。血脉气血逆乱，肝肾阴虚引起脉胀。临床常见眩晕头痛、头重脚轻、耳鸣、心悸、心烦失眠、健忘、抽筋，舌尖红，苔薄白或薄黄，脉弦细或细数。

4. 血瘀致胀

《血证论》说："盖血初离经，清血也，鲜血也，然即是离经之血，虽清血鲜血，亦是瘀血。"《诸病源候论》曰："血之在身，随气而行，常无停积。"血液于脉道中运行，受任于气，故谓"气为血之帅。"王清任在《医林改错》中云："元气既虚，必不能达于血管，血管无气，必停留而瘀。"肾脏病日久，病势缠绵。其一，脾气不能统摄血液，致血溢脉外形成瘀血；其二，肝脾肾之气不能推动血液在脉管中顺利地运行而致血液迟滞成瘀；其三，脾肾阳虚生寒，虚寒致脉道拘挛，同时阳气虚，温煦功能减弱，血得寒则凝，致血运不畅。以上 3 个方面均使血液壅塞脉道，致脉道胀满。临床表现头痛、小腹胀满疼痛、肢体麻木疼痛、面色晦暗、肌肤甲错、舌质紫暗，或有瘀点瘀斑，脉涩。

5. 湿浊致胀

肾为水脏，体内水液的分布、排泄均倚靠肾气的开阖。脾位于中焦，"诸湿肿满，皆属于脾"。脾在人体水液代谢过程中也起到重要作用。而老年患者由于脾肾亏虚，运化水液的功能减弱，水液潴留体内。水湿互结停聚脉道使得脉道过度充盈，脉压随之升高，脉搏胀满，血压升高。水肿少尿、下肢沉重。舌质淡胖，苔白滑，脉沉。

6. 溺毒致胀

《素问·五常政大论》言："夫毒者，皆五行标盛暴烈之气所为也。"《金匮要略心典》记载："毒，邪气蕴结不解之谓。"邪气亢盛或蕴结日久乃成毒邪。毒邪分为外毒和内毒。外毒指人体外感六淫、疫毒之邪；内毒指人体五脏虚损，代谢废物蕴结体内，内生邪气。患者由于久病或素有肝脾肾亏虚，湿、瘀、热、毒等邪气内生，此时又极易感受外邪，内忧外患。溺毒充斥血脉以致脉管僵硬，血液凝滞，脉管瘀阻脉道，造成脉胀。临床可见脘腹胀满、恶心呕吐、尿少色赤、口干口苦、纳差，或肌肤瘙痒、皮肤疖肿、面色晦暗，舌苔白腻或厚腻，脉弦，血压顽固不降。

四、审因论治

笔者认为，高血压肾损害患者常呈现虚实夹杂的病理状态，肝脾肾亏虚致血脉不利，血瘀、湿浊、溺毒壅塞血脉导致脉胀。因此，以调理营卫气血运行障碍为治疗大法，虚则给予益肾、健脾、养肝之法，使血脉充足，实则给予活血化瘀、渗湿利水、泄浊祛毒之法，以驱除实邪，使血脉通畅流利。

如脾肾阳虚脉胀，治以温肾健脾，行气利水，方用《济生方》实脾饮合真武汤加减。肝肾阴虚脉胀，治以滋补肝肾，养血平肝，方用《医级宝鉴》杞菊地黄汤合天麻钩藤饮加减。湿毒蕴结脉胀，治以健脾利湿，泄浊解毒，方用温脾汤、香砂六君子汤及承气汤加减。瘀血阻络脉胀，治以活血化瘀，通络散结，方用桃红四物汤或补阳还五汤加减。

笔者总结多年临床经验，自拟扶正泄浊通脉方，应用于本病肾衰竭阶段，可供参考。药用太子参、黄芪、白术、大黄、丹参、泽兰、车前子、菟丝子、山茱萸、广藿香、佩兰、砂仁、白豆蔻等组成基本方。方中太子参性平，益气健脾，养胃生津，黄芪，有"补药之长"之称，善补脾气，善调脾虚水液失运之水肿尿少，白术功善补脾气，三者共助后天之本扶正气；菟丝子既能助肾阳，又能益阴精，山茱萸入肝肾经，有补益肝肾，收敛固涩的功用，二者补后天精气以养先天之精，助脾纳运，升清降浊；广藿香、佩兰芳香化湿，祛湿浊；砂仁、白豆蔻化湿行气，温脾开胃，使气血生化有源；大黄，《神农本草经》载其于下品，"味苦，性寒。主下瘀血，血闭，寒热。破癥瘕积聚，留饮，宿食，荡涤肠胃，推陈致新，通利水谷，调中化食，安和五脏"，用于本病既可逐瘀通经、通腑泄浊，又助广藿香、佩兰泄痰湿浊毒，为本方点睛之笔；车前子，《神农本草经》记载其"主气癃，止痛，利水道小便，除湿痹"，用于本方利尿渗湿祛浊；丹参、泽兰助大黄凉血活血，通经活络，利水渗湿排瘀毒。全方共奏健脾益肾、滋阴养血、化瘀通络、利湿泄浊、通脉解毒之功。

在临床运用中，可根据患者临床表现的不同进行加减化裁。以脾虚为重者，可合用参苓白术散以健脾益气、渗湿止泻。肾阳虚重者，常加肉桂以温肾阳，或加桂枝以温通经脉。血瘀甚者，常加桃仁、红花、益母草活血祛瘀通络；鸡血藤色赤入血，用其活血养血之功；地龙通经活络、活血化瘀。眩晕、头痛者，加天麻、钩藤、石决明平肝潜阳。毒邪盛者，可以莪术破血行气，消积排毒；或取水蛭少量破血通经，逐瘀消症排毒。湿浊致胀者，随证加半夏，用以燥湿化痰湿之浊，并有降逆止呕、消痞散结之功；或加薏苡仁、猪苓、茯苓皮渗湿浊利水消肿。湿阻日久可化热，成湿热之象，若心经热盛，心烦不寐，常加黄连、栀子、琥珀、龙齿、牡蛎等清热除烦、宁心安神治失眠；若中焦湿热、纳差欲呕者，常用温胆汤加减，清热燥湿、化痰和胃止呕；若下焦湿热，小便短赤，常用四妙丸加减，其中黄柏苦寒沉降，归肾、膀胱经，长于清下焦湿热，牛膝为引经药可引药直达下焦。

"百病生于气也"。气机失调在疾病中普遍存在，因此临证应活用理气之品调畅气机，以助血脉调和。脾胃位于中焦，乃人体气机升降之枢纽，安和脾胃即可协调气机出入，升清降浊，可酌情选用枳壳、陈皮、佛手、香橼等健脾理气之品。大便干燥，或水肿甚，胸膈满闷者，佐以葶苈子、苏子等泻肺利水、降气化痰通便之品。肝主疏泄，亦能调畅气机，随证加柴胡、香附、川楝子以疏肝理气之品，使五脏气机通畅，血脉调和。

五、日常饮食及情志调摄

调整生活方式是改善高血压肾损害进展和预后的重要措施。

（一）饮食调整

①限制钠盐摄入。我国人均摄盐量为 10.5g/d，远远高于高血压指南的推荐剂量，因此对于 CKD 合并高血压人群应以限盐为首要任务，摄入的氯化钠 < 5g/d 或钠 < 2g/d。②应多食用水果、蔬菜、谷物等。摄入水果及蔬菜可显著降低代谢性酸中毒风险，保护肾功能，但肾功能衰竭的患者应注意对血钾的监测与控制。③保持低蛋白质饮食。根据患者慢性肾脏病分期调整摄入量。CKD 1~2 期患者蛋白质摄入推荐 0.8g/（kg·d）；CKD 3~5 期患者低蛋白饮食，蛋白质摄入推荐 0.6g/（kg·d）。

（二）生活方式改变

①控制体重，进行适度的有氧运动。控制体重以达到理想体重为目标，身体质量指数（BMI）在 $18.5 \sim 23.9 kg/m^2$。②戒烟限酒，尽量避免被动吸烟。

（三）药膳推荐

1. 天钩石藕饮

材料：天麻 5g，钩藤 5g，石决明 5g，藕粉 20g。调料：白糖适量。做法：①将石决明洗净放入纱布袋中备用。②将石决明放入砂锅中加清水 800mL，先煎 20 分钟，加入天麻，继续煎 20 分钟，再加入钩藤，继煎 5 分钟后取汁去渣。③将藕粉兑入即可饮用，不忌糖者可加入白糖适量调味。药膳功效：天麻、钩藤平肝潜阳，石决明息风止痉，藕粉凉血散瘀、止渴除烦，本药膳平肝潜阳、清热生津，适用于肝阳上亢所致头晕、耳鸣、舌红苔黄等症者。脾气虚弱所致气短乏力、便溏泄泻等症者不宜使用。

2. 芪参鲤鱼汤

材料：黄芪 10g，党参 10g，当归 10g，鲤鱼 100g。调料：食盐、料酒、生姜片、植物油适量。制作方法：①鲤鱼洗净，去腥线，沥干水分备用；黄芪、党参洗净，放入纱布袋中备用。②锅烧热后加植物油适量，两面稍煎，加水 600mL，料酒和生姜片适量，将黄芪、党参同时放入锅中，武火烧开后文火煨 40 分钟，加食盐调味即可。药膳功效：本药膳健脾益气、活血利水，适宜脾胃气虚、瘀血内停所致高血压伴气短汗出或伴下肢水肿等症者。

3. 杜香山楂粥

材料：香附（醋）6g，杜仲（炒）3g，生山楂 6g，大米 30g。调料：冰糖适量。制作方法：①将炒杜仲、醋香附、生山楂用清水冲洗后以纱布包好备用。②锅中放清水 800mL，放入药包，武火煮开后改用文火煮 30 分钟，取出药包。③药汁中加入清水（约 500mL）和大米，同煮 30 分钟即可，不忌糖者可放入冰糖适量。药膳功效：补益肝肾，行气活血。适宜肝郁气滞、瘀血内停所致头痛、痛有定处、目眩、耳鸣、腹部胀满、腰膝酸软等症者。

六、验案举隅

病案 1

王某，男，70 岁。

主诉：双下肢水肿 3 个月。

现病史：患者 3 个月前无明显诱因出现双下肢水肿，化验检查有蛋白尿及肾功能异常，求中医治疗遂来诊。既往患高血压病 10 余年，间断服药，降压不达标，血压（150～160）/100mmHg。现症见：双下肢水肿，头晕眼花，耳鸣，腹胀纳呆，腰膝酸软，手足心热，口干，寐可，大便干，夜尿 2 次。查体：血压 160/100mmHg，舌质暗有瘀斑，舌苔微黄，脉弦细涩，双下肢指压痕（+）。

辅助检查：尿蛋白（+），尿损伤系列：尿 β2 微球蛋白、尿 N 乙酰葡萄糖苷酶、尿

α1 微球蛋白升高，提示肾小管损害。尿素氮 8.9mmol/L，血肌酐 150μmol/L，估算肾小球滤过率 eGFR 40.06mL/min，双肾及血管超声显示双肾大小形态正常，左肾动脉狭窄，双肾血流量减少。

中医诊断：水肿 / 脉胀（肝肾阴虚兼血瘀证）。

西医诊断：①高血压肾损害（左肾动脉狭窄）；②慢性肾衰竭（CKD 3 期）。

辨证：综合四诊所见，肾虚开阖不利，水湿内停则肿；肝血亏虚，血行不利成瘀致胀。舌质黯有瘀斑，舌苔微黄，脉弦细涩，符合肝肾阴虚脉胀。

治法：滋养肝肾，活血化瘀，利水泄浊。

处方：黄芪 30g、熟地黄 20g、山茱萸 15g、丹皮 15g、川芎 20g、女贞子 20g、牛膝 15g、益母草 20g、天麻 20g、枸杞子 20g、芡实 20g、地龙 10g、炒杜仲 20g、大黄 10g、栀子 10g、山药 20g、鸡内金 15g、石韦 20g，10 剂，口服每日 1 剂，水煎 300mL，分早晚 2 次，饭后温服。降压、对症治疗，低盐、低蛋白饮食。

二诊：服上方 10 剂后，复查血肌酐 106.0μmol/L，尿素氮 7.4mmol/L，eGFR 60.96mL/min，尿蛋白（±），下肢轻度水肿，以上诸症均有所改善。上方去石韦，加车前子 15g，决明子 20g，再服 10 剂。继续随诊服药治疗中。

按语：该患者为老年男性，有长期高血压病史且控制不佳，理化检查可见肾小管性蛋白尿，血尿素氮、血肌酐升高，超声可见左肾动脉狭窄，双肾血流量下降，可诊断为高血压肾损害。患者 3 个月前无明显原因出现双下肢水肿，阴不涵阳则阳亢于上，肝气逆乱失于平衡，肝血不能内藏，充斥血道。肝郁则体内气血不能正常疏泄，则血道迟涩膨胀，经脉端直如弦，故见高血压。肝血久不能藏则致肝郁血涩，久则成为瘀血；肾精气受损，无力通调水道而出现水肿。本方在自拟扶正泄浊通脉方基础上，加天麻平抑肝阳，枸杞子平补肾精肝血，杜仲补肝肾强筋骨，女贞子、山药补肾气、滋肾阴，益母草、地龙活血通络利水，石韦利尿通淋消肿，大黄活血通便，祛瘀泄浊。后入性寒之车前子与决明子两药，入肝经可清肝经火热以滋阴，车前子兼甘寒滑利，善于通利水道，以治水肿胀满。全方以滋阴养血、平抑肝阳、化瘀通络、利水泄浊之功而取效。

病案 2

患者，男，65 岁。

主诉：乏力、腰酸反复发作 6 年。

现病史：6 年前因乏力、腰酸就诊，发现蛋白尿，未予重视。2 年前体检发现肾功能异常，诊断为慢性肾衰竭，口服中西药物治疗，肾功能指标控制不理想，欲求中医调理来诊。既往患高血压病史 10 年，高血压肾病 6 年，间断口服降压药治疗，血压控制不佳。现症见：疲乏无力，腰酸痛，畏寒，纳差恶心，小便量少，尿量 800mL/24h，夜尿 3 ~ 4 次，大便秘结，两日 1 次。查体：血压 160/120mmHg，舌质紫暗，苔白腻，脉沉弦细，双下肢指压痕（+）。

辅助检查：尿蛋白（+），尿微量白蛋白 108mg/L，尿素氮 13.3mmol/L，血肌酐 255μmol/L，eGFR 21.85mL/min。

中医诊断：慢性肾衰 / 脉胀（脾肾阳虚，湿浊瘀毒证）。

西医诊断：①高血压肾损害；②慢性肾衰竭（CKD 4 期）。

辨证：老年久病不愈致脾肾阳虚，气血生化不足，致湿浊、血瘀、溺毒内蕴之慢性肾衰 / 脉胀。

治法：温肾健脾化湿，祛瘀通络排毒。

处方：太子参 20g、黄芪 30g、白术 15g、肉桂 10g、菟丝子 15g、山茱萸 15g、续断 15g、广藿香 10g、佩兰 10g、砂仁 6g、白豆蔻 10g、炒薏苡仁 15g、姜半夏 10g、竹茹 10g、地龙 15g、泽兰 15g、熟大黄 5g、车前子 15g、鬼箭羽 10g，14 剂，水煎 300mL，每日 1 剂，分早晚 2 次，饭后温服。调整降压药口服，低盐、优质低蛋白饮食，适当控制饮水量，量出为入。

二诊：服药 14 剂后自觉乏力、腰酸痛症状有缓解，怯寒症状减轻，食欲渐佳，无恶心，尿量 1500mL/24h，夜尿 2～3 次，大便成形，每日 2 次。血压 148/80mmHg，双下肢指压痕（±），舌质暗，苔白，脉沉弦细。复查尿蛋白（+），尿微量白蛋白 78.2mg/L，尿素氮 9.8mmol/L，血肌酐 136μmol/L，eGFR 46.71mL/min。患者病情好转，血肌酐下降，CKD 上升至 3 期，续服上方 14 剂，门诊随诊调方治疗中。

按语：《景岳全书》云："五脏之邪，皆通脾胃。"肾阳虚衰，不能温煦脾土，脾失健运导致清阳不升，则见精微下注。《素问·上古天真论》言："肾为封藏之本，受五脏六腑之精而藏之。"脾虚不能摄精，故可出现蛋白尿；脾虚气血生化乏源，则乏力；肾虚封藏失司，肾中精气不足，心失所养，心气不足无力推动，可致血虚运行迟滞无力，脉道失养；或脾肾虚损痰浊内生，阻滞脉道，且高血压肾病病程长久，即"久病必瘀，久病入络"，形成瘀血。该患为脾肾阳虚，湿浊血瘀，溺毒潴留所致脉胀型。遂予太子参、黄芪、白术健脾益气；肉桂、菟丝子温肾阳、化肾气、藏精固肾；广藿香、佩兰芳香化浊除湿；车前子、薏苡仁利水消肿、除湿健脾补中；姜半夏、竹茹燥湿化痰，降逆止呕，消痞散结；砂仁、白豆蔻理气宽中，行滞消胀；泽兰、地龙、鬼箭羽通经活络，化瘀血，利脉道；熟大黄起缓泻之功。全方配伍，温肾健脾化湿，祛瘀通络排毒，理法方药环环相扣，诸证得以缓解。

病案 3

患者，张某，男，41 岁。

主诉：疲乏无力逐渐加重 1 年。

现病史：1 年前自觉疲乏无力，自认为与工作劳累有关，虽逐渐加重未予重视。1 周前体检发现肾功能异常，医生建议就医，遂来求治于中医调理。既往有明确的高血压病史 6 年，口服硝苯地平缓释片治疗，药后血压 140/80mmHg。平素加班工作，睡眠不足，饮食不规律，喜饮酒及肉类，运动少，体重超标多年。现症见：神疲乏力，头晕困倦，纳差，时有便溏及下肢水肿，小便正常，查体：血压 140/82mmHg，身高 172cm，体重 93kg，腹型肥胖。舌质淡胖，苔白厚腻，脉沉，下肢轻度指压痕。

辅助检查：尿常规正常，血肌酐 164.5μmol/L，胱抑素 C 1.46mg/L，eGFR 50.50mL/min，

血脂四项升高，肝脏彩超提示脂肪肝。

中医诊断：肾衰病/脉胀（脾虚湿浊证）。

西医诊断：①高血压肾损害；②慢性肾衰竭（CKD 3 期）；③高脂血症；④脂肪肝。

辨证：平素过劳，饮食不节，致脾虚湿盛，运化不利，气血生化乏源，故见上述诸证。舌质淡胖，苔白厚腻，脉沉，符合脾虚湿浊脉胀表现。

治法：健脾化湿泄浊。

处方：太子参 20g、麸炒白术 15g、茯苓 30g、白豆蔻 10g、炒薏苡仁 15g、陈皮 15g、荷叶 12g、厚朴 10g、天麻 12g、豨莶草 15g、夏枯草 15g、穿山龙 20g、红曲 6g、山楂 10g、莱菔子 15g。14 剂，口服，每日 1 剂，水煎 300mL，分早晚 2 次，饭后温服。嘱患者规律作息，低盐、低脂、低蛋白，制定减重计划。调脂治疗，降压达标。

二诊：服上方 14 剂后来诊，乏力及下肢水肿减轻，睡眠欠佳，纳可，大便成形，腻苔改善，体重下降 2.5kg，血压稳定。化验血肌酐 151μmol/L，胱抑素 C 1.60mg/L，eGFR 49.39mL/min，尿 α1 微球蛋白 15.50mg/L。上方加苦杏仁 9g、首乌藤 15g、炒酸枣仁 20g，续服 15 剂善后，病情稳定，继续随诊治疗。

按语：该患为中年男性，饮食不节日久，湿困脾胃，运化失职，气血生化乏源，出现神疲乏力、纳差、便溏，舌苔厚腻。脾胃受纳水谷，犹如藏粮之所，饮食所伤，健运失常，聚湿成痰成脂浊，脾胃气虚无力推行津液而致肥胖，湿性重浊故见神疲乏力，苔厚腻等脾虚湿浊脉胀症。主方以三仁汤化裁，除湿健脾消痰脂。其中白豆蔻芳香化湿，行气宽中，畅中焦之脾气；薏苡仁甘淡性寒，渗湿利水而健脾，使湿浊从下焦而去；荷叶化湿，升发清阳；红曲健脾消食，活血降脂；莱菔子、陈皮、厚朴消食除胀，行气化痰除湿浊。二诊加用苦杏仁宣利上焦肺气，气行则湿化；加入首乌藤、炒酸枣仁以改善睡眠。《黄帝内经·素问》中描述水肿"其本在肾，其末在肺"。若肺失宣发、津液不布则湿邪不化，肺失肃降则湿无以从小便而走。苦杏仁甘苦温可宣发肺气，使湿得气化而散，又可润肠通便，使湿浊从后阴随大便排出体外。《本经逢原》载："杏仁入手太阴经，辛能横行而散，苦能直行而降。"诸药配伍，芳化、苦燥、淡渗同用，使表里之湿内外分解；宣上、畅中、渗下并行，使三焦湿浊上下分消，达到治疗目的，取效显著。

七、临床心悟

（1）脉胀是营卫气血逆乱致血脉失和为主要病机的疾病。正如《灵枢·胀论》中云："营气循脉，卫气逆为脉胀"。卫气不行于脉外，反逆行于脉内，出现卫逆营顺的状态，则发为脉胀。"卫气之在身也，常然并脉，循分肉，行有逆顺，阴阳相随，乃得天和，五脏更始，四时顺序，五谷乃化。"营气行于脉中，运输水谷精微物质流向五脏六腑，使脏腑均能正常行使其功能活动。卫气行于脉外，起到保护营气正常于脉道中循行的作用。《景岳全书·血证》中对血的描述是"盖其源源而来，生化于脾，总统于心，藏受于肝，宣布于肺，施泄于肾，灌溉一身，无所不及"，总结了五脏在血液生化运行的作用。《灵枢·营卫生会》中云，"卫出下焦"，其生成运行离不开肾的功能。肾藏精化气，肾中"元阴""元阳"为一身阴阳之根本。气也分阴阳，故人体一身之气皆离不开肾气的滋养。另外，肾在血液生成与运行中也起到重要作用。《诸病源候论·虚劳精血出候》中有载："肾藏精，精者，血之所也。"肾精是血液生成的重要原料，营血的生成离不开肾中精气的供养。因此，五脏安和，肾气充盛，营卫气血有序运行，则脉道通利。

（2）痰瘀阻络是高血压肾损害的致病因素。本病日久，时有水肿发生。《景岳全书·肿胀》曰："凡治肿者必先治水，治水者必先治气，若气不能化，则水必不利。"气的正常运行对人体生理活动具有重要的意义，若是肺失宣发、肾失开阖、肝失疏泄、心气不利，影响人体之气的正常运行，推动无力，水湿内停，则产生水肿。水液气化代谢不利，痰湿内生，痰湿蕴于肾中血脉，致脉道失利，血行不畅，进而产生瘀血。《血证论》提出"瘀血化水，亦发水肿，血积即久，亦能化为痰水"，《医林改错》"久病入络为血瘀"，可见痰湿和瘀血是相互影响、互为因果的，痰瘀阻络是高血压肾损害的致病因素。因此，笔者治疗本病，除宣肺、健脾、疏肝、温肾、化气、淡渗、通利之外，十分重视通经活络散瘀法的配伍应用。如肝肾亏虚夹血瘀者，可配伍当归、熟地黄、川芎、牛膝、益母草等；阳虚伴血瘀者，可配伍肉桂、牛膝、泽兰、威灵仙等；阴虚血瘀者，可配伍生地黄、丹参、赤芍、地龙等；湿浊瘀血者，可配伍茯苓、泽泻、滑石、牡丹皮、益母草等；痰瘀阻络者，可配伍陈皮、桃仁、莪术、三七、熟大黄等，达活血通经、散瘀通络消肿之功。

（张啸涵、李志明、韩颜霞）

第十节　尿酸性肾病

一、疾病介绍

原发性高尿酸血症，是指一种不伴有其他获得性疾病的先天性尿酸代谢障碍所致的血清尿酸水平增高，或尿酸盐沉积和以痛风综合征为主要临床表现的疾病。高尿酸血症（HUA）是由于嘌呤代谢紊乱或尿酸排泄减少，所引起的血尿酸浓度超出正常范围的一种全身性疾病。通常情况下，男性血尿酸水平 $\geqslant 420\mu mol/L$（7mg/dL），女性 $\geqslant 360\mu mol/L$（6mg/dL）即可确诊。随着社会经济的发展和人们生活水平的提高，高尿酸血症的发病率逐年上升，成为仅次于糖尿病的第二大代谢性疾病。尿酸性肾病（UAN）是指血尿酸（SUA）生成过多或排泄减少引起高尿酸血症，尿酸盐沉积于肾脏组织引起一系列炎症反应，导致肾脏受损。常表现为间质性肾炎，久之会出现间质纤维化和尿酸结石，最终造成肾衰竭。其特征为高尿酸、水肿、少尿、小管性蛋白尿或高血压。2023 年版《中国高尿酸血症相关疾病诊疗多学科专家共识》中指出，久坐、高嘌呤、高脂饮食等不良生活方式者，肥胖、代谢异常性疾病、心脑血管疾病、心力衰竭、卒中、慢性肾脏病者均属于高危人群。

几千年来，中医中药被广泛应用于预防和治疗疾病。从目前中医医家探寻尿酸性肾病的治疗进展来看，中医药在控制血尿酸水平、减轻炎症反应、抗纤维化等保护肾功能方面有独特的优势。查阅中医文献，并没有明确的尿酸性肾病中医病名记载，但从该病临床表现和转归来看，与中医"痹证""淋证""白虎历节"等病证类似。如蛋白尿可与"膏淋"相对应；血尿、尿结石可以与"血淋""石淋"相对应；肾功能不全可与"虚劳""慢性肾衰"相对应；痛风性关节炎可与"痹病""历节"相对应。

目前，西药治疗主要通过抑制尿酸合成（别嘌醇、非布司他）、促进尿酸分解（尿酸氧化酶）与排泄（苯溴马隆、丙磺舒）及抑制炎症（秋水仙碱）等，使病情得到缓解和控制。此类药物作用迅速，效果显著，但停药易复发，长期服用具有不同程度的肝、肾功能损伤，或因价格昂贵等原因，使越来越多的患者更加期待疗效好、安全性高、经济负担小的治疗方法和药物。中医学传承经典，突出整体观念，辨证施治，注重扶正祛邪、标本兼顾，故而中医药治疗可使患者的症状明显改善，作用持久，并减轻和避免诸多并发症的发生，提高生活质量，对于肾脏功能的保护具有独特优势。

二、诊疗思路

《素问·痹论》曰："风寒湿三气杂至，合而为痹，其风气盛者为行痹，寒气盛者为痛痹，湿气盛者为著痹也。"指出风寒湿邪侵袭可引起本病。《医宗必读·虚劳》曰："夫人之虚，不属于气，即属于血，五脏六腑，莫能外焉。而独举脾肾者，水为万物之元，土为万物之母，二脏安和，一身皆治，百疾不生。"强调脾肾亏虚在虚劳中的重要性。现代中医医家多认为尿酸性肾病可归属于浊毒、血瘀、瘀浊痹、热痹等范畴。叶任高教授认为，该病当补肾与驱邪并用，肾为水火之脏，主骨统一身之阳，肾虚卫外不固，风寒湿邪乘虚而入，温阳补肾，加强驱邪之力；邵朝弟教授认为该病的发病原因有内外两个原因，即外感邪气与脏腑失调；陈以平教授则认为，体内痰湿是本病的主因，倡导"利湿为基本治则，活血化瘀贯彻始终""久病宜佐以补益肝脾肾"；朱良春教授认为，"脾肾失健、清浊代谢紊乱"是该病的基本病理特征。笔者认为，尿酸性肾病辨病应先辨缓急，重在利湿，以活血化瘀贯穿始终。急性期可辨为寒湿痹阻、湿热痹阻、湿阻血瘀。稳定期可辨为脾肾气虚、水湿不化，肝肾阴虚、瘀血内结，脾肾阳虚、湿浊内蕴。该病属本虚标实，初期关节红肿热痛，为湿热蕴结、气滞血瘀之实邪；病至后期，肾气虚衰，为湿浊壅盛正虚邪实。可辨为湿热阻络，痰湿阻滞，气滞血瘀，湿热下注，尿石阻结，湿热伤肾、肾元亏损。

三、审证求因

尿酸性肾病的发生与脾肾关系最为密切。肾为先天之根，脾为后天之本。若先天禀赋失常，素体脾肾不足或劳倦久病，饮食不节，嗜食肥甘，肥者令人内热，甘者令人中满，肥甘酿痰湿，湿邪困脾，脾失健运，或痰湿热蒸成浊，浊毒阻络，痰湿浊毒蕴血，停聚不行，潴留体内，泛滥肌肤，发为水肿；阻滞气机，瘀阻骨节，不通则痛，则为痛风；瘀浊互结，血运周身，损伤肾之脉络，肾府失养，可见腰痛；肾失封藏，开阖失司，精微下泄，出现蛋白尿；湿热浊毒，蕴结下焦，煎熬尿液，形成结石，出现腰痛、血尿。

尿酸蓄积过度，既为病理产物，加重脾肾功能损伤，痰湿瘀毒内聚，又为致病因素，内外合邪，从而加剧病情的发生及演变。个人体质的强弱影响本病的发生，年老、体虚者和先天禀赋不足者易患本病。

四、审因论治

笔者认为，肾为先天之本，主气化蒸腾，脾为后天之本，主运化水谷。肾虚不能气化，开阖失司；脾虚则不能运化水液，导致水湿浊毒之邪稽留，气机阻滞，气滞则血瘀，"血不利则为水"，反过来又加重水湿、浊毒潴留，形成恶性循环，久致正气亏虚，脾肾由虚入损，久病入络，最终脾肾衰败，浊邪壅塞三焦，瘀血阻滞脉络，清阳不升，浊阴不降，出现疲倦乏力、恶心呕吐、水肿、贫血等脾肾衰败之症。尿酸性肾病好发于肥胖多痰、嗜食肥甘厚味、过量饮酒、过食甜味饮料等人群，系禀赋不足，饮食不节，碍脾害胃，使脾失健运，酿湿生浊，痰瘀阻络，病久及肾，三焦气化功能失调，痰浊瘀阻难以泄化，久滞脉中，酿生毒邪，随气血鼓动，散于周身，留结骨节而成。由此可见，慢性肾脏病（CKD）及尿酸性肾病皆为脾肾两亏，三焦气化不足，水液失衡，聚而生浊，浊毒瘀滞而致病。中医病机复杂多变，应抓住脾肾亏虚、三焦气化不利、浊毒瘀阻这一主要病机特点，方能执简驭繁，提高疗效。

根据中医辨证，神疲力乏、纳差、腰膝酸痛属脾肾亏虚证之主症，恶心、呕吐为湿热浊毒瘀阻所致，水肿多由水气不能运化所致，面色晦暗则为血瘀之象。这些症状与肾功能下降及尿酸性肾病病机相通，损益交联，因此治疗也应抓住脾肾亏虚、浊毒内阻这一重要病机。在 CKD 长期病变过程中，浊毒、血瘀等邪气不断侵蚀人体正气，使正气衰退。正气不足，又使邪气进一步蓄积，更伤正气，二者相互影响，形成恶性循环。在脾肾亏虚、浊毒瘀阻这一对矛盾中，脾肾亏虚为本，浊毒瘀阻为标，从标本缓急来看，本虚为缓，标实为急，治疗上应以"急则治其标，缓则治其本"为原则，重在泄浊排毒，恢复脾肾的正常功能，使疾病向愈。

（1）脾肾气虚，水湿不化者，常出现神疲乏力，下肢水肿，尿频等症，予无比山药丸，健脾益肾、运化水湿。

（2）脾肾阳虚，瘀浊内蕴者，临床多见畏寒怕冷，水肿，纳呆，便溏，小便清长，当用金匮肾气丸合桃红四物汤，温补脾肾，活血泄浊。

临证加减：伴结石者，加海金沙、金钱草；水肿明显者，加车前子、冬瓜皮；腰背酸痛显著者，加桑寄生、川续断、杜仲。

（3）痰湿内蕴者，以头身困重、口中黏腻为主要表现。若流注关节，则关节疼痛，屈伸不利，可用苍术、胆南星、桂枝、羌活、威灵仙、青风藤等祛痰化湿，通利关节。

（4）痰浊内阻者，表现为食少纳呆，恶心等，应予茯苓、苍术、土茯苓、萆薢、益母草等化痰泄浊。

（5）瘀血阻络者，腰膝关节刺痛，痛有定处，夜间尤甚，舌质暗，有瘀点或瘀斑，脉细涩，用桃仁、红花、川芎、鸡血藤、地龙等活血化瘀。

由于湿痰瘀浊之邪，黏腻胶着，日久则缠绵难去，病情复杂，不易好转，可借虫蚁之类搜剔窜透，以祛痰湿瘀浊之邪，如乌梢蛇、地龙等。

笔者以四妙饮合三仁汤加减治疗湿热内蕴、三焦不利的高尿酸肾病颇有心得。四妙饮曾记载于清代医家张秉成所著的《成方便读》一书，它虽出自清代，但源于元代名医朱丹溪之《丹溪心法》之二妙丸，又吸取明代虞抟《医学正传》三妙丸的经验与智慧。方由黄柏、苍术、牛膝、薏苡仁四味中药组成。方中黄柏苦寒，清热燥湿，除下焦湿热，为君药。苍术辛、苦而温，辛能发散祛风，苦温能燥湿，健脾而绝生湿之源，助黄柏增强燥湿之力。薏苡仁甘淡性凉，健脾利湿除痹，导湿热从小便而去，助黄柏清热利湿，助苍术健脾燥湿，共为臣药。牛膝味苦、酸，性平。补益肝肾，强筋骨，利关节，活血脉，引药下行，用为佐使。四药合用，妙在软硬兼施，攻补并用。方中苍术、黄柏以攻为主，证有湿热，就用苦寒的黄柏泻火清热，用苦温的苍术燥湿，药与证对应，直折其锋芒。牛膝与薏苡仁则侧重补益，其中牛膝强筋骨，活血脉，利尿，引药下行；薏苡仁，利水渗湿，祛邪外出。同时，张秉成认为："治痿独取阳明，阳明者主润宗筋。宗筋主束筋骨而利机关也。故苡仁独入阳明。祛湿热而利筋络。"由此配伍，共奏清热利湿之功效。

三仁汤出自清朝吴鞠通《温病条辨》，是治疗湿热内蕴、三焦不利和湿温初起的鼻祖处方。君药杏仁，苦辛，宣利上焦肺气，肺气宣发，可通调水道，下输膀胱，有"提壶揭盖"之义；白蔻仁，芳香化湿，行气，调理中焦；生薏苡仁，甘淡健脾，渗利下焦湿热。杏仁、白蔻仁、生薏苡仁，三仁合用能宣上、畅中、渗下，而具清利湿热，宣畅三焦气机之功。臣药半夏、厚朴，辛开苦降，化湿行气，散满消痞；佐药滑石、竹叶、通草，甘寒淡渗，利湿清热。诸药协同，寓启上闸、开支河、导水下行之意，使气机通畅，湿热之邪从三焦分消，脾运复健，三焦通畅，诸证自除。

五、日常饮食及情志调摄

俗话说，"三分治，七分养"。笔者认为，具有高尿酸血症家族史的患者，应定期复查血尿酸，如血尿酸超过420μmol/L，通过低嘌呤饮食管理无效者，应及时服用药物使血尿酸恢复到正常水平，防止发病。曾有痛风发作者，应根据近年发布的中国高尿酸肾病指南建议，将血尿酸控制在300~350μmol/L为宜。发作期间忌食动物内脏、骨髓、海味、虾蟹、鹅、松鸡、肉沫、浓肉汁、肉汤、沙丁鱼、鲭鱼、鱼籽、制备面包或啤酒用的酵母等高嘌呤食物。慎食鱼、肉、禽、干豌豆、扁豆、龙须菜、菠菜、蘑菇等中嘌呤食物；宜食用含量很少或不含嘌呤的食物，有谷类及其制品、蔬菜类、水果类、牛奶及其制品、硬果类、植物油、鸡蛋、豆浆、豆腐、果酱、蜂蜜、点心、淡咖啡、淡茶、可可、苏打水。节制饮食，吃动平衡，防止体重增长过快。严格戒酒，尤其是啤酒。对其他酒、烟、浓茶、浓咖啡等均宜严格限制。避免过度劳累、紧张、受冷、受湿、关节损伤等诱发因素，多饮水促进尿酸排出。

尿酸性肾病会导致尿素氮等代谢产物潴留体内，刺激口腔黏膜引发口腔溃疡，故应加强日常口腔护理，可用漱口液漱口。对出现感染性疾病患者应当分室收治，保持室内通风向阳、空气清新，并适当减少陪护人员；对全身水肿患者，要注意保持皮肤清洁干燥，勤换衣物，可用温水轻擦身体并经常更换体位，动作要轻柔，避免摩擦造成皮肤损伤。尿酸性肾病病程冗长，常给患者带来精神痛苦和经济压力。医务人员应当与患者建立良好的医患关系，增强患者的安全感和信任感，给予患者支持和鼓励，向其耐心讲解疾病相关知识，帮助他们树立战胜疾病的信心，消除焦虑情绪。

六、验案举隅

病案1

郑某，男，33岁。

主诉：双足拇指关节时有肿痛1年半，尿色深有泡沫半年。

现病史：1年半前因双足拇指关节疼痛，化验血尿酸624μmol/L，诊断为"痛风性关节炎"，遵医嘱口服别嘌醇片，每次1片，每日2次，10天后疼痛缓解遂即停药。之后因进食海鲜及饮酒，踝关节疼痛发作2次，间断服用该药治疗。近半年工作劳累，久坐运动少，体重增加，发现尿色深黄有泡沫，为求中医治疗来诊。现症见：时有双足拇指关节疼痛，泡沫尿，大便不成形。查体：形体高大略胖，BMI为27.9kg/m^2。血压正常，舌质淡，舌苔黄，脉沉细。

辅助检查：尿蛋白（+），尿微量白蛋白/尿肌酐254μmol/L，尿β2微球蛋白及尿N-乙酰-β-D氨基葡萄糖苷酶（NAG）升高，血尿酸592μmol/L偏高，胆固醇及三酰甘油明显升高。

中医诊断：痹证（湿热痹阻）。

西医诊断：①尿酸性肾病；②高脂血症。

辨证：饮食不节，酗酒食伤，导致脾胃虚弱，水湿不化，日久，湿浊之邪壅滞化热，湿热浊邪流注关节，聚于肌肤腠理而成毒，则见足趾疼痛反复不愈。湿热扰及肾络，精微下陷，而见蛋白尿。饮食不节导致脾虚，无以运化水湿，日久酿生痰湿之邪不化，湿浊内生，则大便溏泄，血尿酸及血脂升高。舌淡、苔黄、脉细为湿热之象。

治法：清热利湿，通痹止痛。

处方：四妙饮合三仁汤加减。黄柏15g、麸炒苍术15g、麸炒薏苡仁20g、泽泻15g、炒决明子20g、制何首乌10g、麸炒白术15g、红花5g、木瓜20g、土茯苓20g、生蒲黄10g、盐车前子25g、桑寄生10g、威灵仙9g、荷叶15g，14剂，每日1剂，水煎300mL，分早晚2次，饭后温服。

予降尿酸治疗；低脂少油，适量多饮水，保证尿量2～2.5L/d；每日30分钟有氧运动，控制体重达标。

二诊：服药 2 周后拇指关节疼痛明显减轻，尿色正常，纳可，大便每日 1 次质软。查舌质淡，舌苔黄，脉沉。上方加净山楂 15g，14 剂，服法同前。

三诊：拇指关节疼痛消失，大便时有干燥，舌脉同前。化验尿蛋白（±），尿微量白蛋白／尿肌酐 167μmol/L，较前下降，尿 β2 微球蛋白及尿 NAG 下降，血尿酸降至 382μmol/L。尿酸性肾病症状减轻，化验指标改善，大便干燥，血脂同前。调整处方：上方加大黄（后下）9g、佩兰 10g、黄芪 20g、党参 15g、丹参 15g、醋香附 10g、六月雪 15g、柴胡 10g、白芍 15g、石菖蒲 10g，14 剂，续服，通便降浊，活血调脂，口服他汀类降脂药，善后。

按语：患者饮食不节，内生湿热，久则伤及脾肾，脾失升降出入、分清泌浊，致痰浊内生，气血不畅，痰瘀阻络，病久及肾，三焦气化功能失调，痰湿、热浊、血瘀互结，日久酿生毒邪，随气血鼓动，散于周身，留结于骨节而成本病。治当清热化湿，通痹止痛。《中藏经》提出："肉痹者，饮食不节，膏粱肥美之所为也。"首剂方中黄柏、苍术、薏苡仁清热燥湿，白术、土茯苓、泽泻、车前子、蒲黄利尿通淋，促进尿酸排泻；久病则生瘀，山楂消食，配以红花活血散瘀，决明子、荷叶清解热邪，木瓜、威灵仙通痹止痛，桑寄生、何首乌补肾固本。诸药合用，共奏清利湿热，通痹止痛之功。第 3 次复诊血脂仍较高，观舌脉均有气血瘀滞之象。上方加柴胡、香附疏肝理气，气行则血行，配以白芍柔肝止痛；予丹参、大黄活血散瘀通腑；予黄芪、党参益气健脾，促降脂；佩兰、六月雪、石菖蒲化湿和络止痛。

由此可见，脾肾两亏，三焦气化不足，水液失衡，聚而生浊，浊毒瘀滞而致病。中医病机复杂多变，应抓住脾肾亏虚、浊毒瘀阻这一核心病机，执简驭繁，提高疗效。

病案 2

李某，男，56 岁。

主诉：周身乏力、夜尿增多半年余。

现病史：半年前出现周身乏力、夜尿增多，化验肾功异常，来诊。既往痛风病史 8 年，高血压病史 3 年余，手足部关节可见数个痛风石，关节变形，规律口服降压药、降尿酸药 3 年。现症见：神疲乏力，畏寒肢冷，腰膝酸软，夜尿增多，纳呆，恶心，大便正常，睡眠可。查体：颜面虚浮，面色无华，手足部关节可见数个痛风石，关节变形，舌质暗淡，苔白腻，脉沉细无力。

辅助检查：化验尿蛋白阴性，尿微量白蛋白／尿肌酐 265μmol/L，血红蛋白 102g/L，血尿酸 496μmol/L，血肌酐 230μmol/L，eGFR 26.36mL/min。

中医诊断：肾衰病（脾肾阳虚，湿浊内蕴）。

西医诊断：①慢性肾衰竭（CKD 4 期）；②尿酸性肾病；③慢性痛风性关节炎；④高血压病；⑤肾性贫血。

辨证：本证系脾肾阳衰，阳气不达四末温煦周身，可见畏寒肢冷；脾肾亏虚，气血生化不足，故见神疲乏力；病程日久，气化失常，水湿不运，聚湿作肿，故见颜面略有水肿；肾气亏虚，腰府失养则腰酸膝软；肾中精气不足，失于蒸腾或固摄水津，膀胱气化不利，故见夜尿多；脾肾虚衰，湿浊瘀血壅盛，上逆犯胃，气机升降失调，故见纳呆恶心；湿浊留结于手足骨节成石，气血瘀滞，使关节变形。舌脉均为脾肾虚衰，湿瘀留滞之证候。

治法：通腑泄浊，温补脾肾。

处方：①续断片15g、熟地黄20g、黄芪20g、肉桂10g、麸炒白术15g、山药15g、盐泽泻10g、盐菟丝子15g、山茱萸10g、炒山楂10g、芡实15g、荷叶10g、杜仲10g、青风藤10g、蝉蜕10g、红曲10g，14剂，每日1剂，水煎300mL，分早晚2次，饭后温服。②续服降压药及降尿酸药，监测血红蛋白，低盐、低嘌呤、优质低蛋白饮食。

二诊：药后14日复诊，乏力减轻，夜尿较前减少，血肌酐有所下降，血压不稳定，时有头晕耳鸣。查体：血压145/95mmHg，舌质暗淡，苔白，脉沉。化验血尿酸428μmol/L，血肌酐201μmol/L，eGFR 31.03mL/min。处方：上方加川芎15g、天麻10g、豨莶草15g、夏枯草15g，平肝潜阳，28剂，续服。

三诊：自述药后症状好转，现无其他不适。查体：血压正常，舌质淡，苔薄白，脉沉。上方加茵陈15g，地龙10g，14剂水煎，温服。

四诊：近日工作劳累，感冒后咽炎不愈，舌质淡，苔白厚，脉沉。自带血尿酸、血肌酐化验指标稳定。上方加连翘10g，继服14剂，善后。

按语：《素问·水热穴论》曰："肾者，胃之关也，关门不利，故聚水而从其类也。"患者中年男性，周身乏力，夜尿增多半年余，为脾肾阳虚，湿浊内蕴证。病程日久，脾失健运，肾失气化，当温补脾肾，化湿泻浊。方中黄芪、山药、白术、芡实、熟地黄、肉桂温补脾肾之气，续断、杜仲、菟丝子强壮筋骨；久病脉沉，久病多瘀，予山楂、青风藤行气活血，通痹止痛。现代药理研究显示，蝉蜕、荷叶有降血脂之功效，故于方中加入。二诊患者头晕头痛，首方加川芎、天麻、豨莶草、夏枯草平抑肝阳，清热泻火明目而取效。三诊上方加茵陈清利湿热，加地龙通络止痛，巩固疗效。纵观全方，以补脾益肾为主，兼以活血化瘀，祛湿泄浊，调理气机，收效显著。

病案3

赵某，男，53岁。

主诉：神疲乏力、足趾关节疼痛5年。

现病史：5年前足趾痛风发作，周身乏力，于当地医院就诊，发现血尿酸升高，经对症治疗病情好转，此后未及时监测相关化验指标，未坚持治疗。2年前发现血肌酐升高，服药后曾降至正常。2022年6月13日，复查血肌酐升至135μmol/L，血尿酸587.7μmol/L，计算eGFR为52.79mL/min，再次服药血肌酐未降，遂来就诊。现症见：神疲乏力，腰膝酸软，夜尿频多，小便清长，下肢轻度水肿，手足心热，头晕目眩，大便秘结，足趾关节疼痛。查体：面色无华，舌质红，少苔，脉细弱。

中医诊断：肾衰病/痹症（气阴两虚，湿瘀不化）。

西医诊断：①慢性肾功能不全（CKD 3期）；②尿酸性肾病；③痛风性关节炎；④高

尿酸血症。

辨证：本证系病程日久湿瘀损脾伤肾，脾失健运，肾失气化，肾虚日久，气虚及阴。肾阴不足，水不涵木，以致肝肾阴虚，故气虚与阴虚并见。脾主四肢，为后天之本，脾虚气血生化乏源，故见神疲乏力，面色无华；肾虚失于固摄，脾肾运化蒸腾水液不及，故可见夜尿频多，下肢轻度水肿；足厥阴肝经"连目系，上出额，与督脉会于巅"，肝阴不足，阴液匮乏，肝经、头目筋脉失于濡养，则见头晕目眩，手足心热；肠道阴液不足，水不行舟，肾司二便，肾气虚无力推动，故见大便秘结；舌脉均为气阴两虚之候。

治法：益气养阴，祛湿通络。

处方：①参芪地黄汤加减。组成为太子参10g、黄芪15g、生地黄20g、山茱萸10g、麸炒白术15g、瓜蒌10g、土茯苓20g、佩兰10g、鬼箭羽10g、广藿香10g、砂仁6g、麸炒枳壳10g、白豆蔻10g、薏苡仁20g、盐车前子20g、盐菟丝子15g、酒大黄5g。14剂，每日1剂，水煎300mL，分早晚2次，饭后温服。②降尿酸药每日口服，适量多饮水，严格限制高嘌呤食物摄入，优质低蛋白饮食。

二诊：病情好转，自觉鼻咽干燥，舌质红，苔白，脉沉细。化验血肌酐降至正常，血尿酸418.23μmol/L。处方：上方加生地黄20g、麦冬20g、芦根15g、山茱萸15g、牡丹皮15g、醋延胡索10g，15剂，续服。

三诊：患者自述时有胸闷压气感，情志不畅，舌质淡，苔薄白，脉沉细，心电图正常。上方加薤白10g、香附15g，14剂，水煎，温服。

四诊：胸闷症状缓解，醒后口干口苦，查舌质红，苔薄白，脉细。尿酸降至正常。上方加柴胡15g、黄连片10g、黄芩10g、麸炒苍术10g、木瓜15g，20剂，病情稳定。

按语：患者久病，多表现为虚实夹杂之证，当补虚泄实。方中黄芪、白术、太子参补脾益气；菟丝子、山茱萸补养肝肾；瓜蒌、枳壳理气宽中，行滞消胀；薏苡仁、车前子、土茯苓利水健脾，清利湿浊；白豆蔻、藿香、佩兰、砂仁开胃化湿，芳香化浊；大黄解毒泻火逐瘀；鬼箭羽破血消积。二诊上方加麦冬、生地黄、芦根等滋阴清热；加山茱萸补益肝肾；加牡丹皮增强清热凉血散瘀之功；加延胡索以止痛对症。三诊加薤白、香附行气宽胸理气。四诊见上焦热盛阴伤，加柴胡行气疏肝；黄芩、黄连清热解毒；苍术清热燥湿；木瓜舒筋活络。全方补泻并用，以益气养阴为主，佐以行气消滞，祛湿通络，补而不滞。

七、临床心悟

尿酸性肾病治疗多以补益脾肾、化湿祛瘀、清泄湿浊为主，最终抑制尿酸产生，促进尿酸排泄，保护肾脏为目标。常规治疗基础上辨证施治，在稳定期可稍佐温经通脉之药，化无形之肾脏尿酸盐"结晶"。笔者发现，尿酸性肾病发展到后期阶段，多见脾肾阳虚与湿热夹杂，在遵循辨证施治原则的基础上，重视温补脾肾阳气的重要性，扶助阳气有助于气血运行通畅，祛除体内湿浊血瘀之邪。除了药物治疗，更应重视饮食管理，严格限制高嘌呤类食物的摄入，严格戒烟戒酒，多食新鲜蔬菜水果，高血压或水肿时限制钠摄入，肾功能不全时应限制蛋白质的摄入量。注意休息，劳逸结合，调理情志，避免受凉受湿，注意保暖；嘱患者多饮水，每日饮水量 2000 ~ 2500mL，稀释尿液以防止形成结石。以上综合调养，使其达到早期临床缓解，防止肾脏进一步损伤之弊。

（于文晴、蔡美琪、殷荣泽）

第十一节　过敏性紫癜性肾炎

一、疾病介绍

过敏性紫癜性肾炎（HSPN）又称为紫癜性肾炎，是以 IgA 为主的免疫复合物在肾小球沉积和以肾小球系膜增生为特征的病变，导致小血管炎症、坏死所致，多与感染或过敏相关。该病儿童常见，也可发生于成人。过敏性紫癜的典型四联症为皮肤紫癜、出血性胃肠炎、关节炎和肾脏损害。患者一般在其他脏器受累数天或数周后出现肾脏受累，多表现为血尿和蛋白尿，严重者可出现肾功能损伤。紫癜性肾炎依据其临床表现可分为 6 型：孤立性血尿或孤立性蛋白尿型，血尿和蛋白尿型，急性肾炎型，肾病综合征型，急进性肾炎型，慢性肾炎型。患者在发病之前，常有感染的相关表现，多为病毒感染，常见的病毒有 EB 病毒、腺病毒、风疹病毒等，此外，也可能有细菌、寄生虫感染。过敏导致免疫系统异常，是紫癜性肾炎发病的原因，如对抗生素、动物羽毛、虫卵、植物花粉、油漆等过敏。劳累、受凉等会诱发机体免疫系统异常，导致患者感染病原微生物，或对某些物质过敏。

本病患者可因致敏原性质不同、个体反应性差异及血管炎累及的器官和病变程度不同，在临床和肾脏病理上呈现不同的改变，对治疗的反应也有较大区别。多数儿童患者预后较好，成人发病肾衰竭发生率高，尤其在老年患者中，以急性肾炎综合征起病或为持续性肾病综合征者预后较差。西医治疗主要是脱离过敏原及脱敏治疗，有感染征象者应积极抗感染，重症患者应卧床休息，表现为肾病综合征和肾功能进展的患者，可给予糖皮质激素及免疫抑制剂治疗。

本病在中医学没有相对应的病名，但是根据病情的发展及出现的各种症状，可以对应相应的中医疾病。以皮肤紫癜为主时，可归化为"紫癜风""紫斑""肌衄"等；累及肾脏时，可归属于"尿血""尿浊""水肿"等；迁延不愈至肾功能衰竭时，可归属于"虚劳""关格""肾衰病"等范畴。

二、诊疗思路

笔者经长期的临床实践总结，认为过敏性紫癜性肾炎与伏邪致病有关，应按急性期和慢性迁延期分期论治。疾病前期起病急骤，多因风热、湿热、热毒之邪，迫血妄行，血溢肌表，发为紫癜风或紫斑；湿热毒瘀伤肾，精血失于固藏，漏泄于尿中，发为血尿、蛋白尿。分别治以疏风清热，凉血止血；清营解毒，凉血消斑；祛湿除热解毒法，以清除潜伏于人体内外之邪气为主。疾病后期迁延不愈，病情反复，多与肝肾阴虚，虚火内炽；脾气亏虚，气不摄血；脾肾两虚，毒邪留恋，脉络瘀阻有关。分别治以滋阴降火，凉血散瘀；健脾益气摄血；温肾健脾和血为主。邪气内伏，伺机发病，必以正气亏虚为前提。因此笔者强调，治疗过敏性紫癜性肾炎，不论急性期还是迁延期，都应注重解毒祛邪与扶正并举。当疾病迁延不愈，出现慢性肾衰竭表现时，详见第十二节慢性肾衰竭，不在此赘述。

三、审证求因

紫癜性肾炎的发生，主要是由于先天禀赋不足、脏腑素亏、血热内蕴、复感六淫之邪而发病。笔者认为，紫癜性肾炎由过敏性紫癜迁延而来，可参考中医学之"伏气致病"或称"伏邪致病"理论分期论治。伏气理论源于《黄帝内经》，认为四时六气均可内伏致病，后世医家在此基础上不断扩展，伏邪的致病因素也不局限于六淫，现代医家将伏邪总结为外感伏邪与内伤伏邪。外感伏邪包括六淫、诸郁、饮食、瘀血、结痰、积气、蓄水、诸虫等，外感疫气也可直接藏于体内；内伤伏邪则包括感邪后失治、误治或治疗后余邪不清。中医理论认为疾病发作是人体内正邪相争的结果，邪气能伏藏体内，必以正气虚弱为前提。患紫癜性肾炎者由于素体脾气不足或肝失疏泄，日常感受较轻微的六淫邪气，或为饮食、七情所伤，人体正邪不争，使邪气伏藏体内，当再次感受较重的风热、湿热、热毒、疫疠等邪气侵袭时，新邪与伏邪相合，或由外感之邪化火成毒，或血分伏热受外邪引动，致热毒壅盛，迫血妄行，泛溢肌肤则发为紫癜；热毒灼伤肾络，影响肾脏封藏及固摄职能，引起精血等精微物质外泄，则发为血尿、蛋白尿。在本病后期，人体营气虚弱，正邪交争减弱，若此时余邪不清，残余邪气再次潜伏，伏邪蕴蓄不解而成伏毒，遇诱因则再次发作，使本病迁延反复。

此外，瘀血也是本病重要的致病因素。唐容川在《血证论》中说"离经之血，虽清血鲜血，亦是瘀血"，"凡物有根者，逢时必发，失血何根？瘀血即其根也。故凡复发者，其中多伏瘀血"。在本病急性期可见离经之血壅塞于肾脏之血脉，在疾病迁延期可见瘀血内伏血分，或瘀久化热，或与邪热相合，瘀热互结于血分而成"阴伏"，进而导致肾脉瘀滞，引起水湿内停、瘀血阻络等一系列症状，因此在本病各阶段也应活用活血化瘀之品。

在紫癜性肾炎的急性期，多以实证为主：

（1）风热致病。《重订广温热论》云："伏气温热，邪从里发，必先由血分转入气分，表证皆里证浮越于外也。"HPSN多由感冒引起，患者外感风热之邪，侵犯上焦肺卫，因风性善行数变，夹热而走，风热搏结，扰动血络，迫血妄行，血溢脉外而成紫癜。患者可见起病急，发热、微恶寒、咽痛、皮肤紫斑、关节疼痛、腹痛、小便黄或赤、舌质红、苔黄、脉浮数。

（2）热毒致病。《诸病源候论》云："斑毒之病，乃热气入胃，而胃丰肌肉，其热夹毒，蕴积于胃，毒气熏发肌肉，状如蚊虫所螫，面赤斑起，周匝遍体"。上焦邪热不解，传入阳明中焦，或体内素有伏邪，邪气内郁而化火，热毒郁于血分，而发斑疹紫癜。患者皮肤可见紫斑色泽鲜红，分布密集，还会出现高热烦躁、口干渴喜冷饮、小便色鲜红或暗红、大便干燥或便血、舌质红或有瘀斑、苔黄燥、脉洪数。

（3）湿热致病。患者素体痰湿较盛或外感湿邪，湿邪日久化热，热邪灼伤脉道，致血溢脉外成瘀，或湿热之邪煎灼津液，血液黏滞不前而成瘀。患者可见皮肤紫癜、小便红赤混浊、排出不畅、口干且黏腻、不欲饮水、舌质红、苔黄腻、脉濡数。

在紫癜性肾炎的迁延期，多以虚证为主：

（1）肝肾阴虚，虚热内炽。"阴络伤则血内溢，血内溢则后血"。伏毒耗伤肾精，或劳倦伤肾，均可导致肾阴不足，阴虚阳亢，虚火内炽，灼伤皮肤血络发为皮肤紫斑、时作时止；灼伤肾与膀胱血络可见小便短赤带血，或镜下血尿，腰膝酸软；患者情志不畅，肝郁气滞，病久气机郁滞化火，或病久肾精不足，不能濡养肝阴而化火，灼伤津液，津液被劫，则可见口干，两目干涩，手足心热，或见潮热、盗汗、舌质红、苔少、脉细数。

（2）脾肾两虚，正虚毒恋。患者素体脾气虚弱，不能统摄血液，血溢脉外成紫斑；或久病脾肾两虚，固摄无权，精微蛋白流失，尿中泡沫增多；或脾阳不足，水湿不化，泛溢肌肤发为水肿；肾气内亏，膀胱开阖不利，见尿少或水肿；或脾气虚弱不能化生血液，血络中血液不充，血行不畅致瘀，患者可见皮肤紫斑反复发作、紫斑色淡、小便淡红、神疲乏力、食少懒言、舌质淡红、苔薄、脉细弱。

四、审因论治

笔者将紫癜性肾炎按急性期和慢性迁延期分期辨治，分述如下。

（一）急性期

1. 风热致病

急性起病，发热，微恶寒，咽痛，皮肤紫斑，关节疼痛，腹痛，小便黄或赤，舌质红，苔黄，脉浮数或滑数。

治法：疏风清热，凉血止血。

处方：自拟疏风消斑散加减。方中以荆芥、防风、牛蒡子、连翘、蝉蜕疏散风邪，清热利咽；黄芩清肺卫热邪；生地黄、赤芍、丹皮凉血散瘀，腹痛加白芍、甘草缓急；小便黄赤、排尿涩痛者，加小蓟、白茅根、地榆、野菊花清热凉血止血。

2. 热毒致病

皮肤紫斑色泽鲜红，分布密集，或出现高热烦躁，口干渴喜冷饮，小便色鲜红或暗红，大便干燥或便血，舌质红或有瘀斑，苔黄燥，脉洪数。

治法：清营解毒，凉血消斑。

处方：清营汤合犀角地黄汤加减。方中以水牛角（代替犀角）清解营分热毒，为君药；生地黄、赤芍、麦冬清热凉血养阴，玄参滋阴降火解毒，共为臣药。金银花、连翘清热解毒，使营分之邪外达，发挥"透热转气"的作用；丹参清热凉血、活血散瘀，防热与血结，共为佐药。若皮肤紫斑密集色红，热毒炽盛者，酌加紫草、白花蛇舌草、蒲公英、紫花地丁、野菊花等清热凉血，解毒消斑。大便干燥者，加大黄泄热通便。

3. 湿热致病

可见皮肤紫癜、身热心烦、小便红赤混浊、排出不畅、口干且黏腻、不欲饮水，舌质红，苔黄腻，脉濡数。

治法：祛湿清热。

处方：自拟清热祛湿方加减。方中黄连、黄柏、泽泻、车前子清热通淋，渗利湿浊；茯苓、苍术、白术健脾化湿；丹皮、紫草、栀子、丹参凉血除烦，散瘀清热。尿赤、尿浊明显者，加黄蜀葵花、白茅根、石韦清热利尿泄浊；湿重于热者，加薏苡仁、滑石、白蔻仁除湿。

（二）迁延期

1. 肝肾阴虚

皮肤紫斑、时作时止，小便短赤带血，或镜下血尿，腰膝酸软，口干，两目干涩，手足心热，或见潮热、盗汗，舌质红，苔少，脉细数。

治法：滋阴降火，凉血散瘀。

处方：知柏地黄汤加减。方中知母、黄柏滋阴降火；生地黄、丹皮、茜草滋阴凉血清热；泽泻、茯苓利湿泄热；山药、山茱萸滋阴健脾，益肾强腰固本。阴虚盗汗甚者，加龟甲、鳖甲滋阴敛汗；血尿重者，加女贞子、墨旱莲滋阴养血止血。

2. 脾虚不摄

紫斑色淡散在，遇劳加重，气短懒言，头晕心悸，纳呆，便溏，尿色淡红，舌质淡白，脉虚弱。

治法：健脾养血，益气摄血。

处方：归脾汤加减。方中人参或党参、生黄芪、白术、大枣、炙甘草健脾和胃助运，益气生血摄血；当归、鸡血藤养血和血；酸枣仁、茯神、远志宁心安神；仙鹤草补虚止血。便溏重者，加砂仁、芡实、白豆蔻行气化湿止泻。

3. 脾肾阳虚

紫斑色淡或消退，面色㿠白，神疲乏力，腰膝酸软，食少懒言，小便淡红，或尿中泡沫增多，或尿少，水肿，舌质淡红，苔薄，脉细弱。

治法：温肾健脾，化气利水。

处方：真武汤加减。方中制附子温肾助阳，化气行水；茯苓、白术、山药健脾补肾；泽泻、桂枝、生姜通阳化气利水；生白芍敛阴，以防温药伤阴，又助利水；可加红芪甘温益气补脾。

五、日常饮食及情志调摄

（1）日常生活中，接触或食用某种物质出现过敏要提高警惕。比较容易诱发过敏性紫癜性肾炎的食物因素有辣椒、葱、蒜、酒等刺激性食物和乳类、蛋类、鱼、虾、蟹等动物蛋白；生物因素有花粉、动物毛发、蚊虫叮咬等；环境因素有粉尘、寒冷刺激。

（2）病情稳定期，注意"少量、递增、不适即停"的原则，在饮食上推荐一些富含维生素 C 的水果蔬菜，如西红柿、橙子、猕猴桃等。维生素 C 可降低毛细血管的通透性，加速血液凝固，刺激凝血功能，促进铁在肠内吸收，增加对感染的抵抗力，参与解毒功能，且有抗组胺的作用。注意清淡饮食，禁止辛辣刺激的食物。

（3）疾病发作期应进食少渣易消化的食物，如米汤、稀粥、软烂的面条，尿蛋白阳性患者应限制钠盐的摄入。因花粉、尘螨、动物毛屑过敏的患者，要保持居住环境的整洁，打扫时要使用湿抹布，避免灰尘扬起，清洁时最好戴上防护面罩；被褥勤晒、勤换洗，每年至少更换一次枕头；定期使用吸尘器等工具清理床垫，不要在床上放置毛绒玩具，定期清洗空调滤网，尽量不要养宠物，宠物身上除了毛屑，还会携带大量尘螨。

（4）劳逸结合，既要注意休息和保暖，避免疲劳状态，同时也要加强体育锻炼，增强机体抵抗力，但是体育锻炼也需要量力而行，循序渐进，避免剧烈运动。疾病发作时应绝对卧床休息，待紫癜和腹痛消失后才可以下床活动。病情稳定期也需要日常监测，定期进行皮肤检查，出现不明原因的皮疹和水肿时应警惕疾病的复发，观察尿液和粪便的性状，出现肉眼血尿和血便时及时就诊。对于尿血患者，应忌食辛辣、香燥刺激及海鲜发物。

（5）情志方面，要避免精神紧张和焦虑，避免情绪波动，对于疾病所带来的压力和恐惧，要寻求专业人士的帮助，患者应了解疾病的性质、治疗和管理方法，以减少不必要的情绪波动，培养应对疾病的信心和希望。

（6）避免接触过敏原，如果不能确定过敏物质，可去医院完善过敏原的筛查，明确过敏原是接触性、食入性、吸入性，从而采取针对性的预防和治疗。目前比较安全和方便的检测是皮肤试验，主要有点刺试验、斑贴试验等方法，是将过敏原通过皮肤挑刺、划痕、皮内注射等方法进入检测者皮肤内，从而刺激过敏反应发生，若发生过敏反应，通常 15 分钟左右就会在点刺的周围出现皮疹、发红等反应，医生会观察皮肤情况出具检查结果。体外特异性 IgE 检测也比较常见，一般通过抽血即可完善检查。

六、验案举隅

病案 1

王某，女，35 岁。

主诉：外感发热咳嗽 2 周，下肢皮肤对称性紫斑 1 周。

现病史：于 2 周前感染支原体肺炎后，出现发热、咳嗽少痰、胸闷、尿频症状。经呼吸科进一步完善肺 CT 检查排除肺炎，给予对症治疗后诸症缓解。1 周前发现下肢皮肤出现红色紫斑，对称分布，压之不褪色，伴有身热、口干、咽痛、尿色黄赤、有泡沫尿、关节疼痛。查体：血压正常，舌质红，苔黄腻，脉浮数。

辅助检查：尿 PRO（++），RBC 20～25/HP，尿蛋白定量 1.6g/24h，过敏原检测显示蒿草、灰尘、螨虫过敏。其余检查正常。

中医诊断：紫癜风 / 尿浊（风热袭表证）。

西医诊断：过敏性紫癜性肾炎。

辨证：外感风热之邪，侵犯上焦肺卫，咽喉不利则咽痛；风热搏结，扰动血络，迫血妄行，血溢脉外而成紫癜；血渗膀胱则尿血；风热扰动于肾，肾之封藏失司，蛋白漏泄于尿中，故泡沫增多。

治法：疏风清热，凉血消斑。

处方：自拟疏风消斑散加减。荆芥 10g、防风 10g、牛蒡子 10g、连翘 10g、蝉蜕 15g、黄芩 15g、生地黄 20g、白茅根 25g、丹参 15g、紫草 15g、小蓟 25g、赤芍 15g、白花蛇舌草 20g、甘草 10g，14 剂，每日 1 剂，水煎 300mL，分早晚 2 次，餐后温服。

二诊：紫癜已退大半，身热、口干、咽痛均减轻，皮肤散见淡色紫斑，查舌质红，苔微黄，脉浮。化验：尿蛋白（+），RBC 12～20/HP，尿蛋白定量 0.89g/24h。病情好转，处方：首方加黄蜀葵花 6g，28 剂，每日 1 剂，服法同前。

三诊：今日复诊，皮肤紫癜消失，无新发紫癜。仍有咽部不适，尿色淡黄，便秘。舌质淡红，苔薄白，脉细。化验：尿蛋白（±），红细胞 3～5/HP，尿蛋白定量 0.36g/24h。处方：上方加桔梗 15g、杏仁 10g，28 剂，巩固治疗，病情稳定。

按语：风性"善行数变"，风热袭表，发病迅速。咽为肺胃之门户，肺气通于鼻，胃气通于口，口鼻上受风热之邪，故发热、咽痛；热邪瘀滞，损伤皮肤血络则皮肤紫癜；热邪阻于经络，故关节疼痛；热邪循经入腑，热伤膀胱络脉，则尿赤；风邪扰肾，则尿沫增多；舌质红，苔黄腻，脉浮数亦为风热外受之象。方中以荆芥、防风、牛蒡子、连翘、蝉蜕疏散风邪，清热利咽；黄芩清肺卫热邪；生地黄、赤芍、丹参凉血、散瘀消斑；小蓟、白茅根、地榆、野菊花清热凉血解毒。后入黄蜀葵花清热利湿解毒，桔梗利咽，杏仁宣肺通便泄热，化验镜下血尿消失，尿蛋白定量 0.36g/24h，疾病向愈。

病案 2

赵某，女，15 岁。

主诉：皮肤紫斑伴血尿、蛋白尿 1 年。

现病史：1 个月前不明原因出现下肢皮肤紫斑，其色鲜红压之不褪色，按"过敏性紫癜"脱敏及对症治疗后，紫斑减少。2 周后，自觉尿色深黄有泡沫，经化验尿常规，发现镜下血尿及蛋白尿，间断口服中药治疗 3 个月未愈，前来就诊。既往有虾类过敏史。现症见：双下肢皮肤紫斑色淡红、散在分布、小便色暗红、腰膝酸软、易疲乏、手足心热、大便干结。查体：舌红，苔黄，脉涩。

辅助检查：自带尿常规：尿蛋白（++），红细胞 25～35/HP，尿蛋白定量 0.45g/24h。

血常规及肾功能化验等正常。

中医诊断：紫癜风/尿浊（脾肾气阴两虚证）。

西医诊断：过敏性紫癜性肾炎。

辨证：发病1年，急性期热毒瘀滞，迁延不愈，损伤脾肾，气阴两虚所致。肾阴虚，则腰酸膝软、手足心热；脾气虚则易疲乏；脾虚气不摄血，血溢肌肤，精微物质渗泄于尿中，故见皮肤紫斑、血尿、蛋白尿。舌脉符合脾肾气阴两虚之证。

治法：益气健脾补肾，滋阴清热凉血。

处方：太子参15g、黄芪20g、白术15g、生地黄15g、当归15g、牡丹皮15g、茯苓12g、白茅根15g、丹参10g、紫草15g、小蓟15g、蝉蜕10g、芡实15g、甘草10g，28剂，每日1剂，水煎300mL，分早晚2次，餐后温服。

二诊：1个月后随诊，患者紫斑消失，小便颜色正常，体力较前改善，手足心热好转，尿常规结果正常。续服上方14剂，尿检无异常，予停药观察，嘱病情变化及时就诊。

三诊：患者因学业压力较大，停药5个月后病情复发来诊。下肢皮肤可见对称性紫斑，面部色红，发热，两目干涩，腰酸痛，大便秘。舌质红，少苔，脉细。尿常规：尿蛋白（+），红细胞15～20/HP，尿蛋白定量0.51g/24h。

处方：黄芪15g、白茅根15g、白术10g、白鲜皮10g、紫草15g、牡丹皮10g、柴胡6g、黄芩10g、蝉蜕10g、赤芍10g、小蓟20g、黄蜀葵花3g、生地黄15g、芡实15g、山茱萸10g，28剂，每日1剂，续服。

四诊：患者皮肤紫斑消失，面部颜色正常，两目干涩、腰酸痛明显好转，大便每日1次，舌质暗红，苔薄白，脉细。尿蛋白（±），红细胞12～16/HP，尿蛋白定量0.25g/24h。续服上方14剂，巩固疗效。

按语：患者以尿血色暗红、皮肤紫斑、腰膝酸软，易疲乏，手足心热，舌红苔黄，脉细为就诊表现，符合脾肾气阴两虚之紫癜风/尿浊之证。治以滋阴补肾，清热凉血法，方选参芪六味地黄汤加减。方中太子参、黄芪、甘草、芡实有健脾补气之效。其中太子参性平偏凉，补中略兼清泄，多用于气阴两伤者，补而不燥。患者紫癜性肾炎反复发作，伤及肾阴，舌质偏红，手足心热，虽有阴虚内热的表现，但气阴两虚证候较轻，内热不盛，故选太子参而非人参、党参等纯甘补之品。芡实味甘涩、性平，归脾肾二经，不仅有补脾益肾功效，尚有除湿收涩作用，对降低蛋白尿有辅助疗效。紫草清热凉血解毒，透疹消斑；牡丹皮清热凉血，活血散瘀；白茅根，清热凉血止血，利尿通淋；丹参凉血活血化瘀，小蓟凉血清热、散瘀解毒；蝉蜕解表透疹。诸药合用，健脾益气，滋阴清热，凉血消斑，诸证迅速缓解。病情因紧张劳累复发时，加白鲜皮清热解毒，祛风燥湿，以皮行皮；柴胡清热疏肝；黄芩清肺卫热邪；黄蜀葵花清热利湿解毒；山茱萸补益肝肾、收敛固涩；白术健脾利湿。2个月后收效显著，蛋白尿、血尿趋于正常。

病案3

王某，男，29岁。

主诉：腰部酸痛3个月。

现病史：患者 3 个月前因感冒出现腰部酸痛、下肢皮肤紫癜，经住院治疗紫癜很快消失，完善检查，发现尿蛋白阳性，遂来就诊。现症见：腰部酸痛，畏寒，泡沫尿，大便干燥。有头孢批号过敏史。查体：血压 125/80mmHg，舌质淡，苔薄黄，脉沉细，下肢皮肤正常，紫斑已消失。

辅助检查：尿蛋白（++），尿蛋白定量 2.9g/24h。其余化验正常。

中医诊断：腰痛（肾气亏虚证）。

西医诊断：过敏性紫癜性肾炎。

辨证：青年男性，素体饮食欠佳，脾虚及肾，肾气亏虚，腰府失养，精微下泄，故见腰部酸痛、泡沫尿等。

治法：补肾益气强腰。

处方：黄芪 20g、太子参 15g、菟丝子 15g、紫草 9g、牡丹皮 10g、白茅根 15g、生地黄 15g、丹参 10g、芡实 15g、甘草 10g、车前子 15g、益母草 15g，14 剂，每日 1 剂，水煎 300mL，分早晚 2 次，饭后温服。

二诊：药后复诊，腰酸症状有好转，小便频，大便正常。舌质淡，苔黄，脉沉细。进一步完善肾活检病理显示，为系膜增生性紫癜性肾炎（ISKD 分型Ⅱb 型）。尿蛋白（++），尿蛋白定量 2.1g/24h。

补充病理诊断：系膜增生性紫癜性肾炎（ISKD 分型Ⅱb 型）。

处方：太子参 15g、紫草 9g、牡丹皮 10g、白茅根 15、丹参 10g、香附 10g、车前子 15g、菟丝子 15g、生地黄 15g、芡实 20g、金樱子 15g、黄芪 30g、蝉蜕 6g、柴胡 6g、芦根 15g、白花蛇舌草 20g，14 剂，每日 1 剂。

三诊：近日复查尿蛋白定量 2.01g/24h，遵医嘱口服醋酸泼尼松 30mg 每日 1 次，联合生物制剂每周 1 次皮下注射治疗。现面部红热、腰痛及泡沫尿较前减轻，皮肤紫斑消失，舌质红，苔白，脉沉细。

处方：太子参 15g、紫草 9g、牡丹皮 12g、白茅根 20g、丹参 10g、香附 10g、地骨皮 10g、桑叶 10g、生地黄 20g、芡实 20g、金樱子 10g、黄芪 20g、蝉蜕 6g、柴胡 6g、芦根 15g、白花蛇舌草 20g，14 剂，续服。

四诊：面部发热症状好转，时有下肢抽筋，小便频，舌质淡，苔白，脉沉，尿蛋白定量 1.83g/24h。

处方：上方去白花蛇舌草、地骨皮，加伸筋草 20g、车前子 20g、淫羊藿 10g，14 剂。

五诊：下肢抽筋症状减轻，时有咽部不适，小便频，舌质淡，苔白，脉细。醋酸泼尼松减量至 20mg 每日 1 次晨起顿服，生物制剂皮下注射 10 天 1 次。尿蛋白定量 0.94g/24h。

处方：上方去紫草，加连翘 10g 甘寒利咽，30 剂，每日 1 剂，温服。

六诊：病情稳定，时有咽痒、咽干，有痰，二便可，舌质淡，苔白，脉细，尿蛋白定量 0.5g/24h。

处方：牛蒡子 10g、紫苏子 10g、丹参 10g、法半夏 6g、黄芪 15g、桔梗 10g、麦冬 15g、牡丹皮 10g、桑寄生 12g、桑叶 10g、生地黄 15g、蒲黄 10g、太子参 15g、续断 10g、菟丝子 10g、蝉蜕 12g，14 剂。病情稳定。

按语：患者肾精不足，复感风寒，引发疾病。就诊时腰部酸痛症状明显，畏寒肢冷，舌质淡，苔薄黄，脉沉细，符合肾精不足腰痛证，治以补肾强腰、固精缩尿法。方中生地黄、菟丝子、芡实滋阴补肾，固摄精微；太子参、黄芪、甘草健脾补气；紫草、牡丹皮、丹参凉血止血、化瘀消斑；车前子、白茅根、益母草活血化瘀、利湿浊。二诊完善肾活检，紫癜性肾炎病理类型明确。上方加香附、柴胡以疏肝调理气机，以合"气行则血行"之意。加金樱子以增强固精缩尿之功。因舌苔黄，加芦根清热泻火利尿，白花蛇舌草清热散瘀、利尿通淋。蛋白尿定量持续 2g/24h 以上，三诊后开始联合激素加生物制剂治疗。笔者认为，激素及生物制剂易助长体内热邪，故加地骨皮入血分以凉血除蒸，桑叶以清热平肝。四诊患者体内热邪较前减轻，故去地骨皮，但时有下肢抽筋，虑其肾虚筋脉失养，加淫羊藿、续断、伸筋草补肾强筋骨，舒筋活络而收效。五诊患者咽部不适，加连翘以疏散风热、利咽喉。六诊天气转暖，风热之邪易侵入人体，调整处方以稳定病情，去淫羊藿、黄芪偏温性之品，加牛蒡子、紫苏子、桔梗疏散风热利咽。本案根据病理诊断结果，及时应用现代医学最新治疗手段与中药联合治疗，半年后蛋白尿定量从 2.9g/24h 降至 0.5g/24h，且随访未再发，疗效肯定。

病案 4

赵某，女，59 岁。

主诉：腰痛反复发作 10 年，加重 3 天。

现病史：10 年前因劳累出现腰部酸痛，下肢、躯干皮肤紫斑，尿检有微量蛋白尿和镜下血尿，诊断为"过敏性紫癜性肾炎"，经积极治疗后腰痛、紫癜均好转。3 天前因感冒劳累，自觉乏力、腰痛加重来诊。既往史：患紫癜性肾炎 10 年，高脂血症 5 年。过敏原检测，对花粉过敏。现症见：周身乏力，腰痛，小便频数，大便黏腻。查体：舌质淡，苔白腻，脉细。

辅助检查：尿白蛋白/尿肌酐 127.8mg/g，尿微量白蛋白 143.9mg/L，总胆固醇 6.88mmol/L，低密度脂蛋白 4.83mmol/L，肌酐 109μmol/L，血尿酸 384μmol/L，eGFR 63.67mL/min。

中医诊断：腰痛（脾肾两虚兼湿浊内蕴证）。

西医诊断：①过敏性紫癜性肾炎（CKD 2 期）；②高脂血症。

辨证：患者中老年女性，肾病日久，脾肾两虚，肾虚腰府失养，脾虚痰湿内生，故湿浊内盛，符合脾肾两虚兼湿浊内蕴证。

治法：健脾化湿，补肾泄浊。

处方：黄芪 20g、太子参 10g、红曲 6g、荷叶 10g、山茱萸 15g、木瓜 15g、车前子 20g、炒白术 15g、白芍 15、牛膝 15g、佩兰 10g、白豆蔻 10g、菟丝子 10g、丹参 10g、香附 10g、广藿香 10g、酒大黄 5g，14 剂，每日 1 剂，水煎 300mL，分早晚 2 次，饭后温服。嘱低脂饮食，适度运动。

二诊：上述症状好转，自觉时有胃胀，纳食欠佳，小便可，大便成形。查体：舌质淡，苔白，脉沉细。

处方：上方加佛手 15g、莱菔子 12g，理气消胀，14 剂，续服。

三诊：胃胀减轻，纳食转佳，时有肢体麻木，小腿抽筋，大便干结，舌质淡，苔白，脉沉细。化验：尿白蛋白 / 尿肌酐 120.3mg/g，总胆固醇 6.53mmol/L，低密度脂蛋白 3.83mmol/L，肌酐 94μmol/L，胱抑素 C 1.33mg/L，eGFR 65.9mL/min。

处方：白豆蔻 10g、白芍 15g、川芎 10g、香附 10g、丹参 10g、佛手 15g、炒白术 15g、广藿香 10g、荷叶 10g、红曲 6g、黄芪 20g、酒大黄 5g、木瓜 15g、佩兰 10g、山茱萸 15g、车前子 20g、太子参 10g、菟丝子 10g、补骨脂 15g、伸筋草 15g，14 剂，续服。降脂药口服治疗。

四诊：无明显不适。化验：尿白蛋白 / 尿肌酐 100.3mg/g，血脂指标下降，血肌酐 80μmol/L 正常，eGFR 70.6mL/min。上方加延胡索 10g，14 剂，续服。此后复诊，病情稳定。

按语：该患者紫癜性肾炎反复发作 10 年，就诊时血肌酐轻度升高，肾小球滤过率下降，符合早期慢性肾脏病 2 期的诊断。中医四诊合参，辨证为脾肾两虚兼湿浊内蕴之腰痛证。方中太子参、黄芪、白术健脾补气；菟丝子、山茱萸补益肾精；广藿香、佩兰芳香化湿，醒脾开胃；白豆蔻、砂仁化湿行气；车前子利水渗湿；大黄通腑泄浊、逐瘀通络；红曲健脾消食，活血化瘀；木瓜舒筋活络，和胃化湿；白芍、丹参、荷叶养阴活血，散瘀止痛；香附理气宽中。二诊出现胃胀，笔者认为与气机不畅、脾胃升降失和有关，加佛手理气和胃；莱菔子消食除胀，降气化痰。三诊胃胀症状较前好转，肢体时有麻木，为肾精不足肝血亏虚，筋脉失养所致，加补骨脂补肾温阳、固精缩尿，伸筋草祛风除湿、舒筋活络。大部分症状缓解，尿白蛋白 / 尿肌酐下降，肾功能化验恢复正常。

病案 5

崔某，女，35 岁。

主诉：双下肢水肿 1 个月，加重 1 周。

现病史：1 个月前患胃肠炎后出现双下肢水肿，伴下肢紫癜对称分布、无瘙痒，尿沫增多。于当地医院化验检查诊断为"过敏性紫癜性肾炎"，经治疗紫癜好转。1 周前发现双下肢水肿加重。既往有妊娠高血压病史 6 年，现服用奥美沙坦 3 年，血压正常。过敏史：否认食物及药物过敏史。现症见：双下肢水肿，腰痛，畏寒，小便频数，大便溏。查体：舌质暗有瘀斑，苔白滑，脉细，下肢指压痕（+）。

辅助检查：尿蛋白（++），潜血（+++），红细胞 15 ~ 20/HP，其余检查正常。

中医诊断：水肿（肾阳虚兼水湿血瘀证）。

西医诊断：①过敏性紫癜性肾炎；②高血压病。

辨证：中年女性，肾阳亏虚，不能化气行水，故水湿内盛水肿；水湿邪气于血脉中阻塞脉道，故见舌质暗有瘀斑，总属肾阳虚兼水湿血瘀证。

治法：温阳补肾，活血利水。

处方：山药 20g、山茱萸 15g、狗脊 15g、续断 15g、太子参 10g、菟丝子 10g、泽泻 10g、芡实 15g、墨旱莲 15g、白术 15g、仙鹤草 15g、猪苓 15g、小蓟 15g、藕节炭 10g、白茅根 15g、牛膝 15g、枸杞子 15g、淫羊藿 10g、泽兰 15g、茯苓皮 15g，14 剂，每日 1 剂，水煎 300mL，分早晚 2 次，饭后温服。

二诊：药后复诊，双下肢水肿明显减轻，腰痛、畏寒、小便频数、大便溏。舌质暗，苔白滑，脉细，下肢指压痕阴性。化验结果：尿蛋白（+），潜血（++），红细胞 12～15/HP。上方去利水之猪苓、茯苓皮，加补骨脂 15g，温肾散寒止泻，28 剂，温服。

三诊：双下肢水肿消失，腰痛、畏寒明显好转，小便可，大便正常。舌质暗，苔薄白，脉细。化验蛋白阴性，潜血（±），红细胞 18～12/HP。病情缓解，首方 14 剂善后。

按语：该患者以双下肢水肿为主要临床表现，畏寒、腰痛，舌质暗有瘀斑，苔白滑，脉细，符合水肿-肾阳虚兼水湿血瘀证特点。治以温肾强腰，利水消肿，活血止血之法。方以山药、山茱萸、续断、太子参、菟丝子、枸杞子、淫羊藿以温补肾阳，强筋骨；泽泻、猪苓、白术利水渗湿；仙鹤草补虚、收敛止血；墨旱莲滋阴补肾、凉血止血；小蓟、藕节炭、白茅根凉血止血、化瘀解毒利尿；泽兰、牛膝活血调经、利水消肿；芡实益肾固精。二诊患者水肿明显减轻，腰痛仍在，故加补骨脂以补肾壮阳、固精缩尿，辨证得法，效如桴鼓，蛋白尿、血尿临床缓解。

七、临床心悟

紫癜性肾炎，是临床较常见的继发性肾脏疾病，年轻人多见，病情容易反复。发病机制以血液循环中可溶性免疫复合物在肾脏内沉积为主，属免疫复合物肾炎。紫癜性肾炎的明确诊断需符合下述 3 个条件：①有过敏性皮肤紫癜等肾外表现；②有肾损害的临床表现，如血尿、蛋白尿、高血压、肾功能不全等；③肾活检表现为系膜增殖、IgA 在系膜区沉积。随着肾活检诊断技术的广泛开展，对本病的病理分型已经有明确认识，可结合肾脏病理诊断精准选择更合适的治疗方案。中医学在本病的治疗上优势明显，在改善症状、减轻激素及免疫抑制剂带来的副反应方面发挥着积极作用，中西医结合取长补短，可提高疗效。当代医学名家在总结前人经验的基础上有各自独到的见解，笔者在临床实践中也积累了一些经验，对本病的治疗用药有自己的心得体会。

（一）疾病分期不同，治疗重点有别

紫癜性肾炎在疾病初期以风热、热毒、湿热之邪为主，部分患者因上呼吸道感染为诱因起病，多伴有咽部不适症状。笔者善用牛蒡子解毒消肿利咽、宣肺祛痰透疹。《本草纲目·卷十五》说牛蒡子"消斑疹毒"。《药品化义》中也提到"牛蒡子能升能降，力解热毒，味苦能清火，带辛能疏风，主治……咽喉不利……血热痘，时行疹子，皮肤瘾疹……"。现代药理表明，牛蒡子苷可通过抑制 NF-kB 活化及核转位，降低促炎细胞因子的水平，改善肾小球的炎症病变。热毒炽盛的患者皮肤紫斑密集，颜色呈暗红，表明热毒之邪已深入血分。紫草苦寒清泄，甘寒清解滑利，咸而色紫入血，入心肝二经，既能清热凉血，解热毒于血分，又能活血化瘀，促进斑疹瘀血消散，并且导热毒，瘀血从二便排出。现代药理研究表明，紫草素有抗炎、抗过敏、抗血栓形成的作用。而以湿热为主的患者，笔者多用白鲜皮以皮行皮，清热燥湿，祛风解毒。疾病后期，患者脾肾两虚症状突

出，治疗重点为补脾益肾扶正为主。补脾多用太子参、黄芪、白术，补肾多用山茱萸、菟丝子、枸杞子、金樱子。

（二）虫类药物的运用

虫类药在临床中应用比较广泛，笔者擅用蝉蜕、地龙等虫类药治疗紫癜性肾炎。蝉蜕，为蝉科昆虫黑蚱的若虫羽化时脱落的皮壳，甘寒质轻，清透宣散，入肺、肝经，有疏散风热、利咽开音、透疹止痒、明目退翳、息风止痉的作用。紫癜性肾炎前期多伴有上呼吸道感染病史，应用蝉蜕可以疏散外邪，同时预防反复外感，减少复发率。本病患者多有食物或药物过敏史，而现代医学表明，蝉蜕有抑制免疫反应和抗过敏的作用，可有效减轻免疫反应，对于有蛋白尿的患者，蝉蜕加宣肺利水药有助于降低蛋白尿。地龙，别名蚯蚓、土龙，为蚯蚓科动物参环毛蚓、通俗环毛蚓、威廉环毛蚓或栉盲环毛蚓的干燥体，性味咸寒，入肝脾膀胱经，有清热定惊、通络、平喘利尿的功效。现代药理表明，地龙有肾脏保护作用，减轻肾小球硬化及肾小管损伤的程度，同时还能显著促进巨噬细胞 Fc 受体的活化，有免疫增强作用。地龙中所含蚓激酶有防止血栓形成和溶解血栓的作用，可激活纤溶酶原，使纤维蛋白溶解，延长凝血时间。正如清代叶天士所云："病久则邪风混处其间，草木不能见其效，当以虫蚁疏络逐邪。"紫癜性肾炎病情反复难愈时，临证灵活运用虫类药物可取得良好疗效。

（三）防治结合

紫癜性肾炎在治疗上强调系统性和长期性，要遵循医嘱按规律服药，监测相关指标，病情稳定后，要注意定期复查，病情变化时要及时到医院治疗。在日常生活中，要注意休息、避免劳累、感冒；在饮食用药方面，要做好防护，避免接触过敏原；在心理方面，患者要避免情绪紧张、焦虑，如果有不能解决的心理问题，可以咨询专业的心理医生。

（韩颜霞、吴可、倪艺昕）

第十二节　慢性肾衰竭

一、疾病介绍

慢性肾衰竭（CRF）发生在多种慢性肾脏病或累及肾脏的全身性疾病基础之上，由于肾单位严重受损，缓慢出现肾功能减退而致不可逆的肾衰，是一切进展性肾脏疾病的最终结局。临床主要表现为肾功能减退，代谢废物潴留，水电解质及酸碱平衡失调，以致不能维持机体内环境的稳定，出现多系统受累的临床综合征，病情缓慢或呈进行性减退及恶化，直至发生尿毒症。目前我国引起慢性肾衰竭的常见疾病中，仍以各种原发性及继发性肾小球肾炎占首位，近年来，肾间质小管损害引起的慢性肾衰竭也逐渐引起重视。其他继发疾病依次为高血压、糖尿病、狼疮性肾炎、乙型肝炎和病毒相关性肾炎等。另有少见的泌尿系统先天畸形（如先天性多囊肾、肾发育不良、膀胱输尿管反流等）、遗传性疾病（如遗传性肾炎、肾髓质囊性病、Fanconi 综合征）等，共同构成慢性肾衰竭的病因。

国际上将慢性肾病（CKD）根据 eGFR 水平分为 5 期，其中 3 期又细分为 3a 期和 3b 期。一般认为，慢性肾病 3b ~ 5 期为慢性肾衰竭阶段。如何延缓或阻止慢性肾衰竭早、中期的病理进程，是现代肾病研究中之热点、难点。中医学对本病有独特的认识和方法，在慢性肾衰竭非透析疗法中占有重要地位，特别对慢性肾衰竭 5 期之前这一阶段，中医中药治疗具有明显优势。

中医学原无慢性肾衰竭的病名，现统称"慢性肾衰竭"。本病以恶心呕吐、纳呆、口有尿臭、夜尿多或少尿、水肿、腰酸、神疲乏力、头痛、烦躁、衄血、面色无华、肌肤甲错、惊厥甚至昏迷等为主要临床表现。根据其临床表现可归属于古代中医学"虚劳""癃闭""关格""溺毒""肾劳"等范畴。其病程冗长，病机错综复杂，既有正气的虚损，又有实邪蕴阻，属本虚标实，虚实夹杂之证。正虚包括气、血、阴、阳的亏虚，并以脾肾亏虚为主；邪实以湿浊、水饮、血瘀为主，可伴有湿浊化热，有时兼有外邪等。

二、诊疗思路

笔者认为，虽"虚劳""肾劳""关格""癃闭"等均常用于慢性肾衰竭中医命名，但大多只能体现慢性肾衰竭患者某几个症状或体征，且慢性肾脏病病情复杂，症状多样，因人而异，上述中医病名常不能概括其总体病程特点。《外经微言》中记载肾衰，认为肾衰乃"肾水之涸"，肾衰不得上灌肺金，肺金不得润则立化；肾中水涸无沥以养肝，肾衰不得济心，则肝木横，心火炎，水无土制，五脏七腑（含包络）均受其害。《秘传证治要诀及类方》记载相关糖尿病肾病"下消消肾，肾衰不能摄水，故小便虽多而渴"。《古今医鉴》有言："阳气不足，少阴肾衰，是以腰痛。"遵照中华人民共和国国家标准·中医临床诊疗术语疾病部分，将慢性肾衰竭中医命名为"慢性肾衰"，肾衰二字，自古医书皆有记载，且可明晰概括该病机病程，又与西医慢性肾病相辅相成，乃该病名之佳选。

三、审证求因

笔者认为慢性肾衰竭病机主要为"正虚毒蕴"。本病本虚标实、虚实夹杂。其中本虚是以脾肾亏虚为根本，导致脏腑气血阴阳的虚衰即"正虚"；标实为水湿、痰浊、瘀血等实邪日久化毒即"毒蕴"，而三焦作为气机与水液代谢通道，在本病发展变化的过程中，湿浊瘀毒极易壅遏三焦，导致气机逆乱，水道不通。

（一）"正虚"是慢性肾衰竭发生发展之本

正虚即脾肾亏虚是慢性肾衰竭的发病根本。肾主藏精司气化，为先天之本，乃一身阴阳之根。脾主运化统血，为后天之本，乃气血生化之源。脾肾两脏为先、后天之关系，二者互资互进，荣损与共。若因先天不足、饮食劳倦、年老体衰或水肿、消渴等久病迁延、失治误治，脾虚及肾，或肾虚及脾，终致脾肾虚损。

肾为水脏，纳五脏六腑之精，精化为元阴元阳，贮藏于肾脏，与后天水谷精气交融，共同供给人体生命活动。肾脏主司封藏，先天肾精不足，封藏失司，后天五劳、五志过极，长期寒温失调、饮食偏颇等可伤及于肾，从而使肾藏精功能缓慢丧失，肾泻而不藏，肾精亏耗，元真之气散，五脏精衰，故人腰膝酸软，面色黧黑，畏寒肢冷，饮食难入，自汗出不止，身肿腹满。

脾土亏虚则生化乏源，气虚无以行血，血行不畅乃生瘀血；肾虚开阖失司，气化无权，水液代谢障碍，又脾虚健运失司，无以升清降浊，水液内停，蕴久酿为湿浊，湿浊困脾，日久又生痰浊。水湿、痰浊、瘀血蕴久化毒，毒邪乃生，"血与水本不相离"，因此瘀毒与湿毒是慢性肾衰竭病理因素中互为关联、互为影响的两个重要因素。一些近代相关研究也证实了肾脏缺血可导致肾间质纤维化与肾小球硬化的病理改变，这与中医学的瘀血理论相契合。又肾阳不足，无以蒸腾气化，肾气亏虚，无以藏精降浊；脾土虚衰，无以运化水谷精微，水液输布障碍，以致水液内停，乃成水湿。水湿壅遏三焦，阻碍气机，导致气滞血瘀、湿毒蕴结。湿浊与瘀毒是病理产物，同时也是病理因素，而湿浊瘀毒之实邪又可阻碍气机，使本病病势缠绵不易痊愈。

（二）毒邪蕴久、肾虚络痹是慢性肾衰竭发生发展之标

《金匮要略心典·百合狐惑阴阳毒病证治第三》有云："毒者，邪气蕴蓄不解之谓。"笔者认为慢性肾衰竭之毒包括水、湿、浊、瘀。毒善伏匿，顽固难愈，由弱及盛，由盛而变，弥漫三焦表里，因实致虚，由虚致实，循环往复。因此临床上慢性肾衰竭各期患者均有瘀阻之象，故认为"瘀毒"贯穿于慢性肾衰竭的整个病变过程。

"瘀毒"乃瘀血蕴蓄不解所化，而瘀血的成因不外虚实两端。因于虚者，有气虚、阳虚、阴虚之不同，因于实者，是水湿、痰浊等有形实邪阻碍气血运行所致。"瘀毒"阻于肾络，肾气受损，因实致虚，虚而致瘀，因而"瘀毒"之邪根深蒂固，难于祛除。现代医学研究发现，缺氧、缺血是慢性肾脏病进展的关键环节，肾纤维化是各种肾脏疾病进展到慢性肾衰竭的共同通路，高凝、高黏、高聚的高黏滞状态的血流动力学变化，也与肾脏疾病的发生发展密切相关。

浊邪蕴结不解，日久化毒，具有毒与浊的双重特性，与单纯浊邪相比，更易耗伤气血，败坏脏腑。浊毒既是一种对人体脏腑经络及气血阴阳均能造成严重损害的致病因素，也是由多种原因导致的脏腑功能紊乱，气血运行失常，机体所产生的代谢产物不能及时排出，蕴积体内而化生的病理产物。浊毒既生，进一步耗伤机体气血津液，致脏腑功能失调，脾肾衰败，病情复杂难愈。

水、湿、浊、瘀之毒蕴久，肾络痹阻。《血证论·瘀血》载"瘀血在经络脏腑间，则结为癥瘕"，《医林改错》有"久病入络为瘀"，提示血络瘀阻则痼结难去。《素问》篇言"食气入胃，浊气归心，淫精于脉"，若脾不散精，浊阴失于运化，蓄积留滞脉络，可内化为浊邪；浊邪之性黏腻、重滞，又常裹挟痰、湿、瘀、毒，众邪胶结缠绵，阻塞肾络。《金匮要略·心典》曰，"毒，邪气蕴结不解之谓"，指出毒为诸邪之甚，属五行标盛暴烈之气，可耗伤气血，败坏脏腑。可见，诸病邪久蓄不解，入脏入络，是导致肾络痹阻的关键因素。另气虚运血无力，或血虚脉络不充，或脏虚助邪孳生等，皆可滞阻血脉，导致肾络痹阻。肾气亏虚则推动气血无力；肾精亏虚则无以滋养肝血，精血难以相生；肾虚日久，先天影响后天，则脾胃运化失健，气血无以化生；肾阴不足，燥热煎熬津血，则血液黏稠，气血凝滞。此外，若肾气亏虚，气化不及，可致湿邪内生；后期肾气耗损显著，加之阴损及阳，则肾阳虚衰，可致水邪内停。水湿之邪久聚不化，日久可变生浊毒而浸淫于脉络。可见，因虚致实，实邪留滞，亦可痹阻肾络。

因此，毒邪相兼互化，深伏久羁，是慢性肾衰顽恶缠绵、变证丛生、肾功能渐行恶化的重要因素。

（三）三焦不利、气机水道不通是慢性肾衰竭发生发展之关键

慢性肾衰竭的病位主要在于肾、脾和三焦，病机在于脾肾功能失调，三焦水道不通，膀胱气化失司。脾肾两虚，浊邪久稽，湿浊、瘀血、浊毒潴留体内，壅塞三焦水道，三焦决渎失职，致使正虚邪实，虚实错杂。

三焦，又称"孤府"，《素问·灵兰秘典论》有载"三焦者，决渎之官，水道出焉"。《中藏经·论三焦虚实寒热生死顺逆脉证之法》论三焦："总领五脏六腑、营卫经络、内外左右上下之气也；三焦通，则内外左右上下皆通也，其于周身灌体，和内调外，荣左养右，导上宣下，莫大于此者也。"《难经·六十六难》说："三焦者，原气之别使也，主通行三气，经历于五脏六腑。"有通行诸气、布散水液、化生营卫、通行气血等功能。

肾与三焦关系十分密切，尤其体现在布散元气与运行水液两大方面。元气是人最根本、最重要的气，是人体生命的原动力；且元气根于肾，主要由肾封藏的先天之精化生，依赖后天之水谷精气不断滋养，通过三焦流注全身，从而化生五脏六腑之气而发挥各自的生理功能；只有肾中精气充盈，肾阳蒸腾气化有度，元气才能充沛；只有三焦通畅，升降出入条达，元气才能得以布散，气化才得以完成；若肾精亏虚，三焦不畅或功能衰退，则会有元气亏虚之象。《素问·逆调论》云："肾者水藏，主水液。"人体津液生成、输布与排泄，是由肺、脾、肾三脏共同协同完成的，肾在三脏中占主导地位，故称肾主水。肾主水主要体现在肾阳对水液的蒸腾气化作用，其为津液输布代谢的原动力，使肺、脾和膀胱等脏腑在水液代谢中发挥各自的生理功能。《难经·三十一难》曰："三焦者，水谷之道路，气之所始终也。"三焦既是气道，又是水道，上归于肺之津液，通过三焦布达周身，下输膀胱；依赖肾阳之蒸腾气化，清者上输于肺，布散周身，浊者变成尿液，下注膀胱，从尿道排出体外，"气化而出焉"。《素问·经脉别论》说："饮入于胃，游溢精气，上输于

脾，脾气散精，上归于肺，通调水道，下输膀胱，水精四布，五经并行。"水液代谢虽由胃、脾、肺、肾、肠、膀胱等脏腑共同协作而完成，但人体水液的升降出入，周身环流，则必须以三焦为通道才能实现。因此，肾阳的旺盛和三焦的通利，主导周身津液的输布代谢，若肾之阴阳衰败和三焦不利，则出现津液输布与排泄障碍，而产生水湿痰饮等病理产物及开阖失常。肾与三焦在生理上关系密切，在病理上亦相互影响。肾病病理为素体先天禀赋不足，加之外感、内伤、情志、饮食劳倦等因素，致使病情迁延难愈，病程缠绵日久，最终形成正虚邪实之证。"三焦者，元气之别使也"，肾虚，则化生元气不足，三焦道路运行不畅，甚而功能衰败，可致诸脏之气不足，故肾虚可累及他脏；三焦不畅，气化不利，津液停聚，而成水湿痰饮、水肿等病变；三焦气机不畅，推动运行乏力，而成瘀血；肾阴虚，水湿痰饮可蕴结日久化热成毒；肾阳虚，可致寒湿内蕴，各种病理产物又可进一步阻塞三焦，从而形成恶性循环。正如《类经·藏象类》云："上焦失治，则水泛高原；中焦不治，则水留中脘；下焦不治，则水乱二便。"因肾与二焦在生理上密切联系，在病理上亦相互影响。

四、审因论治

（一）培土益肾扶正气

正虚致邪是慢性肾衰竭发病的根本，而正虚多以脾肾气虚为主，故而笔者格外重视培土益肾扶助正气。临床上以菟丝子、益智仁、杜仲、巴戟天等药温补肾阳以防止氮质血症加重；以当归、白芍、熟地黄、麦冬、鳖甲等药滋阴养血。笔者认为，滋补之药需中焦脾胃的运化，故而健脾是重中之重，正所谓补后天以养先天，临床上常用白术、黄芪、太子参、山药等药益气健脾。笔者同样重视肾气的补益，以期从根本上保护残余肾功能，延缓本病的进展。

（二）泄浊化瘀祛毒邪

慢性肾衰竭的重要病理因素为"湿浊""血瘀"，进而化毒损伤肾脏，笔者据此提出了"泄浊化瘀祛毒邪"大法。瘀血可引起慢性肾衰竭患者肾脏的病理改变，如肾脏缺血和肾动脉硬化，同时瘀血也是本病恶化的因素。笔者常用的化瘀药物有丹参、川芎、山楂、泽兰、水蛭、桃仁等，并于方中加入补气药如黄芪、白术，化瘀兼益气，气行则血行，加强化瘀之效。同时笔者还注意培土益肾，养血活血，使瘀得以祛除却不伤正气。脾气亏虚，失于运化，水液内停，生为湿浊，湿浊困居中焦，形成恶性循环，笔者常以砂仁、白豆蔻、藿香、佩兰等醒脾之药以化湿降浊。又六腑以降为顺、以通为补，通腑泻浊法可以泻浊排毒，笔者常用的药物有大黄、土茯苓、鬼箭羽等。祛邪务尽，其法在于给邪以出路。毒邪尤甚，缠绵难祛，需因势利导，方可尽其力而祛邪。亦有以大黄为主药的院内制剂"降氮煎剂"为灌肠之用，口服中药汤剂与灌肠疗法配合使用，内服与外法结合，多途径施药，相得益彰。

（三）疏利三焦调气机

笔者认为，慢性肾衰竭病机复杂，但与三焦气化失常相关，因其失常以致"痰、瘀、毒"内生。慢性肾衰竭水肿病机与肺、脾、肾相关，三焦气化功能失常，气机闭塞，水道不通以致实邪内生，而痰、湿、瘀等实邪久聚脏腑，会加重本虚证候，以致病情难愈。《素问·六微旨大论》有言："出入废则神机化灭，升降息则气立孤危"。三焦是气机升降出入之枢纽，同时三焦气化是生命活动之本，其作为气机升降出入的道路，运行气血津液及水谷精微到达人体各部，若三焦气化受损，则水液代谢失调，气血津液输布不利，无法到达全身，导致水湿内生。湿为阴邪，损伤阳气，易阻滞气机运行，气滞则又易形成血瘀，致病因素相互搏结，损伤肾络，以此致病。此外，三焦运行水液及气化功能的实现，与肺、脾、肾三脏的关系最为密切。张景岳曾指出：凡是表现为水肿的疾病，多是与肺、脾、肾三脏相关，且发病以肾脏为本，以肺脏为标，制水在脾脏。可见三脏虚损会出现三焦气化不利，两者相互影响，导致本病发生；《类经·藏象类》中也曾讲："三焦水不治则脏腑症状百出，三焦气化正常，则三焦脉络水道通畅，水液可运行得当。"故而治疗慢性肾脏病应当重视对三焦的疏调作用，从而使气机得顺，水液得行，血行脉中，湿浊痰瘀随之而解。笔者在以培土益肾、泄浊化瘀为重点疗法的基础上，兼顾畅达三焦，畅达气机，通调水道，采用宣降、疏调等多种治疗方法，使气机升降得以枢转，水道乃通，邪气乃散，阴阳乃和。

（1）肺居上焦，笔者常用蝉蜕、牛蒡子等药宣发肺气，开上焦给邪以出路；以桔梗升清，恢复气机升降；用杏仁降肺气，开上源导下流。

（2）脾胃居中焦，治法上应健脾和胃，以疏调为主。《医门棒喝》曰："升降之机者，在乎脾胃之健运。"脾胃是气机升降枢纽，脾主运化，纳运化生水谷精微；胃主受纳，以通降为顺，只有脾胃的运化收纳功能正常，水谷精微才得以滋养五脏，气机升降正常，则邪不可干。在临床上笔者运用黄芪、白术、陈皮、茯苓、太子参等健运脾气，使脾胃蒸化得助，枢纽得开，水气乃行。此外笔者尤其注重气机的调畅，临床上常用柴胡、陈皮、枳壳等药疏肝解郁、理气行滞。

（3）下焦为肾、膀胱、大肠所居，为排泄水液、糟粕之用，出而不纳，犹如沟渠水道。下焦气化失常，则湿、瘀、毒内生。笔者认为，对于下焦实邪而言，湿邪、瘀血两者尤为常见。湿为阴邪，其性趋下，故易走下焦、湿邪不化、气机阻滞、邪毒内生。故下焦以补肾泻浊为主，笔者常用泽泻、车前子、猪苓、石韦等药利水、渗湿、泄浊。络脉集聚于肾，肾络瘀滞不通，使本病缠绵难愈。笔者常用善于走窜的虫类药如地龙、水蛭等化瘀血、通肾络、清下焦。

（四）直肠给药通腑气

直肠给药方法始见于《伤寒杂病论》，其中有用"蜜汁导法""猪胆汁导法"治疗便秘的记载，开创了肛肠给药的先河。《黄帝内经》云，"魄门亦为五脏使"，肠道"受五脏浊气，名曰传化之府，此不能久留，输泻者也"。肠道天然的生理特性为长度长、容积大，血流量丰富，药物在肠中的溶解性较好，均有利于药物在肠道的吸收。现代直肠给药法是通过肛门将药物送入肠管，通过人体直肠黏膜的吸收作用发挥药效，从而起到治疗全身和局部疾病的作用。慢性肾衰竭时，因其通过肾脏排泄的尿素氮和肌酐等废物明显减少，大量蛋白代谢产物在结肠中积聚，同时由于结肠中有大量细菌繁殖，使大量毒素产生，引起血液中肌酐、尿素、胍类等毒素水平增加。因此，经直肠给药的"降氮洗剂"，即可以通过刺激肠道黏膜增加排便来排泄代谢毒素，也可以通过肠壁血管吸收该药物中的有效成分，降逆泄浊、益气活血、通腑利湿，是延缓慢性肾衰竭进展的有效措施。现代药理学研究提示，大黄酸能改善移植肾大鼠模型的肾功能，升高内源性抗纤维化因子 HGF 及BMP7 在肾组织内的表达，降低肾组织炎细胞的浸润，从而改善移植肾大鼠模型的肾脏纤维化，保护肾功能。并且经肛给药，可以避免部分内服药物对胃黏膜的刺激，又减少了消化液对药物有效成分的影响，有利于药力直达病所。此外，采用直肠给药这一途径，避免了肝脏首过效应，增加了药物生物利用度，并使血药浓度与静脉注射相似，显效迅速，从而达到事半功倍的效果。

（五）常用单药、药对应用

1.单味药应用

（1）黄芪：《神农本草经读》记载，黄芪："气味甘，微温，无毒。主痈疽，久败疮，排脓止痛，大风癞疾，五痔鼠瘘，补虚，小儿百病"。黄芪的现代药理学研究显示：其主要化学成分是黄芪多糖、多种氨基酸、蛋白质、胆碱、皂苷类化合物、甜菜碱、叶酸、黄酮类化合物等，具有调节肌体免疫、抗氧化、抗肿瘤、抗感染、降血糖、双向调节血压、抗凝等作用，涉及免疫系统、神经系统、消化系统、泌尿系统等。动物实验研究显示：黄芪可降低 Scr、BUN、MDA，升高血浆 SOD，改善氧化应激状态，下调 Fas 和 FasL 蛋白表达，上调 Bcl-2 蛋白表达，抑制细胞凋亡，从而保护肾功能，延缓肾功能恶化。

（2）丹参：《本草经集注》记载，丹参"味苦，微寒、无毒。主治心腹邪气、肠鸣幽幽如走水、寒热、积聚、破癥、除瘕、止烦满、益气"。丹参的现代药理学研究显示，其含有丹参酮、隐丹参酮、异丹参酮、丹参新醌等，具有抗纤维化、抗氧化应激、抗炎、改善血流动力学、抗抑郁、抗肿瘤、抗血栓形成等药理作用，涉及泌尿、心血管、血液、消化、免疫等多个系统。丹参的动物实验研究提示，丹参酮ⅡA 可抑制细胞凋亡，改善慢性肾衰竭大鼠的肾功能，延缓肾脏病变进展，机制可能是通过调节内质网应激相关分子GRP78、CHOP、Caspase-12 表达水平，与降低 Fas-FasL 的含量有关。

（3）大黄：《神农本草经》记载，其性味与功效为"味苦寒，主下瘀血，血闭，寒热，破癥瘕积聚，留饮宿食，荡涤肠胃，推陈致新，通利水谷，调中化食，安和五脏"。大黄的现代药理学研究显示，其主要成分为大黄素、大黄酸、大黄素甲醚等，而蒽醌类化合物是其重要的活性成分，具有泻下、止血、抑菌、抗病毒、抗炎、抗肿瘤、清除氧自由基、免疫调控、利尿等药理作用，涉及消化、血液、泌尿、神经、心血管等多个系统。动物实验研究得出，大黄可降低大鼠血清中硫酸吲哚酚含量，清除蛋白结合型尿毒症毒素，延缓肾功能损害进展。

（4）白术：其味甘、苦、性温，应用广泛，有"十方九术"之说，可补脾健脾燥湿、益气固表利水。《名医别录》记载白术，可"消痰水，逐皮间风水结肿""暖胃，消谷嗜食"。笔者治疗慢性肾衰竭重视调补脾胃，认为中州和则肾元得养、气机得畅、湿浊得化，并喜用白术，认为其药性温和，更能补脾益气化精，健脾燥湿。有研究表明，白术含有白术内酯Ⅲ，推测其为补脾益气、健脾燥湿的原因。现代药理学研究表明，白术具有较强的利尿效果，还可以纠正钾离子紊乱，促进胃肠蠕动。

（5）太子参：又名"孩儿参"，药力平和，味甘、微苦，性平，以益气生津见长，"清补"为其特色。其益气，无人参升提助逆之忧；生津，无人参助湿之虑；扶正，无人参留邪之嫌；补虚，无人参峻猛化火之弊，可于稳妥中缓补气阴，补脾益肺，符合笔者宜缓补不宜峻补、避免留邪的诊疗思路，并常与黄芪配伍用培元益气，补脾助运，养阴生津。现代药理学研究证实，其能抗氧化应激，且能增强免疫力，抗疲劳，降血糖。

（6）砂仁：味辛，性温，为"不伤正气，调醒脾胃之上品也"（《玉楸药解》），可醒脾化湿、行气消痰、降气止呕、温中止泻。张景岳认为其可"快胸膈开痰、平气逆咳嗽"。慢性肾衰竭痰浊、水湿等湿浊阻滞中焦气机，脾气不升反降；清气精微下行则泄泻，尿浊；胃气不降反升，浊气上逆则胃脘胀满呕恶。砂仁味香辛，可升清醒脾化湿，行气消痰；性温可温胃降逆止呕，暖脾止泻。此外，李时珍还称其可"引诸药归宿丹田"而引诸药达于肾。笔者常与白豆蔻、半夏等药物同用，以加强降气温中止呕、行气消痰化湿、开胃调畅气机之力。现代药理学研究证实，其具有抗溃疡、镇痛、消炎等作用。

（7）佩兰：味辛，性平，可化湿醒脾泄浊。《本草经疏》记载，"兰草辛平能散结滞，芬芳能除秽恶"，又因其"主利水道"（《神农本草经》），还可利尿消肿。现代药理学研究表明，其具有抗炎、祛痰、调节免疫力等作用。

（8）白豆蔻：味辛，性温，可化湿行气，温中止呕，开胃进食。《本草备要》记载其为"止呕、暖胃、化湿、消食"之品。现代药理学研究，证实其具有抗失眠、抗氧化等作用。

（9）山茱萸：味酸、涩，性微温。近代医家张锡纯对其了解颇深，评价山茱萸"救脱之药，当以山茱萸为第一"，可补固肾精止遗漏、补肝疏肝、收敛心气、敛汗止血等。笔者因此药涩精固脱力强，加之补肾之阴精的特性而频频于方中使用，还常搭配由金樱子、芡实组成的水陆二仙丹来固涩肾精，治疗肾精失藏之蛋白精微遗泄诸证。搭配熟地黄、山药取六味地黄丸三补之效来滋肾养阴。现代药理学研究，证明其具有保护肾脏、调节免疫的作用。

（10）金樱子：首载于《雷公炮炙论》，味酸甘涩，性平，可收敛固精缩尿。《名医别录》称其善"止遗泄"，笔者常用其治疗小便频数、遗尿、夜尿、蛋白尿久治不愈。现代药理学研究证实，其具有改善肾功能的作用。

（11）蝉蜕：味甘，性寒，为蝉科昆虫黑蚱的若虫羽化后的蜕壳，体浮气轻，乃宣肺、利咽、定痉、活血、祛风通络之良药。《本草纲目》记载其"主疗一切风热之证"。张锡纯称其"善利小便"。笔者常与僵蚕、牛蒡子、连翘等合用，以疏风清热利咽；与僵蚕、地龙等虫类药相须使用，以入络搜邪活血。此外，还因其具有疏风清热、宣肺散邪的作用，而常被笔者用来治疗慢性肾病风热外感，出现身热、咽喉不利、蛋白尿增多等病情急性加重之时。

（12）泽兰：味辛、苦，性微温，可活血化瘀、利水消肿，尤善于消湿瘀互结之水肿。现代药理学证实，其可以减低慢性肾衰竭大鼠的 TNF-α 水平，同时增加肾脏血流量起到降低肌酐的作用。

（13）泽泻：味淡，性寒，长于入膀胱经，善下行，为利水之主药。《本草正义》称其"最善渗泄水道，专能通利小便"；《本草分经》称其"功专利湿行水"。通过其利水功能可以利水湿、化痰饮、除湿热。又通过《本草秘录》中"泽泻不但利水湿，尤善滋阴"的记载，我们了解到其还具滋阴之能。故泽泻有利水不伤阴的特点，对于本病湿浊毒邪留滞而阴液损伤者尤为适宜，既"泽"阴又"泻"湿浊毒邪。现代药理学证实，其具有利尿、抗肾炎、促进尿路结石排出的作用。

2. 药对应用

（1）白术、黄芪：白术与黄芪皆善于健脾益气。笔者认为，慢性肾衰竭患者病久脾肾亏虚，正气不足，易染外邪，二者相佐，既可培土益肾，亦可荣卫固表。《药性赋》言白术"利水道，有除湿之功"，黄芪有利水消肿之效，二者与利水渗湿药配伍，可增强利水之力。又气能生血，二者与补血之当归、白芍合用，可明显改善肾性贫血。

（2）川芎、牛膝：川芎，性辛、温，归肝经，既可活血又能行气，《本草汇言》言其"上行头目、下调经水、中开郁结、血中气药"，"尝为当归所使，非第治血有功，而治气亦神验也"。牛膝，其性平，味苦、甘、酸，归肝、肾二经，主要功效为活血通经利水，补肝肾，强筋骨。笔者认为，二药合用，既可滋补肝肾之虚，同时还可逐瘀通经，通利水道，更增行气活血之效。

（3）藿香、佩兰：藿香，味辛，性微温，归脾、肺经，可化湿止呕，《本草图经》言其"治脾胃吐逆，为最要之药"，佩兰，味辛，性平，归脾、肺经，《本草经疏》谓其"开胃除恶，清肺消痰，散郁结"。笔者常将二者相须为用，二者均气味芳香，主入中焦脾胃，兼入肺经，更增化湿止呕，芳香化浊之效。

（4）地龙、水蛭：地龙，味咸，性寒，归肝、脾、膀胱经，其性咸寒降泄，又善走窜，有清热息风，通络，平喘，利尿降压之功。现代研究表明，地龙可抗凝、抗炎及利尿，改善肾脏高凝状态，延缓病情进展。水蛭，味咸、苦，性平，归肝经，可破血通经，逐瘀消症，《神农本草经》言其"逐恶血，瘀血，月闭，破血逐瘀"。近代医家张锡纯认为，水蛭在破血药中功列第一，只破瘀血而不破新血，为其优势。现代药理研究表明，水蛭可降低血浆的黏稠度，改善血液流变学，减少尿蛋白，防止肾间质纤维化，提高肾小球滤过率。笔者临床常用虫类药物，认为虫类药物大多透达走窜、循经入里、散邪外出。二者同用可增强活血化瘀之效，改善高凝状态，改善肾间质纤维化，延缓肾衰竭进展。

（5）陈皮、半夏：陈皮辛行温通，善于健脾行气，燥湿化痰；半夏性温，善于燥湿化痰，降逆和胃。此外，半夏还具有消痞散结之功效。笔者认为，陈皮有半夏，则痰消而气顺，半夏有陈皮，则气畅痰除，二者相佐，亦可通调气机，纠气机之逆乱，助三焦之畅达。

（6）丹参、红花：中医理论认为"久病必瘀""久病入络"。对于慢性肾脏病而言，瘀血既是脏腑功能失调的病理产物，又是脏腑功能失调的致病因素，常贯穿于慢性肾脏病的始终。起病之初，邪气侵扰，出现肾络瘀血闭阻的瘀血征象，并随着肾性水肿出现"水病及血"而致瘀。瘀血证又称蓄血证，凡脉管以内运行迟滞之血，或者已从脉管溢出而仍停于体内之血都为瘀。瘀血形成之后，又可阻碍气血运行导致脏腑功能失调，整体阴阳气血俱虚，引起诸多病症。有学者研究表明，瘀血证的微观证候体现于慢性肾衰竭的病变过程中，并因久病则血伤入络，多数慢性肾衰竭患者症见腰痛固定、面色晦暗、肌肤甲错、舌紫暗、脉涩等瘀血之象。中药丹参具有活血祛瘀功效，能祛瘀生新而不伤正。丹参有效成分丹参酮、丹参酚等可改善微循环，促进血液流速，抑制血小板聚集和凝血功能，可不同程度地调节慢性肾衰竭大鼠体内血肌酐、尿素氮以及尿蛋白的含量，并具有改善肾脏功能的作用。红花具有化瘀血、通经络的功效，其有效成分红花黄素可改善肾脏等器官的微循环，并对血管系统有一定的保护作用。红花的有效化学成分相对不稳定，但丹参却可延长红花有效成分的稳定时间，两者配伍可充分发挥活血化瘀通经络的最大作用。

五、日常饮食及情志调摄

（一）食物多样，分期选配

2024 年版《中国成人慢性肾脏病食养指南》建议，慢性肾脏病患者应保持食物种类多样化，每日 12 种以上，每周 25 种以上，以保证营养素摄入全面和充足。建议以植物性食物为主，餐餐有蔬菜，其中一半以上选择深色蔬菜如茄子、西蓝花、甘蓝等；水果应适量；常吃奶类、大豆及其制品，适量吃鱼、禽、蛋、畜肉；尽量不吃烟熏、烧烤、腌制等加工食品。同时，在日常饮食中还应注意低盐、少调味品、限酒或不饮酒，限制或禁食浓肉汤或老火汤。慢性肾衰竭期患者胃肠道症状比较明显，口中常有尿氨味，应加强口腔清洁护理，给予硬的果糖、口香糖来清新口气，减轻恶心、呕吐的症状，提供色、香、味俱全的食物改善食欲。

（二）能量充足，体重合理，谷物适宜，主食优化

慢性肾脏病患者能量摄入量建议 30 ~ 35 kcal/（kg·d）［理想体重（kg）= 身高（cm）－ 105］（1kcal ≈ 4.18kJ）。对于超重或肥胖患者，能量摄入可减少 500 ~ 750 kcal，使体重降至适宜范围。身体质量指数（BMI）在 18.5 ~ 23.9 kg/ ㎡为正常，≥ 65 岁老年人可提高至 20.0 ~ 26.9 kg/ ㎡。不同的慢性肾脏病分期，其主食选择应有所不同：慢性肾脏病 1 ~ 2 期，主食建议以谷薯类为主，1/3 为粗杂粮；慢性肾脏病 3 ~ 5 期（CRF 期），主食可选择淀粉含量高、蛋白质含量低的食物，如红薯、土豆、木薯、山药、芋头、绿豆粉丝等，也可选择水生蔬菜如莲藕、马蹄等食物，还可选择低蛋白大米、淀粉（米）和肾病专用能量补充剂等来增加能量。

（三）蛋白适量，合理摄入鱼、禽、豆、蛋、奶、肉

优质蛋白应占蛋白质总量 50% 以上，优先选择鱼、禽类的白肉类食物，每周 1~2 次，每次不超过 50g；其次是大豆类，可选择大豆及其制品如豆腐、腐竹等；最后是蛋、奶、畜肉，鸡蛋每日不超过 1 个，奶类不超过 300mL。慢性肾脏病 3~5 期（CRF 期）患者蛋白质摄入总量为 0.6g/（kg·d）。

（四）蔬菜充足，水果适量

蔬菜 300~500g/d，水果 200~350g/d，糖尿病肾病患者每日水果摄入量可减至 100~200g。有水肿或高钾血症时，需根据蔬果的含水量和含钾量谨慎选择，蔬菜推荐用清水浸泡并飞水弃汤后进食。

（五）少盐控油，限磷控钾

每日盐摄入量不超过 5g，限制酱油、鸡精、各种酱料等调味品的摄入。水肿的慢性肾脏病患者每日盐摄入量不超过 3g；严重水肿则应实施无盐膳食（钠 < 1000mg）或低钠膳食（钠 < 500mg）。每日烹调油摄入量为 25~40g；膳食磷摄入量不超过 800~1000mg；钾摄入量不超过 2000~3000mg，维持血钾浓度在 3.5~5.5mmol/L。肉、菜类烹调时推荐先飞水弃汤后食用。

慢性肾衰竭者常因远端肾小管排钾障碍，或使用 ACEI 或 ARB 等出现高钾血症，严重时可造成心律失常、心脏骤停等急危症。因此，日常应限制含钾量高的食物，比如木耳、蘑菇、紫菜、海带、马铃薯、茄子、豆类、坚果类、甘蓝、榨菜、樱桃、圣女果、香蕉、橘子等。此外，慢性肾衰竭还会并发高磷血症，出现如皮肤瘙痒、心血管疾病、继发性甲状旁腺功能亢进症、肾性骨营养不良、血管钙化等一系列症状和体征。日常需避免食用含磷高的食物，如全麦面包、动物内脏、香肠、卤制品、干豆类、硬壳果类、奶粉、蛋黄、巧克力等。

（六）适量饮水，规律进餐，适度运动，调畅情志

无水肿且尿量正常的肾衰竭患者，每日饮水量 1500~1700mL；有水肿或尿量较少以及血液透析期患者，则需要根据实际情况计算饮水量，量出为入。应定时进餐，加餐宜以水果、薯类等食物为宜。限制饮酒，尽量少饮酒或不饮酒。每周可进行 3~5 次，每次 30~60 分钟适度运动。每日监测血压、体重、尿量等，每周记录饮食情况，定期进行营养管理。情志调护方面，应保持良好的生活习惯及平和的心态，避免过度劳累、过度焦虑及对疾病过度恐惧、悲伤。

六、验案举隅

病案 1

董某，男，57 岁。

主诉：周身乏力 2 年，加重 1 周。

现病史：患者于 2 年前因周身乏力就诊，化验血肌酐 170μmol/L，诊为"慢性肾功能不全"，虽经中西医治疗，但乏力症状持续存在，血肌酐缓慢增长至 259μmol/L。1 周前症状加重，周身疲乏伴有腰膝酸软，遂求治于笔者门诊。既往患慢性肾小球肾炎 20 年，高血压病史 2 年，血压最高达 150/90mmHg，沙坦类降压药 1 片，每日 1 次口服。现症见：周身乏力，腰酸膝软，上肢麻木，纳差恶心，尿量减少，尿色淡黄，尿中有泡沫，大便溏稀。查体：血压 130/80mmHg，舌质淡红，舌苔白腻，脉沉。

辅助检查：血红蛋白 117g/L ↓，尿蛋白（+++），尿微量白蛋白 / 尿肌酐 2233.10mg/g ↑，血肌酐 255μmol/L ↑，尿素 16.5mmol/L ↑，尿酸 490μmol/L，肾小球滤过率（eGFR）23.11mL/（min·1.73m^2）↓。

中医诊断：慢性肾衰（脾肾亏虚兼湿浊证）。

西医诊断：①慢性肾衰竭（CKD 4 期）；②慢性肾小球肾炎；③肾性贫血；④高血压病。

辨证：患慢性肾炎日久，脾肾气虚，真元不固，气血阴阳亏虚，三焦气化失司，五脏功能失调，湿浊之毒内蕴，而成肾衰病。

中医治则：补益脾肾，化浊排毒，疏利三焦。

中医处方：黄芪 50g、太子参 20g、白术 15g、熟地黄 20g、杜仲 15g、姜半夏 10g、陈皮 12g、佩兰 12g、广藿香 12g、盐车前子 20g、茯苓 20g，28 剂，每日 1 剂，水煎 300mL，分早晚 2 次，饭后温服。

二诊：服药 28 剂后复诊，腰酸膝软缓解，仍周身乏力、纳差、小便泡沫多、大便略溏、每日 2 次。查体：舌质红，苔薄白，脉沉弦。辅助检查：血红蛋白 122g/L，尿微量白蛋白 / 尿肌酐 5449.44mg/g ↑，血肌酐 242μmol/L ↑，尿素 14.5mmol/L ↑，尿酸 456μmol/L ↑，eGFR 24.62mL/min ↓。处方：上方续服 21 剂，每日 1 剂，用法同前。

此后该患者每月规律就诊，病情稳定。2022 年 11 月 5 日复诊，自述周身乏力及腰膝酸软症状减轻，食欲转佳，无恶心纳差，上肢麻木减轻。小便泡沫略多，大便为成形软便，每日 2 次。查舌质淡红，苔薄白，脉沉。辅助检查：血红蛋白 132g/L（正常），尿蛋白（+++），尿白蛋白 / 尿肌酐 1979.87mg/g ↑，血肌酐 211μmol/L ↑，尿酸 454μmol/L ↑，尿素 14.5mol/L ↑，eGFR 29.05mL/min（较前上升）。

按语：本案肾衰病日久，脾肾亏虚，真元不固，气血阴阳亏虚，三焦气化失司，五脏功能失调，浊毒内蕴。该方诸药相合，益脾肾，扶正气，坚筋骨，补虚损，实精髓，行结气，散郁滞。患者症状逐步减轻，门诊持续治疗近半年，血红蛋白及估算肾小球滤过率上升，肌酐、尿素氮、尿蛋白有所下降，有效延缓了慢性肾衰的进程。方中黄芪益元气，补三焦之虚损，温分肉之虚寒。白术为补气健脾第一要药，资黄芪以补脾肺之气，抗御外邪，并以后天养先天，培补肾气。熟地黄善滋肾水，补益真阴，封填骨髓，利血脉，聪耳明目。杜仲益肝肾，养筋骨，补中益精气，治肾劳，腰脊挛。姜半夏体滑性燥，能走能散，又能行水气，以润肾燥。陈皮辛能散，苦能燥、能泻，温能补、能和，宣通五脏。藿香与佩兰味芳香，助中州清气，胜湿辟秽。车前子功专利水，通尿最神，湿邪从小便而去。诸药并行，滋补肾元，培补后天，化湿泻浊排毒，通畅三焦，方证相合，理法相宜，效如桴鼓。

病案 2

张某某，男，50 岁。

主诉：周身乏力 4 年，加重 2 周。

现病史：患者 4 年前出现周身乏力，下肢轻度水肿，伴有蛋白尿，经治不愈，行肾穿刺活检，病理诊断为"IgA 肾病"，曾服用糖皮质激素治疗半年，蛋白尿略有下降。4 年来血肌酐缓慢增长，血压升高，因近 2 周乏力加重而来就诊。现症见：周身乏力、腰膝酸软、小便频数、尿中有泡沫、大便干、纳可、寐可，查体：舌质暗红，边有齿痕，舌苔厚腻，脉滑。

辅助检查：尿蛋白（++），血肌酐 285μmol/L，尿素 11.9mmol/L，尿酸 505μmol/L，eGFR 21.36mL/min，泌尿系统超声：双肾大小正常，皮髓质界限欠清晰，双肾慢性弥漫性改变。

中医诊断：慢性肾衰（脾肾亏虚兼血瘀证）。

西医诊断：①慢性肾衰竭（CKD 4 期）；②IgA 肾病；③高血压病；④高尿酸血症。

辨证：证属脾肾亏虚，周身失养，瘀血阻滞，气机不畅。

治法：健脾益肾，化瘀通络，泄浊排毒。

处方：丹参 20g、太子参 20g、黄芪 20g、白术 20g、醋莪术 10g、天麻 10g、大黄 5g（后下）、姜半夏 10g、菟丝子 15g、金樱子 15g、山茱萸 15g、陈皮 10g、广藿香 10g、泽兰 15g、佩兰 10g、夏枯草 20g、青风藤 10g、炒神曲 15g、砂仁 6g（后下），14 剂，每日 1 剂，水煎 300mL，分早晚 2 次，饭后温服。

二诊：患者服药后症状有所好转，下肢无力，纳差，大便每日 1 次，夜尿 2~3 次，舌质暗淡，边有齿痕，苔黄，脉滑，查血肌酐 225μmol/L。守前方加土茯苓 20g，14 剂，每日 1 剂，煎服法同前。

三诊：患者自觉腰痛，大便不成形，舌质暗，有齿痕，脉滑。守二诊方，生大黄改酒大黄，加水蛭 3g、杜仲 15g、鸡血藤 15g。14 剂，每日 1 剂。

四诊：患者自述腰痛减轻，查血肌酐 215μmol/L，肾小球滤过率 30.03mL/（min·1.73m²）。守三诊方不变，14 剂，每日 1 剂，煎服法同前。

五诊：患者病情平稳，自诉喉咙不适，查血肌酐 162μmol/L，肾小球滤过率 40.29mL/（min·1.73m²）。守四诊方，加牛蒡子 10g。21 剂，续服。

六诊：患者自诉大便臭秽成形仍偏干，每日 1 次。守五诊方，酒大黄加至 10g，21 剂。

七诊：查血肌酐 126μmol/L，肾小球滤过率 57.03/（min·1.73m²）。继续在门诊治疗，观察病情。

按语：本案患者有 IgA 肾病病史 4 年，渐进至 CKD 4 期。中医证属久病脾肾亏虚，迁延日久致瘀毒内蕴，肾络受阻，症状百出，当以健脾益肾、活络化瘀、泄浊排毒为大法，给予肾衰方加减治疗。二诊时血肌酐水平下降，且舌质较初诊变淡，此为湿浊之象减轻，故加用土茯苓以增解毒泄浊之力。三诊时患者出现腰痛，舌质偏暗，故加水蛭、鸡血藤以通肾络，加杜仲以补肾强腰。酒大黄逐瘀通经功效更强，有缓缓泻下之性，针对大便偏干而脾胃功能欠佳者更为适用，并根据排便情况调整酒大黄用量，既逐瘀通腑排浊毒通下焦，又保护脾胃升清降浊畅中焦。回顾遣方用药过程，笔者以活血化瘀治其标，固护脾肾治其本，通腑泄浊把握度，久久为功，故收效甚佳，肾小滤过率恢复至 CKD 3a 期。

病案 3

高某，女，50 岁。

主诉：乏力 10 余年，加重 2 个月。

现病史：患慢性肾炎 10 年余，时有疲乏无力，劳累加重，间断服药治疗，2 个月前乏力加重，为寻求中医调理来诊。现症见：周身乏力，逐渐消瘦，腰酸膝软，恶心纳差，排尿费力，24 小时尿量 800mL，双下肢水肿，大便 2 日 1 次。查体：血压 138/89mmHg，面色晦暗，舌质暗，苔厚浊，舌下络脉色青紫，脉沉细，双下肢指压痕（+）。

辅助检查：血红蛋白 96g/L，尿蛋白（++），尿蛋白定量 1.98g/24h，尿素氮 12.4mmol/L，血肌酐 428μmol/L，eGFR 9.75/min，高磷低钙血症，CO_2 18mmol/L，超声示双肾弥漫性改变。

中医诊断：慢性肾衰（脾肾虚衰、湿浊血瘀证）。

西医诊断：①慢性肾衰竭（CKD 5 期）；②慢性肾小球肾炎；③肾性贫血；④高磷低钙血症；⑤代谢性酸中毒。

辨证：中年女性，患病 10 余年，自觉乏力、纳差等，乃久病脾肾虚衰，运化无力，全身水液代谢失常，气血生化不足所致慢性肾衰。面色晦暗，舌质暗，苔厚浊，舌下络脉色青紫，脉沉细，均为湿毒内蕴，肾络瘀阻之象。

治法：补肾健脾、化湿泄浊、逐瘀通络。

处方：黄芪 30g、太子参 20g、砂仁 10g、白术 15g、茯苓 20g、菟丝子 20g、枸杞子 15g、当归 15g、佩兰 15g、泽兰 10g、丹参 15g、川芎 15g、地龙 15g、鳖甲 25g（先煎）、酒大黄 5g（后下），14 剂，每日 1 剂，水煎 300mL，分早晚 2 次，饭后温服。纠正贫血、钙磷代谢紊乱、代谢性酸中毒治疗。

二诊：调治半个月，患者乏力、恶心纳差、双下肢水肿减轻，排尿无力症状好转，效不更方，续服 14 剂。

三诊：双下肢不肿，24 小时尿量约 1800mL，尿化验：尿蛋白（±），尿蛋白定量 1.25g/24h。肾功能：尿素 11.2mmol/L，肌酐 347μmol/L，eGFR 12.56/min。血常规：

血红蛋白 108g/L。虽仍属 CKD 5 期，但较前症状已减轻，肾功能也有所改善，总体病情好转。

按语：该患久病脾肾虚衰，气血不足为本，湿浊毒邪内蕴，瘀阻肾络为标，为本虚标实、虚实夹杂之证。脾胃为后天之本，肾为先天之本，明张景岳言："人始生，本乎精血之源，人之既生，由乎水谷之养。非精血无以立形之基，非水谷无以成形之壮，精血之司在命门，水谷之司在脾胃，本赖先天为之主，而精血之海又必赖后天之为资。"久病脾肾两虚，脾虚失于运化水谷，精微生化乏源，周身失养而出现乏力、纳差、面色晦暗，逐渐消瘦；水湿不运、浸淫皮肤则肢体水肿，小便短少。肾虚不固，封藏失司，精微下泄，腰膝酸软，尿中有蛋白。气虚日久则不能行血，气血运行不畅，瘀血内生，瘀血停滞，日久化热蕴毒，毒邪内生。清·叶天士云"是初为气结在经，久则血伤入络"，病至血分，气、瘀、浊、毒互结于肾络，肾脏功能下降，可出现肾脏缩小及纤维化。菟丝子性温味甘辛，入肾经，甘温可以补肾，肾气足则正气足，增强肾脏的生理功能，可延缓衰老，抗骨质疏松，提高免疫，抗遗尿和具有性激素样作用。《本草经疏》言："五味之中，惟辛通四气，复兼四味，《黄帝内经》曰肾苦燥，急食辛以润之。菟丝子之属是也。"枸杞子滋补肾阴，调节免疫，促进造血。丹参活血祛瘀，除烦安神。《本草便读》："丹参虽有参名，但补血之力不足，活血之力有余，为调理血分之首药。"丹参提取成分对防治肾纤维化起一定的作用。泽兰活血祛瘀，利水消肿。《本草纲目》："泽兰走血分，故能治水肿，涂痈毒，破瘀血，消癥瘕。"地龙通络、利小便，地龙提取物亦有纤溶和抗凝及抗纤维化的作用。鳖甲滋阴潜阳、退热除蒸、软坚散结。《脾胃论》："血不自生，须得升阳气之药，血自旺矣。"现代药理认为，鳖甲能促进造血功能，提高血红蛋白量，可消散肿块。大黄通腑泄浊，酒制突出逐瘀之力，使毒邪从大便缓缓排出，不伤正气。以上 15 味药物相互配伍，共奏阴阳双补、攻补兼施之效。本病病位主要在脾、肾两脏。本虚为脾气虚、肾气虚，标实主要为湿浊毒邪内蕴，瘀阻肾络，而孰轻孰重又当据实际病情而辨。临证中大部分慢性肾脏病 4～5 期患者，可见舌质暗淡、舌下络脉色青紫或怒张之瘀血体征，故本病治则，以补肾健脾益气治本，泄浊逐瘀通络治标。方药：黄芪、太子参补脾益气，具有延缓肾小球硬化的作用。砂仁为醒脾调胃要药，白术燥湿行脾、利尿，茯苓利水渗湿，健脾宁心，《世补斋医书》云："茯苓一味，为治痰主药。痰之本，水也，茯苓可以行水。痰之动，湿也，茯苓可以行湿。"泽泻利水通淋，《药性论》："主肾虚精自出。"与白术配伍，是为《金匮要略》之泽泻汤，水饮上犯时重用泽泻以淡渗利水，引浊阴下行，轻取白术以温补培土，以治水饮。佩兰芳香化湿，《神农本草经》言其"主利水道"。全方诸药相伍，共奏奇效。

病案 4

徐某，女，50 岁。

主诉：周身乏力 5 年，加重伴水肿 1 年。

现病史：患者自述 5 年前出现周身乏力，时有发作，自以为工作劳累所致，未予重视。1 年前周身乏力加重，双下肢水肿，就诊于当地医院，检查发现血肌酐升高（具体值不详），诊断为"肾功能不全"，后经多次门诊及住院，口服中西药治疗，症状未见好转，复查血肌酐未见下降，遂来就诊。现症见：周身乏力，腰膝酸软，眼睑及双下肢水肿，畏寒肢冷，尿中有泡沫，尿色清，大便干燥、3～4 日 1 次、夜尿频。既往患高血压病史 20 年，口服药物不详，血压控制不佳；血脂异常多年。查体：血压 145/80mmHg，贫血貌，眼睑水肿，面色苍白，舌质淡，苔白厚微黄，脉沉滑，下肢指压痕（+）。

辅助检查：尿蛋白（++），血清总蛋白 65.00g/L，三酰甘油 1.84mmo1/L，总胆固醇 7.7mmo1/L，低密度脂蛋白 3.77mmo1/L，葡萄糖 6.39mmo1/L，补体 C1q263.00mg/L，α1 微球蛋白 41.10mg/L，尿素 8.6mmo1/L，肌酐 140μmol/L，胱抑素 C 2.22mg/L，eGFR 37.65/min，肾小管损伤检查异常升高。

中医诊断：慢性肾衰（脾肾阳虚，水湿不化）。

西医诊断：①慢性肾衰竭（CKD 3a 期）；②高血压肾损害；③高脂血症；④高血压病。

辨证：脾主肌肉四肢，为后天之本。患者久病失治，脾气亏虚，周身及肌肉失于濡养，则乏力；脾主运化水液，脾虚则水液运化不行，三焦水道不畅，出现眼睑及双下肢水肿。脾虚日久则肾阳不足，出现畏寒肢冷等症。舌质淡、苔白厚微黄、脉沉滑均为脾肾阳虚，三焦壅遏，水湿不化之象。

治法：健脾温肾，通利三焦，利水消肿。

处方：党参 15g、炒白术 15g、肉桂 10g、盐菟丝子 20g、黄芪 30g、姜半夏 10g、陈皮 15g、蜜桑白皮 15g、茯苓 25g、广藿香 10g、佩兰 10g、砂仁 10g、山药 15g、郁李仁 15g、郁金 15g、猪苓 10g、冬瓜皮 20g、大黄 9g（后下）、丹参 10g、山茱萸 10g，21 剂，每日 1 剂，水煎 300mL，分早晚 2 次，饭后温服。降压、调脂治疗。

复诊：3 周后复诊，水肿减轻，泡沫尿减少，口干苦，夜尿 2～3 次，大便可，寐差，舌质淡红，苔黄少津，脉沉滑。

处方：炒白术 15g、川芎 10g、盐车前子 15g、酒大黄 9g、白豆蔻 10g、丹参 15g、党参 20g、木香 9g、黄芪 15g、当归 10g、佩兰 10g、砂仁 6g、熟地黄 15g、夏枯草 20g、炒薏苡仁 20g、盐菟丝子 20g、山茱萸 15g、醋莪术 10g、六月雪 20g，14 剂，每日 1 剂，服法同前。

随访半年，患者疲乏无力症状明显改善，多次复查肾功能，血肌酐在 100～120μmol/L 波动，尿蛋白（±）。

按语：本案为脾肾阳虚，水湿不化之慢性肾衰病。治以健脾温肾，通利三焦，利水消肿之法，随证加减而收功。笔者认为，慢性肾衰竭期患者体内水液及毒素排泄减少，潴留增多，临床以脾肾两虚，三焦不通，阴阳俱伤，虚实夹杂者居多。因补肾药多滋腻易助湿邪，所以临证要把握扶正与祛邪的力度和时机。当补益过度，湿郁化瘀明显时，及时加入活血之品。治疗后期，湿瘀之邪渐除，再投熟地黄、当归补肾养血，同时加大党参和白术用量，以增健脾益气之功，改善乏力水肿之症；笔者强调，在慢性肾衰的整个病程中，湿浊之邪始终存在，处方常喜用藿香、木香、佩兰等芳香化湿浊之品，使湿祛浊除，佐以行气、逐瘀、软坚、利水之品，如川芎、莪术、六月雪、鬼箭羽等，防止闭门留寇，临证取得满意疗效。

七、临床心悟

慢性肾衰竭在疾病发展进程中易发生急性加重，导致肾功能急剧恶化，其因素包括：①血容量不足：肾小球滤过率下降；②感染：常见呼吸道感染，败血症伴低血压时对肾衰竭影响较大；③尿路梗阻；④心力衰竭和严重心律失常；⑤肾毒性药物：氨基糖苷类抗生素、化疗药、含碘对比剂等的使用；⑥应激状态：严重创伤、大手术；⑦高血压：恶性高血压，或降压过快、过剧；⑧原发病加重；⑨高钙血症、高磷血症或转移性钙化。

针对慢性肾衰竭的发病之源，笔者以"正虚毒蕴"立论。本病乃本虚标实、虚实夹杂之证。本虚，是以脾肾亏虚为根本，导致脏腑气血阴阳的虚衰即"正虚"；标实，为水湿、痰浊、瘀血等实邪日久化毒即"毒蕴"。而三焦作为气机与水液代谢通道，在本病发展变化的过程中，湿浊瘀毒极易壅遏三焦，导致气机逆乱，水道不通。患者因各种原因出现脾肾不足，其为慢性肾衰竭的发病之源。肾为先天之本，脾为后天之本，二者相互滋生，以保证全身阴阳的充足。脾主运化，脾虚不运则全身水液代谢失司，日久则生痰饮水湿。肾主水，司膀胱气化开阖，肾虚开阖失司，小便不利，水湿壅遏三焦，阻碍气机，导致气滞血瘀、湿毒蕴结。湿浊与瘀毒是病理产物，同时也是病理因素，而湿浊瘀毒之实邪又可阻碍气机，几者相互影响，使本病病势缠绵难愈。

三焦有通行诸气、布散水液、化生营卫、通行气血等功能。三焦通行元气，元气是人的生命之气，因此先天之气与后天之气均要通过三焦运行周身，三焦道路运行不畅，甚而功能衰败，可致诸脏之气不足；三焦不畅，气化不利，津液停聚，而成水湿痰饮、水肿等病变；三焦气机不畅，推动运行乏力，而成瘀血；肾阴虚，水湿痰饮可蕴结日久化热成毒，肾阳虚，可致寒湿内蕴；各种病理产物又可进一步阻塞三焦，从而形成恶性循环。

因此，培土益肾以扶正气，泄浊化瘀以祛毒邪，疏利三焦以调气机，三管齐下，扶正与祛毒并施，虚实兼顾，这是笔者治疗慢性肾衰竭的思路与特色。

（刘子英、远方、倪艺昕）

第二章 临床常见症状的诊治

第一节 耳鸣、耳聋

引言："耳鸣"即听力异常，自觉耳内鸣响，如闻蝉声，或如潮声音，"耳聋"即听觉减退甚至消失。肾通乎耳，所主者精，精盛则肾气充足，耳闻耳聪，肾气充盛则耳聪，肾气虚败则耳聋，肾气不足则耳鸣，肾气结热则耳脓。叶天士《临证指南医案卷八·耳部》有云："肾窍开耳，凡本虚失聪治在肾。"早在1927年，Alport就提出了家族性肾炎——耳聋综合征，注意到肾炎与耳聋的关系。此综合征是一种典型的肾与内耳同时患病的相关性疾病。它以进行性肾功能减退、血尿和双侧对称性感音神经性耳聋为特征。两者同时存在的比率高达30%～50%，且耳聋程度与肾炎轻重程度相关。在后天的慢性肾小球肾炎患者中，耳聋发生率可达69%，肾衰时则高达80%～92%，这一现象说明除了由于肾功能下降，体内代谢产物（如肌酐、尿素氮等）蓄积对内耳产生毒性或由于贫血、水电解质代谢紊乱的发病机制外，肾与内耳结构和生理功能的相似性及对某些致病因子的相同易感性不无关系。耳鸣、耳聋在慢性肾脏病患者中的患病率显著高于一般人群，随着年龄的增加，慢性肾脏病患者耳聋的患病率呈明显上升趋势。且慢性肾脏病患者耳聋的患病率与肾功能状态及肾小球滤过率的情况密切相关，耳聋的患病率及听力损伤的程度随慢性肾脏病分期的增加呈明显的上升趋势。故在慢性肾脏病临床治疗中，耳鸣、耳聋是很重要的兼证，需注意合理应用中药调治肾精、肾气。

临证经验：肾开窍于耳，心寄窍于耳，因此治法不越通阳、镇阴、益肾、补心、清胆等法。如温、暑、火、风侵窍，而为耳聋痛胀者，用连翘、山栀、薄荷、竹叶、金银花，轻可去实之法，轻清泄降。如少阳相火上郁，耳聋、胀者，用荷叶、苦丁茶、菊叶、夏枯草、蔓荆子、山栀、羚角、牡丹皮辛凉味薄之品，清泄少阳郁热。如心、肾两亏，肝阳亢逆，与内风上旋蒙窍而为耳鸣暴聋者，用熟地黄、磁石、龟甲、天门冬、麦门冬、牛膝、秋石、山茱萸、白芍味浓质重之药，壮水制阳，填阴镇逆，佐以酸味入阴，咸以和阳。耳，胆脉附于耳。体虚失聪，治在心肾；邪干窍闭，治在胆经。

辨证可分为由肝火所致之耳鸣，多伴目赤烦躁，宜清泻肝火，可用龙胆泻肝汤加减。

痰火所致之耳鸣，多伴胸闷痰多，宜清热涤痰，可用清气降痰丸加减。血瘀所致之耳鸣，多伴有舌尖瘀点，宜活血化瘀，可用通窍活血汤加减。阴虚所致之耳鸣，常声细伴有腰膝酸软，宜滋阴补肾，可用六味地黄汤加减。气虚所致之耳鸣，多伴肢体倦怠等症，宜补中益气、方用补中益气汤加减。外伤所致之耳鸣，应积极对症治疗。

笔者治疗耳鸣、耳聋常用补益肾精类中药。如熟地黄，大补血衰，倍滋肾水，填骨髓益真阴，专补肾中元气，兼疗藏血之经，五脏内伤，通血脉益气力，补益精血，可聪耳目、乌须发。山茱萸专入肝肾，补肾气，兴阳道，添精髓，密精气，缩小便，暖腰膝，味酸、性温而涩，疗肾虚而致耳鸣、耳聋，具固精通窍之功。石菖蒲辛苦而温，香芳而散，开心孔、利九窍、明耳目、出声音。益智仁通窍虚灵，开心洞达出音声，劫耳聋耳鸣，禁尿遗尿数。磁石咸寒能吸铁，为铁之母，为肾与命门药也，治阴虚龙火上炎，耳鸣嘈嘈，肾虚瞳神散大，因磁石入肾，镇养真精，使肾水不外溢，重以去怯而镇固之，则阴邪退，而肢节安和，耳目精明，起痹开聋通关节，益肾壮阳补绝伤，散核消痈除烦热。

笔者在耳鸣、耳聋的治疗中善用补益精气药，方药首选耳聋左慈丸加减。耳聋左慈丸为六味地黄丸加磁石、石菖蒲、五味子化裁而来，组方含磁石、熟地黄、山茱萸、牡丹皮、山药、茯苓、泽泻、竹叶、柴胡。方中磁石为君药，养肾气，镇肾虚，聪耳窍。石菖蒲开心孔、通九窍、明耳目，主治耳聋耳鸣如风水声。山茱萸补肾气、兴阳道、添精髓、疗耳鸣。六味地黄丸大滋肾阴，填精补髓，疗眩晕耳聋。

（蔡美琪、赵万超）

第二节　口干、口苦

引言：口干，证候名，即自觉口中干燥少津。口干多由真阴内亏，或气虚阳弱，津液不承，阴虚津少，或气虚阳弱，津液不承所致。《景岳全书·传忠录》谓其内无邪火，所以不欲汤水，真阴内亏，所以口无津液。《太平圣惠方》言热病口干者，由毒热在于脾胃故也。口为脾之外候，其脏若有积热，则津液枯少，故令口干也。夫时气热毒攻于心肺，则膈上壅躁，若胃中有热，则津液竭少，咽喉不利，头目痛，心烦，故口干也。口苦，《黄帝内经》谓名曰胆瘅。即自感口中有苦味。肝气热则胆泄口苦，口苦多由热蒸胆汁或胃热熏蒸、上溢所致。凡思虑劳倦，色欲过度，多有口苦口燥、饮食无味之症，此其咎不在心脾，则在肝肾。心脾虚则肝胆气溢而口苦，肝肾虚则真阴不足而口苦。胃为水谷之海，主养四旁。四旁有病，皆能传之入胃，其胃土燥则肾水干，以二三日则口燥咽干，是热之深传之速也，急下之以全肾水。夫土实则水清，谓水谷不相混，故自利清水而口干燥，此胃土实热而致。

临证经验：笔者在治疗口干时常应用增液汤加入黄连。黄连苦燥，入心，去中焦湿热而泻心火，然泻心，其实泻脾也，佐以龙胆草，可大泻肝胆之火。重用元参，养阴生津，清热润燥；麦冬滋液润燥，生地黄养阴清热。三味相配，共奏滋阴润燥之功。若患者自觉厥、咽干、烦躁、吐逆，可予甘草干姜汤。太阳病，重发汗，复下之，不大便五六日，舌燥干，日晡潮热，心腹硬满痛，予大陷胸汤。阳明口燥咽干，无大热，背微恶寒，烦渴，白虎加人参汤；少阳口燥咽干，小柴胡汤。

口苦者，胆之汁也，热泄胆汁，故口苦。凡目眩、口苦者，即少阳半表半里证当和解之，方选龙胆泻肝汤或小柴胡汤加黄连。黄连大苦大寒，苦燥湿，寒胜热，能泄降一切有余之湿火，而心、脾、肝、肾之热，胆、胃、大小肠之火，无不治之。黄芩、栀子等清肺与三焦之热以佐之，泽泻泻肾经之湿，通草、车前子泻小肠、膀胱之湿以佐之，然皆苦寒下泻之药，可用当归、地黄以养血而补肝，用甘草以缓中而不伤肠胃。

（蔡美琪、梁白冰）

第三节　咽痛

引言：咽痛为咽喉不利，或痛或痒，不可纳食，是临床常见病症，有时单独出现。喉为肺之系，属肾所主。在临床实践中，一部分慢性肾炎患者伴有咽部疼痛、不适等症状，肾脏病患者肾气受伤，卫外不固，易感受外邪；邪毒客咽喉，使咽喉红肿痛，又因咽喉得肾之经气濡养，邪毒易循肾经下伤于肾。肾藏元阴元阳，慢性肾病患者因长期精血耗损，精微漏泄，肾精亏虚，咽喉失养，或阴虚火旺，虚火上炎或阳衰、虚阳外越，无根之火客于咽喉则出现咽痛等症。故咽痛与慢性肾炎的病情发生、发展、复发、迁延不愈密切相关，且在慢性肾炎的病程中，尤其是与黏膜感染相关的 IgA 肾炎，咽喉部感染又是其诱发和加重的重要因素。

《伤寒论》六经皆不言咽痛，惟少阴篇中有咽痛。是以少阴病，二三日咽痛者，可与甘草汤；不瘥者，桔梗汤。《医述》言：咽痛皆是阳证，少阴内有二证属寒者，一以汗多亡阳，一以阴盛格阳也。甘草汤，主治少阴热壅咽痛者；桔梗汤，主治少阴寒热相搏咽痛者；甘桔汤通治咽喉口舌诸病，取其苦辛散寒，甘平除热。半夏散，主治少阴客寒挟痰咽痛者。《伤寒寻源》言：咽痛一症，阴阳寒热所因不同，大凡阳热之证，多起于太阳，而阳明与少阳亦互见之；阴寒之病，多中于少阴，而太阴与厥阴亦牵及之。其间温凉异治，倘辨证先错，率意投剂，召变甚捷，可不慎诸。

临证经验：笔者在临床中治疗咽痛喜用桔梗、金银花、牛蒡子、甘草等。桔梗苦、辛、平，色白属金，入肺，入气分，可泻热，辛开苦泄，能宣肺祛痰。兼入手少阴心、足阳明胃经，可开提气血，表散寒邪，清利头目咽喉，主喉痹咽痛、肺痈干咳，治肺部风热，清利头目咽嗌胸膈滞气及痛。金银花，味甘，温，无毒。入心、脾、肺、肝、肾五脏，无经不入。少用则力单，多用则力浓，尤妙在补先于攻，消毒而不耗气血，败毒之药，未有过于金银花者，攻毒之药，唯其不散气，且能补气，更善补阴。主疮痈肿毒、咽喉肿痛。且金银花无经不入，而其专入之经，尤在肾、胃二经。毒邪，止阴、阳之二种，阳即胃，而阴即肾。阳变阴者，即胃之毒入于肾也；阴变阳者，即肾之毒入于胃也。消毒之品，非专泻阳明胃经之毒，即专泻少阴肾经之毒。欲既消胃毒，而又消肾毒之药。金银花消胃中之毒，必不使毒再入于肾脏；消肾中之毒，必不使毒重流于胃腑。牛蒡子辛、苦、凉，疏散风热，宣肺透疹，消肿解毒，主治风热咳嗽，咽喉肿痛。本品疏散风热，且能利咽，临床应用以风热表证兼有咽喉肿痛者为宜，常配合桔梗、金银花、连翘等同用。无论咽喉红肿，痄腮肿痛，疮痈肿毒以及痰热咳嗽等症，都可适用。甘草甘、平，清热解毒，润肺止咳，调和诸药，炙甘草能补脾益气，主治咽喉肿痛，咳嗽气喘。《伤寒论》甘草汤主治少阴证咽痛。炙之则气温，补三焦元气，而散表寒，除邪热，去咽痛。佐枳实可以清肺开咽。

（蔡美琪、梁白冰）

第四节　腹胀

引言：腹胀是指患者自觉腹部胀满不适，甚至感觉到有物体支撑腹部的症状。引起腹胀的原因有多种，包括气滞、气虚、食积、虫积等，导致气机不畅引起腹胀。关于腹胀的最早记载见于《黄帝内经》，文中指出饮食、起居、寒湿等引起脏腑满闷，云："饮食不节，起居不时者，阴受之……阴受之则入五脏，入五脏则腹满闭塞。"《素问·异法方宜论》认为"脏寒生满病"；《素问·脏气法时论》提出"脾虚则腹满"；《灵枢·师传》认为腹中寒冷引发腹胀等。《素问》曰："脾病……虚则腹满、肠鸣、飧泄、食不化。"张仲景《金匮要略》提出"寒气不足则手足逆冷……则荣卫不利……则腹满胁鸣相逐"，认为本病的发生与饮食习惯、生活起居、寒邪内侵有关；《证治准绳》提出外感六淫、内伤七情、饮食失节、房劳等因素，使"脾土之阴"受损，运化失职，胃虽受纳水谷却失于运化，故出现升降失常的现象，清浊不分，肠腑壅滞而生热，湿热相生，出现胀满。阐明脾胃升降失职可致病。清代尤在泾提出凡是忧思、抑郁、恼怒、长久得不到排解者，多形成此种疾病。古代文献及医家认为功能性腹胀的病位在"小肠"，情志抑郁，气机横逆，人体气机运行失常，导致腹胀的发生。《圣济总录》提出气聚集于腹中，则大肠、小肠均会闭塞，腹中胀满不通畅。

临证经验：笔者在多年的临床治疗中发现很多患者有腹胀的症状，笔者将腹胀的中医辨证分为7种证型，如肝郁气滞证、脾胃湿热证、饮食停滞证等，根据不同证型，选择不同药物进行治疗。

（1）肝郁气滞证：临床可见腹胀、胁胀满、攻窜不定，打嗝，叹气，情志不畅时症状加重。治疗时在原有方剂中加入疏肝解郁、行气导滞的药物，如木香、佛手、柴胡、升麻等。

（2）脾胃湿热证：临床可见腹胀、口苦口臭、大便黏腻不爽、肢体困重、口干、口渴但不愿饮水等症状。治疗时在原有方剂中加入清热祛湿、理气消滞的药物治疗，如薏苡仁、枳实、黄芩、黄连、白术等。

（3）饮食停滞证：临床可见腹胀、厌食、反酸、口苦、打饱嗝，或呕吐不消化食物、大便臭、大便不爽等症状。治疗时在原有方剂中加入具有消食和胃、理气化滞作用的药物进行治疗，如山楂、半夏、神曲、茯苓、莱菔子、陈皮、麦芽。

（4）寒热错杂证：临床可见腹胀肠鸣、脘腹胀满、心烦口苦、恶心、大便溏等症状。选用消胀散痞、药性平和的清热祛寒药物治疗，如半夏泻心汤、乌梅丸加减。

（5）脾虚湿阻证：临床可见腹胀、食少、大便溏而黏腻不爽、肢体困倦等症状。选用具有健脾和中、化湿理气的药物治疗，如香砂六君子汤加减。

（6）中焦虚寒证：临床可见腹部胀满、遇冷加重、喜热饮、喜热敷、四肢冷、小便清长、大便溏等症状。选用温补脾阳、行气消胀的药物，如乌药、肉桂、干姜等。

（7）肠燥津亏证：临床可见腹胀，没有明显的疼痛，伴有大便干燥、口干或口臭、喜欢喝水等症状。对于肠燥津亏证的腹胀，可用增液养津、清热润燥的药物进行治疗，如麻子仁丸、增液承气汤加减。

（丁楠、赵万超）

第五节　腰痛

引言：腰痛是一种以腰背部、腰骶部疼痛为主，或伴有下肢放射痛、麻木和无力等症状的综合征。腰痛属于中医学"痹证""痛证"范畴。《素问·脉要精微论》言："腰者，肾之府，转摇不能，肾将惫矣"，首先指出了腰部疾病与肾密切相关。《诸病源候论·腰背病诸候》认为，腰痛与肾气亏虚，风寒湿邪入侵，久劳伤肾，坠堕伤腰及寝卧湿地等因素有关。《丹溪心法·腰痛》载："腰痛主湿热，肾虚，瘀血，挫闪，有痰积。"《七松岩集·腰痛》则对腰痛的常见病因和虚实进行了概括，即"然痛有虚实之分，所谓虚者，是两肾之精神气血虚也，凡言虚证，皆两肾自病耳。所谓实者，非肾家自实，是两腰经络血脉之中，为风寒湿之所侵，闪朒挫气之所碍，腰内空腔之中为湿痰瘀血凝滞，不通而为痛，当依据脉证辨析而分之。"《针灸甲乙经》对于腰痛病因病机分析，一是根据腰部的经络循行，本经络发生变动则其循行部位出现病变，即腰部疼痛。《针灸甲乙经·卷二·十二经脉络脉支别第一》（上）言："膀胱足太阳之脉……是动则病冲头痛，目似脱，项似拔，脊腰似折，髀不可以曲，腘如结，踹如裂，是谓踝厥。"经络具有联络脏腑、形体官窍、运行气血、抵御外邪的作用，当外邪侵袭经络或其他原因致经络气血运行不畅时，则出现相关经络循行部位的病变。足太阳膀胱经"夹脊抵腰中"，当其受邪，腰痛如折。病机二是筋经病变，十二筋经是十二经脉相应的筋肉部分，能约束骨骼，活动关节，保持人体正常运动功能，维持人体正常姿势。《针灸甲乙经·卷二·经筋第六》记载："足少阴之筋……故阳病者腰反折，不能俯，阴病者不能仰。"由此可见足少阴之筋循行于腰部，其病变可引起腰部向后反折不能前俯。其三是脏器位置大小异常及局部压迫所致腰痛，《针灸甲乙经·卷一·五脏大小六腑应候第五》曰："肾大则善病腰痛，不可俯仰，易伤于邪；肾高则善病腰脊痛，不可以俯仰；肾下则腰尻痛，不可俯仰，为狐疝；肾偏倾则善腰尻痛。"腰为肾之府，腰为肾之精气所覆盖之处，肾脏大小及位置异常，引起气血不畅，导致腰部疼痛，故肾脏大小需正常，位置需端正，肾气需和顺。第四种病因病机是外邪致病，外邪入侵能致腰部疼痛是中医普遍的认识。《针灸甲乙经·卷七·六经受病发伤寒热病第一》（上）记载："伤寒一日，太阳受之。故颈项与腰脊皆痛。"寒邪入侵经络，即可发生经络循行之处的病变，足太阳膀胱经可循经过腰部即可引起腰痛。《针灸甲乙经·卷七·六经受病发伤寒热病第一》（上）言："肾热者，先腰痛胻酸……"邪热侵及经络，即可发生经络循行之处的病变，其脉属肾络膀胱，故而腰痛腿酸。《针灸甲乙经·卷十·阳受病发风第二》（上）云："肾风之状，多汗恶风……腰脊痛，不能正立。"风邪入侵肾脏，且腰为肾之府，故可引起腰痛。

临证经验：笔者依据其多年的临证经验，将腰痛病因、病机归纳为肾虚、外邪、外伤、瘀血、气滞，并认为其发病与情志失调等因素有关。针对腰痛提出 4 种分型辨证：肾虚血瘀型，治宜补益肝肾，活血通经，可在方剂中加入杜仲、牛膝、桑寄生、菟丝子等；寒湿痹阻型，治宜散寒祛湿止痛，可结合独活寄生汤；湿热留滞型，清热利湿，活络舒经，可在原有方剂基础上结合用四妙丸；气滞血瘀证，活血化瘀、理气通络，方中可加入延胡索、没药、伸筋草、三七等。

（丁楠、梁白冰）

第六节　少尿、无尿

引言：少尿是指 24 小时尿量＜ 400mL，或是每小时尿量＜ 17mL，常见于肾衰竭和血容量不足的患者；无尿是指 24 小时尿量＜ 100mL，24 小时内无尿，多是由于尿路梗阻或急性肾衰竭所致，可以去医院检查肾功能，若有肾衰竭，持续少尿则要进行透析治疗。少尿或无尿属于中医学"癃闭"范畴。肾主水液是指肾依靠气化功能，输布排泄体内津液，维持体内水液代谢平衡，气化功能又有赖于肾阳的蒸腾作用。肾阳蒸腾气化体内水液，使水液中清者上升，浊者下降，下降的浊液注入膀胱，就形成尿液。尿液的排泄通过膀胱的开阖作用完成，膀胱的开阖作用又依赖于肾的气化作用，肾的精气充盛，固摄有权，膀胱开阖有度，则排尿功能正常。如果肾精气亏虚，气化不利，膀胱开阖失司，则水液代谢紊乱，出现多尿、少尿。膀胱的气化功能可维持人体正常的贮尿和排尿，但其实际上隶属于肾的蒸腾气化。当肾阳虚衰时，气化无力亦可使水液清浊不分，与体内污浊相结壅滞于三焦，清液不得上升、浊液不得下降影响尿液形成，导致尿量的减少。壅滞于三焦的污浊继而影响水液代谢，加重肾脏负担，造成症状进一步加重，当污浊累于精关，就可出现排尿困难甚则小便闭塞不通等小便不利的症状。明代李中梓《医宗必读》曰，"新病为溺闭，盖滴点难通也；久病为溺癃，盖屡出而短少也"，指出癃闭是以小便不利等为主症的一类疾病。其病机为本虚标实，强调肾阳虚衰，气化不利，导致水液内停而尿少；标实以膀胱蓄热、湿热互结为主。癃闭初期患者多有湿热瘀结等特点，瘀滞使水液代谢不通，甚则堵塞尿道，可表现为尿点滴而出或不通，在《医宗必读》中对此描述为"溺孔之端也"。癃闭疾病本身具有郁滞、阻塞的特点，而肾阳虚衰患者自身气化不利，容易使水液代谢停聚于体内，结合癃闭疾病阻塞、瘀滞的特性，更易让瘀水互结。导致过多水液不能顺利下疏膀胱，影响尿液的形成，同时瘀水互结造成过多病理产物的堆积，继而累及尿道、阻塞尿道，加重小便不利症状，产生尿少甚至无尿的临床表现。

临证经验：笔者根据多年的临床经验，对少尿或无尿症状进行分析，将证型总结为心火亢盛型、热结膀胱型、阴阳失常型。对于心火亢盛导致的癃闭，笔者认为治宜泻心中之火，兼利膀胱，则心肾气通，小便亦通，方中可加入麦冬、莲子心、车前子、蒲公英、灯芯草等。笔者对于热结膀胱导致的癃闭，治以通利膀胱，泄热导水，可在原方中加入茯苓、猪苓、泽泻、金钱草、车前子等。由于阴阳失常导致的癃闭，笔者以调和阴阳、平衡水火为纲，主张"夫阴阳不可离也"。如肾阳不足，命门火衰之癃闭，笔者认为只助命门之火，恐阳旺阴消、阴阳失衡，宜在补火的同时佐加补水之药，方中可加入肉桂、附子，肉桂与附子温肾散寒而补命门之火。山茱萸、丹皮同用，其意在滋阴补肾而不助其内火，生水使水中之火不过于炎；加入熟地黄与巴戟天，熟地黄养阴生水，巴戟天补肾助阳。又如肾虚火旺、阴亏至极之癃闭，治宜首补其真阴，使真阴足而至阳生，水得自化；其次降肾火，清热养阴，可方中加入熟地黄以补其真阴，加入玄参清凉濡润，兼清肾火，加入车前子导水外出，加入肉桂以其气引药入阳，群药共济，泉源不竭。

（丁楠、赵万超）

第七节　便秘

引言：便秘是指排便次数减少，粪便干燥，排便困难或有不尽感的症状。长期便秘不仅影响生活质量，还可能导致其他疾病的发生。便秘主要是由外感寒热之邪，内伤饮食情志，病后体虚，阴阳气血不足等所致，热结，气滞，寒凝，气血阴阳亏虚，致使邪滞胃肠、壅塞不通；肠失温润，推动无力，糟粕内停，大便排出困难，发为便秘。

便秘病位主要在大肠，涉及脾、胃、肺、肝、肾等多个脏腑，基本病机为大肠传导失常。胃与肠相连，胃热炽热，下传大肠，燔灼津液，大肠热盛，燥屎内结，可成便秘；肺与大肠相表里，肺之燥热下移大肠，则大肠传导功能失常，而成便秘；肝主疏泄气机，若肝气郁滞，则气滞不行，腑气不能畅通；肾主五液而司二便，若肾阴不足，则肠道失润，若肾阳不足，则大肠失于温煦而传送无力，大便不通。

便秘的病性可概括为虚实两个方面，热秘、气秘、冷秘属实，气血阴阳所致者属虚。经辨证论治可应用麻子仁丸、六磨汤、温脾汤合半硫丸、黄芪汤、润肠丸、增液汤、济川丸治疗。

临证经验：慢性肾脏病肾功能不全患者，因脏腑亏虚日久，脾气运化失司，肾失封藏，开阖不利，水湿瘀毒互结，蕴蓄体内，故出现尿毒内攻一系列临床表现。根据《内经》"六腑以通为用"的理论，湿浊毒邪可从肠道排出，必须运用通下之法，故针对便秘者常用生大黄或酒大黄，既通便泄浊，又活血化瘀，泄血分热毒，一般以患者每日排2～3次软便为宜。大黄有酒制，生熟的不同，其"将军"之称，实因其荡涤肠胃，峻下力猛而得名。生大黄适用于脾胃功能强实之人，若正气亏损，脾胃功能较差者，适用于酒大黄，根据体质虚实不同，灵活运用承气类方剂补虚泻实兼顾。笔者亦利用仁类药物的富含油脂的特性，以缓下大便，《医林纂要》曰"凡用子用仁，皆有润意"，其中用火麻仁、柏子仁以补虚润肠；瓜蒌仁、杏仁、郁李仁以缓下润肠。白术既能止泻，又能通便，具有双向调节大便的作用。用白术治疗便秘实证、虚证皆有效，且单用或配伍其他药物均可，宜生用，剂量宜大（儿童单用 15～30g，成人用 20～120g）。此外，单味决明子、火麻仁也可治疗便秘。

（凌宇航、梁白冰）

第八节　自汗、盗汗

引言：自汗，指清醒状态下不因外界高温、穿衣过厚、服用发汗药物的因素而自然出汗的现象。其原因可能与多种因素有关，如气虚、阳虚、阴虚等。中医认为气有收摄作用，能够控制汗液的正常排泄。当气虚、阳虚或血虚时，固摄作用减弱，容易导致汗液外泄，出现自汗现象。

盗汗，即寐中汗出，醒来自止，《黄帝内经》中称为"寝汗"。《医林改错·血府逐瘀汤所治症目》曰："盗汗……有用补气固表、滋阴降火，服之不效，而反加重者，不知血瘀亦令人自汗、盗汗。用血府逐瘀汤。"另外，气血亏虚，卫表不固而致盗汗也较为多见。《丹溪心法》云"盗汗属血虚"，此证多见于长期脑力劳动者，其脑思虑过度，劳伤心脾，脾胃虚弱，失于健运，气血生化乏源，阴血虚则生内热，且脾虚不能运化水湿，溢于肌体四肢发为盗汗。笔者认为盗汗于中医病机方面多责之阴虚火旺，迫使津液外泄，还可包括阳虚，阳虚则卫外固摄作用减弱，导致汗出，汗泄则伤阴，久则出现阴阳失调，营卫不和。

临证经验：针对自汗，笔者常选桂枝汤合玉屏风散加减，药用黄芪、桂枝、白芍、白术、防风等。《本草备要》言"汗多用桂枝者，以之调和营卫，则邪从汗出，而汗自止，非桂枝能闭汗孔也"，白芍酸苦微寒，收敛营气以止汗，二药相佐辛甘化阳、酸甘化阴，可外和营卫、内调气血。黄芪固表止汗，益气生血，具有闭塞皮肤分泌孔、抑制发汗过多的作用。《本草经疏》谓白术"止汗、除热、消食者，湿热盛则自汗，湿邪客则发热，湿祛而脾胃燥，燥则食自消，汗自止，热自除也"，两方相合共奏调和营卫、固表止汗之功。

针对盗汗，笔者认为由阴虚火旺迫使津液外泄者多见。肾阴亏虚不能上济心火，则心火独亢，致虚火伏藏于阴分，寐则卫气行阴，助长阴分伏火，两阳相加，迫使阴液失守而盗汗，其多见于老年男性或身体瘦弱的青年男性，证属阴虚盗汗者，《兰室秘藏》中的当归六黄汤功效卓著，被现代医家誉为"盗汗圣药"。方中当归、熟地黄、生地黄合用，使阴血充则水能制火，黄芩、黄柏清热坚阴，诸药合用多获奇效。对于血瘀型盗汗而言，血瘀既是致病因素，又是病理产物。因瘀血不去，新血不生，阴血不足，阳气浮散，阴阳失调，腠理疏散出现盗汗。笔者多以血府逐瘀汤加益气药物治疗血瘀型盗汗，桃仁破血行滞而润燥，红花活血祛瘀，赤芍、牛膝活血通经，全方活血行气相伍，祛瘀与养血同施，可使气血调和，阴平阳秘，腠理开阖正常，则外泄之汗可止。同时益气能行气，气行则血行，故活血化瘀的同时需加用益气药物，气为血之母，活血化瘀加用益气药物可活血化瘀不伤正。针对长期思虑出现气血两虚所致的盗汗，多因忧思伤脾，以致脾胃气虚，气虚则腠理不固，阴液外泄则盗汗，笔者认为可选用补中益气汤，其中重用黄芪以补中益气、升阳固表，白术补气健脾，诸药合用共奏补气固表之功。

（凌宇航、赵万超）

第九节　失眠

引言：失眠，中医称之为"不寐"，是指以不能获得正常睡眠，或睡眠时间及深度不足为特征。

临证经验：笔者在治疗失眠疾病上采用交通阴阳、舒达少阳之法等收效颇佳。人体自身阴阳的平衡是保证正常寤寐的关键，阳气旺则寤，阴气盛则寐，《素问·生气通天论》中提到"阴平阳秘，精神乃治"，"阴阳离决，精气乃绝"，故治疗失眠必须恢复阴阳的动态平衡，治疗应当滋阴潜阳，交通阴阳。笔者尤其重视心肾两脏的交融与平衡，《素问·阴阳应象大论》论述"水为阴，为阳……水火者，阴阳之征兆也"，心属火为阳，肾属水为阴，水与火相克相制，看似水火不容，实则相互依存，乃阴阳之道相互转化、相互依存、既对立又统一的体现。《易经》中即济卦为水上火下，概因水性趋下，火性趋上，故水上火下能使阴阳相济，在人体便是肾水上济，心火下行，此为生理。失眠则是病理，与前相反，不得相济，二者不能交融则出现失眠烦乱，因此治疗失眠也应当使心肾相通、滋养心肾之阴。笔者在临床中常用的调和阴阳、交通心肾的药对有：法半夏、夏枯草；石菖蒲、远志；黄连、肉桂；黄连、阿胶；百合、知母；炒枣仁、五味子；栀子、淡豆豉。

营卫调和寤寐正常睡眠的生理机制离不开营卫的调和，营行脉中，卫行脉外，而夜半阴气盛，卫气能潜入营阴之内，行于营阴之间是睡眠的关键。营卫失调，夜晚卫气过亢，不潜行于营阴之间，营阴虚损不能将卫气敛于体内，营卫气血逆乱，则会造成机体精神亢奋，不欲睡眠。如《灵枢·大惑论》曰："卫气不得入于阴……故目不瞑矣。"由营卫不和造成的失眠多见于中老年人，年过四十，阴气自半；年过五十，阳气自半；年过六十，阴阳虚损。这些年龄段的人阴阳极不平衡，营卫失调，气血逆乱，脏腑机能衰退、功能减弱。《灵枢·营卫生会》中提到，"老者之气血衰……夜不瞑"由此可见老年人常常因脏腑精气衰少，而失眠患病率极高。太阳经统摄营卫，主一身之表，桂枝汤善治太阳经病，是为调和营卫第一方，同时也是治疗营卫不和失眠的首选方。在《伤寒论》中，第53条道："病常自汗出者……荣卫和则愈，宜桂枝汤。"方中两对和表里调气血的药物，一对为桂枝和白芍，一对为生姜和大枣，一收一散，开阖相济；一阴一阳，相互交感。等量配比的桂枝、白芍又有养血敛阴而不滞邪，和营解肌而不伤阴之效。炙甘草调中补虚，以滋气血生化之源。此方不仅可以发汗解肌而调和营卫，同时亦可通阳化气而调节阴阳。营卫复、阴阳和，则可眠。调和气血，燮理阴阳的亦有桂枝加龙骨牡蛎汤。《金匮要略·血痹虚劳

133

病脉证并治》有云："脉得诸克动微紧，男子失精，女子梦交，桂枝加龙骨牡蛎汤主之。"此方即桂枝汤加龙骨、牡蛎，调和营阴时，既能潜上越之浮阳，又能摄下陷之沉阳，为治阳浮阴弱不寐之佳剂。所以笔者常以桂枝汤或桂枝加龙骨牡蛎汤作为底方来调和营卫，再加入交通阴阳的药对治疗失眠，往往可以取得惊人的疗效。

（凌宇航、梁白冰）

第十节　水肿

　　引言：水肿是指通身或局部水肿，按之凹陷者。《黄帝内经》首先提出肾性水肿与外邪、内虚有关，《黄帝内经》中记载与肾性水肿相关之病名，包括有"水""水病""水胀""胕肿""跗肿""溢饮""风水""肾风"等。就临床表现而言，如《素问·奇病论》所言："有病痝然如有水状，切其脉大紧，身无痛者，形不瘦，不能食，食少，名为何病？岐伯曰：病生在肾，名为肾风。肾风而不能食，善惊，惊已，心气痿者死。"《黄帝内经》中对肾性水肿病因病机的记载分为3点。第一点为外邪所致，如《素问·水热穴论》："勇而劳甚，则肾汗出；肾汗出逢于风，内不得入于藏府，外不得越于皮肤客于玄府，行于皮里，传为胕肿。本之于肾，名曰风水。"《素问·评热病论》"有病肾风者，面胕痝然壅"，类似现代医学急性肾小球肾炎发作的表现。第二点是肾失封藏所致，《素问·水热穴论》云，"肾者至阴也，至阴者盛水也。肺者太阴也，少阴者冬脉也。故其本在肾，其末在肺，皆积水也……肾者胃之关也，关闭不利，故聚水而从其类也。上下溢于皮肤，故为胕肿。胕肿者，聚水而生病也"，强调肾脏功能失调后聚水为肿的观点。第三点立足于气论学说，提出气滞水停引起肾性水肿。如《灵枢·五癃津液别篇》曰："邪气内逆则气为之闭塞而不行，不行则为水胀。"说明了邪气所至，造成三焦水道闭塞不通，因而形成水肿。此外，《黄帝内经》讨论肾性水肿的原则和治疗大法，如《素问·汤液醪醴论》所谓"平治于权衡，去宛陈莝，微动四极，温衣，缪刺其处，以复其形。开鬼门，洁净府，精以时服，五阳已布，疏涤五藏，故精自生，形自盛，骨肉相保，巨气乃平"。调阴阳、补脾肾、发汗、利小便、针刺、放血等治疗水肿的方法基本形成。

　　临证经验：笔者依据其多年的临证经验，常常依据临床症状，将水肿分为不同证型进行辨证治疗。若患者先有发热恶寒，咽痛咳嗽等表证，继而出现眼睑水肿，迅速遍及四肢及全身，舌质淡红，苔薄白或黄，脉浮，符合风邪外袭证表现，治以祛风解表，利水消肿，方予麻黄连翘赤小豆汤合五苓散加减；若患者面目水肿，面色少华，下肢肢体肿胀，气短乏力，纳差，腹胀便溏，小便不利等，舌质淡苔白，脉弱，符合脾运失司证的表现，治以补气健脾，利水消肿，方予参苓白术散合五苓散加减；若患者出现面色㿠白虚浮或萎黄无华，头昏气短，四肢水肿，乏力，食欲不振，舌淡白，苔薄，脉缓弱等症状，符合气血亏虚证表现，治以益气补血，方予当归补血汤合归脾汤加减治疗；若患者出现周身水肿，下肢肿甚，畏寒肢冷，腰膝酸软，小便少或夜尿多，舌淡苔白，脉沉，符合肾阳衰微证表现，治以温阳利水消肿，方予真武汤加减治疗；若患者出现水肿，小便不利，口干苦，颜面潮红，五心烦热，头晕，腰酸重，舌红少苔或苔薄黄，脉细数或细弦，符合肝肾阴虚证表现，治以滋阴固精，利水消肿，方予猪苓汤进行治疗。同时依据水肿的不同发作部位，添加相应的药物对水肿进行治疗。例如头面、眼睑上部水肿，添加桑白皮、葶苈子等药；周身水肿，添加冬瓜皮、茯苓、薏苡仁、猪苓、地龙等药；若患者下肢水肿，则添加牛膝、防己等药。

（凌宇航、赵万超）

第十一节　潮热

引言：潮热是指发热盛衰起伏有定时，犹如潮汛一般。本证《伤寒论》有"日晡潮热"，后世又有"午后潮热"之说。临床表现不同于一般的发热。若一日数发，即为发热，不属潮热范围。《张氏医通》有云："潮热有作有止。若潮水之来。不失其时。一日一发。若日三五发者。即是发热。非潮热也。有虚有实。惟伤寒日晡发热。乃胃实。别无虚证。其余有潮热者。当审其虚实。若大便坚涩。喜冷畏热。心下然。睡卧不着。此皆气盛。所谓实而潮热也。凉膈散、大柴胡辈下之。若胃气消乏。精神憔悴。饮食减少。日渐羸弱。病虽暂去。而五心常有余热。此属虚证。宜逍遥散、小柴胡汤等加减。有每遇夜身发微热。病患不觉。早起动作无事。饮食如常。既无别证可疑。只是血虚阴不济阳。朝用加味逍遥散。暮用六味丸。不应用当归补血汤、加减八味丸。有潮热似疟。胸膈痞塞。背心疼痛。气弱脉弦。服补药不效者。此属饮证。随气而潮。故热亦随饮而潮。于痰饮门求之。气口脉滑。内有宿食。常暮发热。明日复止者。于伤饮食门求之。"若潮热壮盛，可参考"壮热"辨析，而潮热轻微，则参阅"低热"辨析。疟疾的发热虽然著作有时，但是寒热往来，交替出现；而潮热则是但热不寒，两者不难区分。

临证经验：笔者在多年的临证中，将肾脏病潮热分为阴虚血亏潮热、脾胃气虚潮热以及瘀血内瘀潮热。若患者表现为午后或夜间潮热，手足心热，心烦失眠，心悸盗汗，消瘦神悴，舌质红少苔，脉细数，符合阴虚血亏潮热，治以滋阴养血清热，可在原有药物基础上，添加银柴胡、秦艽、鳖甲、地骨皮、知母等药；若患者出现上午潮热，下午热退或午后发热，少气懒言，神疲肢软，自汗，面色苍白，舌淡嫩，脉虚细弱，符合脾胃气虚潮热表现，治以甘温除热，可在原方基础上加入补中益气汤进行治疗；若患者出现午后或夜间发热，咽燥口干，漱水不欲咽，腹中症块，或身有痛处，甚则肌肤甲错，两目暗黑，舌见瘀斑或青紫，脉细涩，符合瘀血内郁潮热的表现，可在原方基础上加入血府逐瘀汤进行治疗。同时笔者指出，潮热证，多属里证，但有虚有实，实证潮热多由于外感，发热较高，热退不清，到一定时间复又上升；虚证潮热，多由于劳倦内伤，气血亏损，发热较低，或仅自觉发热，病情缠绵。然实证久延可致虚，因此，不少潮热常是急性热病的后遗症。临床辨证必须抓住潮热的特点，并结合病史及兼症进行辨析。

（高雨航、梁白冰）

第十二节　肢冷

引言：肢冷是指患者自觉肢体发凉，甚至由于手脚发冷而影响夜间的睡眠，要穿戴手套、袜子才能入睡。肢冷在古文中未见单独描述，多出现在阳虚等症状表现中。阳主温煦，脾主四肢。若脾阳旺盛，则四肢阳气宣通，自然不会手脚冰冷；若脾阳不足，四肢末梢得不到阳气的温煦，则会出现四肢末端发凉的现象。除此之外，肾为一身阳气之根；心主血脉。先天禀赋阳虚体质，或后天失养肾阳不足，失于温煦；或脏腑功能失调，心阳不振，血运无力，不达四末，亦会导致四肢手脚冰冷。

临证经验：针对肢冷的肾脏病患者，笔者喜用当归四逆汤加减。当归四逆汤源于《伤寒论》第 351 条"手足厥寒，脉细欲绝者，当归四逆汤主之"。由当归、桂枝、芍药、细辛、甘草、通草、大枣 7 味药组成，具有温经散寒、养血通脉的功效，是治疗四肢厥寒的经典方剂。其中当归养血活血，为君药；桂枝温通经脉散寒，为臣药；芍药养血和营，缓急止痛，与当归合用，增强养血通脉之力；细辛温经散寒，通利血脉，助桂枝温通之力；甘草、大枣甘温益气，缓急和中，为使药；通草通利血脉，增强细辛散寒之力。本方特点在于综合调理作用，不仅能温补阳气，还可调和气血，使人体阴阳平衡，适合于体质较弱、容易受寒的肾病人群。临证加减用药：针对寒邪较重者，可加附子、干姜等温阳散寒之品，增强温经散寒的作用；针对疼痛剧烈者，如糖尿病肾病合并下肢动脉闭塞疼痛患者，可加乳香、没药等活血止痛药物，以增强其止痛之效；针对血虚明显者，可加熟地黄、枸杞子等补血养阴药，增强其养血通脉的作用；针对脾胃虚弱者，可减少苦寒药物的使用，加党参、白术等健脾益气药以保护脾胃。诊疗中，在使用附子、干姜温阳药物时，应注意其副作用，如口舌生疮、大便干结等，必要时应配伍适当的清热润肠药物，或及时调整处方，中病即止。

（高雨航、赵万超）

第十三节　皮肤瘙痒

引言：皮肤瘙痒，是皮肤产生痒感而欲搔抓，但又无原发皮肤损害的一种自觉症状。如《外科证治全书·卷四》云："遍身痛痒，并无疮疥，瘙之不止。"由于肾脏病晚期，肾脏排泄毒素的能力几近消失，因此体内的毒素无法正常排出体外，日久出现皮肤瘙痒，其虽不是不治之症，但会给患者的心理、生理带来困扰，部分患者因难以忍受瘙痒而不断搔抓，甚至出现破皮现象，诱导感染发生。《黄帝内经》云"诸痛痒疮者，皆属心火"，《普济方》中讲"风邪客于肌中，则肌虚……风气挟热起于腠理。皮肤不肿不疼。发为瘙痒"，表明皮肤瘙痒与火、风相关；《难经》将其病性概括为"痛为实，痒为虚"，说明瘙痒发生的虚实病性；《金匮要略》云"风气相搏，风强则为瘾疹，身体为痒"，提出了痒和风邪的密切关系；《诸病源候论》云"风瘙痒者，是体虚受风，风入腠理，与血气相搏，而俱往来，在于皮肤之间。邪气微，不能冲击为痛，故但瘙痒也"及"此由游风在于皮肤，逢寒则身体疼痛，遇热则瘙痒"，分析风邪致痒病因；《圣济总录》云"风瘙痒者，乃表虚卫气不足，风邪乘之也，血脉留滞，中外鼓作，变而生热，热则瘙痒"，认为瘙痒在于体虚感邪、血运不畅成瘀所致；《诸病源候论》云"肾荣于阴器，肾气虚，不能制津液，则汗湿，虚则为风邪所乘，邪客腠理，而正气不泄，邪正相干，在于皮肤，故痒"，指出瘙痒与肾气亏虚有关。

临证经验：笔者在临证中发现终末期肾脏病患者的皮肤瘙痒，病机多是脾肾虚损、阴血亏虚、肌肤失于濡养所致，因此在治疗时紧紧抓住病机，治以补益脾肾、滋阴养血，常在基础方上，加入白鲜皮、苦参、防风、蝉蜕、首乌藤、鸡血藤等进行治疗。白鲜皮祛风解毒；苦参清热除湿；防风、蝉蜕祛风止痒；首乌藤、鸡血藤养血止痒。

（高雨航、梁白冰）

第三章 临床常用药味

第一节 解表药

1. 麻黄

始载于《神农本草经》。本品为麻黄科植物草麻黄、中麻黄或木贼麻黄的干燥草质茎。秋季采割绿色的草质茎，晒干。归肺、膀胱经。性味辛、微苦、温。具有发汗散寒，宣肺平喘，利水消肿的功效。应用于风寒表实证；恶寒发热、无汗、头痛身疼、邪壅于肺、肺气不宣、咳嗽气喘、风水水肿、小便不利、风湿痹痛、肌肤不仁以及风疹瘙痒；阴疽痰核。用法：内服煎汤，1.5～10g；或入丸、散。外用适量。生用发汗力强，发汗、利水用之；炙用发汗力弱，密炙兼能润肺，止咳平喘多用。

用药经验：自从汉代《伤寒论》中收载麻黄汤一方后，后世医家都认为麻黄是一味发汗解表、止咳平喘的要药。麻黄轻清上浮，专疏肺郁，宣泄气机，虽曰解表，实为开肺，虽曰散寒，实为泄邪。笔者在临床中常以麻黄治疗受风水肿，以麻黄为君药应用越婢汤，取其能祛风兼通调水道，下输膀胱之功效，患者服药后汗出、小便通利，则水肿可疗，风邪亦散。麻黄性寒，而善治风邪，肺气开可"提壶揭盖"，起水气而周遍于皮毛，起到通畅全身水液的作用。麻黄治风痹荣卫不行，微解肌表，大清其里，亦常用以治疗四肢、关节疼痛及皮肉不仁。加厚朴、杏仁，可增强利肺气的效用，加石膏、知母可填清泄肺火之功，加牡蛎、小麦，治诸虚自汗，用于水肿而伴有表证者，常与白术、生姜等同用。炙用发汗力弱，密炙兼能润肺，止咳平喘多用。在肾炎风水初期兼有表证的风水水肿的治疗中，既能开鬼门以发汗，又能洁净府以利小便，为实证水肿初起之要药。《神农本草经》首言麻黄能"破癥坚积聚"，麻黄可破肾脏病后期"肾络癥瘕"，即肾脏微型癥瘕。但要注意，麻黄易于发汗，多用恐致亡阳，故临床中麻黄用量不宜过大，因素体虚弱而自汗、盗汗、气喘者，均忌服。

2. 桂枝

首见于《名医别录》，本品为樟科植物肉桂的干燥嫩枝。春、夏二季采收，除去叶，晒干，或切片晒干。归心、肺、膀胱经。性味辛、甘、温。功效：发汗解肌，温通经脉，助阳化气，平冲降气。应用：主风寒表证、寒湿痹痛、四肢厥冷、经闭痛经、癥瘕结块、胸痹、心悸、痰饮、小便不利。用法用量：内服，煎汤 3～9g，大剂量，可用至 15～30g；或入丸、散。

用药经验：桂枝辛甘而温，气薄升浮，使风邪无所容，邪从汗出而汗自止。桂枝通行阳气，引气下行，与诸药共奏调和寒热之功。治风寒表证，风寒无汗时，与麻黄配伍，可增强它发汗的作用。与芍药同用时，可协调营卫、发表散寒。且桂枝，入肝家而行血分，定经络而达荣郁。善解风邪，最调木气。升清阳之脱陷，降浊阴之冲逆，舒筋脉之急挛，利关节之壅阻。疗太阳中风之头痛，可立中州之阳气，疗脾胃虚弱之腹疼。且宣通经络，上达肩臂。温辛胜水，亦可抑降肾气，下定奔豚，开肾之痹着，疗肾水之证。若是肾阳虚衰，小便短少，使水液蒸腾气化入膀胱，为通阳利尿良药。且桂枝之为枝，通走四肢，故能通经络，疗筋脉，开痹涩。肾主水，藏真阴而育元阳，有温化、调节、输布津液及排泄尿液的功能，若寒湿留滞，肾阳亏损，命门火衰，开阖不利，则不能化气排水而发为水肿。肾炎病者常以水肿为主证，风湿之邪为发病的主要因素。桂枝治疗风水，用于肾炎水肿，效果为佳，用于慢性肾炎虚证。常用方五苓散适用于肾炎属表虚里实证者，外有表证，内停水湿之时，桂枝上能除痰，下能利尿，中健脾胃，外和营卫，里能通血。治疗慢性肾功能衰竭时，亦在实脾饮中加入桂枝以温补脾肾，利水消肿。亦能治疗胃脘停饮，背部怕冷。桂枝性温助热，如应用不当则有伤阴、动血之虞，故在温热病、阴虚火旺及出血症时，不宜应用，不可误投。桂枝不宜大量长期地服用，若用小量并适当配伍，则不妨久服。

3. 生姜

本品首见于《名医别录》，为姜科植物姜的新鲜根茎。秋、冬二季采挖，除去须根及泥沙。味辛、性温，归肺、胃、脾经。具有散寒解表，降逆止呕，化痰止咳的功效。应用：主风寒感冒、恶寒发热、头痛鼻塞、呕吐、痰饮喘咳、胀满、泄泻。用法：内服煎汤，3～10g；或捣汁冲。外用：适量，捣敷；或炒热熨；或绞汁调搽。

用药经验：姜味辛温，入肺开胃，行脾之津液而和营卫，疏利通达，下行肺胃而降浊阴，善止呕哕而扫瘀腐。人身之气，清阳左升于肝脾，浊阴右降于肺胃，肺胃不降，则气水俱逆，下之膀胱癃闭，溲尿不行，上之胸膈闷塞，津液不布，于是生痰饮喘嗽、恶心呕哕之病。生姜宣肺气而解郁调中，由胃通肺以散邪，行阳分而祛寒发表，亦可去腹中寒气，温中祛湿，祛痰下气，畅胃口而开痰下食，降逆气而扫瘀浊，行阳而散气也，主气逆不散，故噫气、呕吐、胸痹、反胃、噎膈、喉间痰凝结气皆主之，健中焦之虚，使天气下达，地气上升，阴阳交通，并辅以荡涤瘀血。肾为胃关，关门不利，则慢性肾脏病后期频频呕恶，需以生姜开荡壅塞，降胃逆而豁郁浊，反逆为顺，通畅神明，辟疫止呕。泄泻因于寒者，可配伍生姜泻心汤温寒升陷降逆。阳虚水泛者，以真武汤温阳化水，方中生姜温散水气，配合余药，温补脾肾之阳，又可利水祛湿。经络寒涩，身疼痛，脉沉迟者，于新加汤中用生姜配伍，以温血海而行经脉。与半夏配伍，降浊气之冲逆，消痞硬而止哕噫。与参、甘、姜、枣，共用，温补中气之虚寒。与吴茱萸共用，温寒凝而行瘀涩。邪气在表，汗之可也，对于风水水肿患者治疗亦可用生姜辅佐桂枝解肌散邪调和营卫，达到生姜配桂枝来解表而不伤津液。与石菖蒲相配，神明可通，浊邪可辟。生姜辛散，能散气，虽多服可正气受伤，但少服于正气无害，不可过于避忌。

4. 荆芥

首见于《神农本草经》。本品为唇形科植物荆芥的干燥地上部分。夏、秋二季花开到顶、穗绿时采割，除去杂质，晒干。若取其止血，则炒炭，将锅烧热，投入药片，用文火炒至焦黑色，取出放地下摊冷。归经：归肺、肝经。性味辛、微温。具有解表散风，透疹的功效。应用于感冒、头痛、麻疹、风疹、疮疡初起。炒炭治便血、崩漏、产后血晕。用法用量：内服，煎汤，4.5～9g；或入丸、散。外用：捣敷、研末调敷或煎水洗。

用药经验：荆芥入足厥阴经气分，功长于治风，又兼治血，入风木之脏，即藏血之地肝脏。李士材曰："风在皮里膜外，荆芥主之，炒黑能入血分故又能宣血中之风，非若防风能入骨肉也。"荆芥芳香，可破结聚之气，则瘀血自下。荆芥入肝，性温能行气，发相火之郁，荆芥亦散风解肌出汗，治风热在表在上诸证，能泄肺热而达皮毛，风热咳嗽宜之，风热外感头痛寒热，亦是主药，且可祛经络中之风热，为治疗风病之要药。发表能解利诸邪，亦能清头目上行，疗头目昏眩，咽喉不利，肌肤灼热。荆芥炒至焦黑色，同色相入，祛肾中之风邪，且散邪而不十分耗正；黑能入血，可以止血之妄行，治大便下血，小便尿血。临床上肾病患者应用激素后，可发生激素依赖性皮炎，此病多为风邪与毒邪相合，郁而化热，浸淫血脉，风热毒邪蕴达肌肤而致。荆芥辛散通阳，宣通上焦，发散卫表之阳气，阳气畅行，邪有出路，则邪自散。治疗慢性肾脏病后期皮肤瘙痒，取荆芥伍辛香升达，温而不燥之性，以解表散风，开发腠理，宣毒透疹。因肾元亏虚为慢性肾脏病的根本原因，容易受外邪的侵袭导致疾病反复难愈，所以加入祛风的药物至关重要。IgA肾病尤易感受外邪而反复发作，治疗应该从风论治，可选用荆芥等祛风通络。荆芥、防风配伍名曰荆防散，荆芥质轻透散，发汗之力较防风为强，防风质松而润，祛风之力较强。二者配合可治疗慢性肾脏病出现外感症状或全身起风团、皮疹等症状。

5. 防风

首见于《神农本草经》。本品为伞形科植物防风的根。春、秋均可采挖，将根挖出后，除去茎叶及泥土，先晒至八成干，捆把后，再晒至足干。性味辛、甘、温。归膀胱、肝、脾经。具有祛风解表、胜湿止痛、解痉、止痒的功用。应用于外感风寒、头痛身痛、风湿痹痛、骨节酸痛、腹痛泄泻、肠风下血、破伤风、风疹瘙痒、疮疡初起。用法用量：内服，煎汤，5～10g；或入丸、散。外用，适量，煎水熏洗。一般生用，止泻炒用，止血炒炭用。

用药经验：防风禀天地之阳气以生，药性轻灵，其性升散，治周身之风，乃风药之统领，治诸风邪在表，除上焦风邪，一切风邪头眩，治一身尽痛，又疏泄肺窍，解胸膈烦满，通五脏关脉是风药中润剂。肾炎风邪致病者，防风性上行，治上盛风邪，亦泻肺实喘满，及周身痹痛，四肢挛急。配伍麻黄，共为疏表，火热之在表者，得之由汗而泄。与黄芪白术相配而奏玉屏风散益气固表止汗，治多劳气虚，气不固津。防风受春木之气而入肝，得地中土之味而入脾脏，祛风平肝治泄泻，是发其汗，使邪气不能侵于内，以风治风。防风能疏泄肝气而调畅脾气，与白芍相配，可用治肝脾不和之证。白芍酸寒入肝，补肝益阴，可滋肝阴以助抑肝阳，二药相伍，刚柔相济，动静结合，体用兼顾，互制其短而展其长，以白芍之酸敛，制防风之辛散，用防风之辛散，又佐白芍之酸敛。二药相配，可调肝理脾，配伍相应药物，治疗肝脾不和诸证。防风与升麻相配，可疏风清热解毒，二药相合，升发脾之清阳，除湿之力益增，升麻能制防风之温性，存其疏散之力，防风助升麻祛风热之邪外出，于清降中复以宣泄透越之力，则郁结易开、火郁得泄。荆芥、防风为临床常用祛风解表对药，可入肌肤，宣散风寒，使其能邪散疹消。防风、荆芥炭相伍既可疏风止痒，祛在表之风邪，荆芥进行炮制为荆芥炭，入血分，又可除血分之风邪，表里兼顾。但肺虚有汗喘乏，及气升作呕，火升发嗽，阴虚盗汗，阳虚自汗者慎服。

6. 蝉蜕

首见于《名医别录》，为蝉科昆虫黑蚱羽化后的蜕壳。夏、秋采集，除净泥土，晒干。性味甘、寒。归肺、肝经。具有宣散风热、透疹利咽、退翳明目、祛风止痉的功效。应用于风热感冒、咽喉肿痛、咳嗽喑哑、肌疹不透、风疹瘙痒、目赤翳障、惊痫抽搐、破伤风。用法用量：内服，煎汤，3～6g；或入丸、散。外用，适量，煎水洗；或研末调敷。

用药经验：蝉蜕味甘寒，为土木余气所化，其气清虚，可疗上焦风热，治浑身壮热惊痫，兼能止渴；蝉蜕善表达，可使膀胱蓄热不为外邪所束，且其性辛凉，可解膀胱之热而使小便利。邪由皮肤内侵，潜伏在三焦脂膜之中，阻塞气机之升降流通，蝉蜕性轻浮发散，辛凉发透，以皮达皮，专治皮毛；其体轻浮，可发痘疹；其性善蜕，故退目翳，催生下胞；其蜕为壳，善走皮而祛风解毒，同气相求之效，治皮肤疮疡瘾疹；其声清亮，治中风失音；气化相感，昼鸣夜息，故止小儿夜啼；清金制木，疏利气道，善止喉痒而治咳嗽，能平肝解痉而缓急；调气开郁，清散肝经风热，通利耳窍，聪耳平鸣。配伍桔梗陈皮，可治痰壅咳嗽，配伍荆芥疏风清热，散风利咽，配伍桑叶疏散表邪以透表宣肺，治疗风热犯肺。蝉蜕平肝透疹，荆芥祛风止痒，二者合用清热祛风、平肝解毒。与菊花配伍，清火疏火，疏风清热，退翳明目。配伍生地黄滋阴清热以退翳。配伍大黄解毒清热，治疗时感高热急危症。配伍防风，以祛风散邪解表。配伍紫草抗过敏解毒以清泻阳明邪热，达热外出以脱敏。配伍丹参活血化瘀以疏风散邪、行气散瘀。配伍僵蚕轻清化浊、搜剔经络、搜风散邪、宣风泄热，活血通络以行气活血。配伍羌活善祛外风。配伍栀子清热利湿、疏散风热，加强清利湿热之效。配伍干地龙搜风止痉，治疗瘀血阻滞，治疗津不上承，咽喉干燥，作痒而咳，发汗祛风，化痰通络，亦可以疏通肾络，治疗糖尿病肾病。

7. 菊花

首见于《神农本草经》，入药部位为菊科植物菊的头状花序。霜降前花正盛开时采收，其加工法因各产地的药材种类而不同。白菊：割下花枝，捆成小把，倒挂阴干。然后摘取花序。滁菊：摘取花序。经硫黄熏过，晒至六成干时，用筛子筛成球状，晒干。贡菊：摘取花序，烘干。杭菊：有杭白菊、杭黄菊2种。杭白菊摘取花序，蒸后晒干；杭黄菊则用炭火烘干。性味甘、苦、微寒。归肺、肝经。具有疏风清热、平肝明目、解毒消肿的功效。应用：主外感风或风温初起、发热头痛、眩晕、目赤肿痛、疔疮肿毒。用法：内服煎汤，10～15g；或入丸、散；或泡茶。外用：适量，煎水洗；或捣敷。

用药经验：菊花为阳明秋金之气化，禀金气而制风，可升可降，阴中阳也。治风火上淫于目，痛极欲脱而泪出，可去翳养血，为明目要剂。菊禀秋金清肃之气，能治风木之火热，补水升清气，风火自降，能补阴气，身上诸风令消散，恶风湿痹，治诸风头眩肿痛，热头风旋倒地，头目胸热、止心痛、宽胸膈烦热，久服安肠胃，黑发延年，兼治疔肿。应肝气条达之性而疏达肝气，肝气郁久化火，菊花又可清泻肝火而无辛燥伤阴之弊。凡芳香之物，皆能治头目肌表之疾。但香则无不辛燥者，唯菊得天地秋金清肃之气，而不甚燥烈，故于头目风火之疾，菊禀金气，而治皮肤之风，兼得阳明土气，而治肌肉之湿也。脑骨疼痛，腰痛去来。恶风湿邪而成风湿之痹证，主诸风湿痹，皮肤死肌，四肢游风。周身血气，生于阳明胃府，故久服利血气轻身，血气利而轻身。与枸杞子配伍可清肝明目；枸杞子甘平，滋养肝肾。二者相伍，补中有清，补中有散，清散而不过，滋补而不腻，用于肝肾阴虚。野菊苦辛有小毒，调中破血，治痈肿疔毒，连茎叶捣，敷服皆效。代茶频饮，能疏风清热，平肝明目，清轻疏透，清利头目，引邪上行，发表而散郁火，对眩晕、头痛、耳鸣有防治作用。

8. 柴胡

首见于《神农本草经》，入药部位为伞形科植物柴胡或狭叶柴胡的干燥根。按性状不同，分别习称"北柴胡"及"南柴胡"。春、秋二季采挖，除去茎叶及泥沙，干燥。性味苦、微寒。归肝、胆经。具有和解表里，疏肝，升阳的功效。应用于外感发热、寒热往来、疟疾、肝郁胁痛乳胀、头痛头眩、月经不调、气虚下陷之脱肛、子宫脱垂、胃下垂。用法：煎汤，3~10g；或入丸、散。外用，适量，煎水洗；或研末调敷。

用药经验：柴胡在脏主血，在经主气，能引清气行阳道。有热病则加之，无热不必加之，能引胃气上行，升腾而行春令，气味须轻清疏达，而后邪能透土以出。阴坤土之气，而达于太阳之药也，轻扬之体，能疏肠胃之滞气，主治心腹肠胃中结气者。心为阳中之太阳而居上，腹为至阴之太阴而居下，肠胃居心腹之中，天下唯木能疏土，柴胡从坤土而治肠胃之结气，则心腹之正气自和。治饮食积聚，土气调和，柴胡既能提气，能补脾而开胃，主心腹肠胃中结气，饮食积聚，胃中留结宿滞亦得解散。柴胡能引清阳之气，从左上升，足少阳胆经之药，泻肝胆之邪，去心下痞闷，若劳在肝胆心包络有热，或少阳经寒热，则柴胡为必用药。劳在脾胃有热，或阳气下陷，则柴胡乃引清气退热之药。解痰结，除烦热，尤治疮疡，散诸经血凝气聚，止偏头风，胸胁刺痛，通达表里邪气，善解潮热，寒热邪气，使清阳之气上升。配伍黄芩，清泻半表，使不热胜而入阳明。配伍生姜、半夏，降浊阴之冲逆，而止呕吐，又治腹中急痛。

柴胡为少阳经药，病在太阳，服之太早则引寇入门。病在阴经，用之则重伤其表，误人不可胜数。其性升发，病患虚而气升者忌之。呕吐及阴火炎上者勿服。若阴虚骨蒸服之，助其虚阳上逆，势必耗尽真阴而后已。

9. 升麻

首见于《神农本草经》，入药部位为毛茛科植物大三叶升麻、兴安升麻或升麻的干燥根茎。秋季采挖，除去泥沙，晒至须根干时，燎去或除去须根，晒干。性味辛、微甘、微寒。归肺、脾、胃、大肠经。具有发表透疹，清热解毒，升举阳气的功效。应用于治时气疫疠，头痛寒热，喉痛，口疮，斑疹不透；中气下陷，久泻久痢，脱肛，妇女崩漏、带下，子宫下坠；痈肿疮毒。用法用量：内服，煎汤，用于升阳，3～6g，宜蜜炙、酒炒；用于清热解毒，可用至15g，宜生用；或入丸、散。外用，适量，研末调敷或煎汤含漱；或淋洗。

用药经验：升麻气味甘苦平，甘者土也，苦者火也。主从中土而达太阳之气，并治中恶，化斑点疮疹。升清阳，奉生气，治阳陷眩晕，举久泄下痢后重。遗浊带下崩中。太阳之气，行于肤表，故辟瘟疫、瘴气、邪气，并发散本经风邪，解肌肉风热，消斑疹及游风肿毒，去至高之上及皮肤风邪。太阳之气，行于地中，故辟瘟疫瘴气邪气，则时气毒疠，头痛寒热自散，能辟疫气，散肌肤之邪热，止头、齿、咽喉诸痛，疗喉痛口疮，牙龈烂臭。寒水之气，滋于外而济于上，故治风肿诸毒，喉痛口疮。久服则阴精上滋，故不夭。阳气盛，故轻身，阴阳充足，则长年矣。与参相伍，引参上行，补卫气之散而实其表。柴胡、升麻，皆达太阳之气，从中土以上升，柴胡从中土而达太阳之标阳，升麻兼启太阳之寒水，细辛更启寒水之气于泉下，而内合少阴，三者大义相同，功用少别。升麻与柴胡，同是升提之药，然一提气而一提血。大便燥急，大肠经之火也。大肠有火，又由于肾水之涸也。欲润大肠，舍补血之药无由，而补血又责之补肾，使肾之气通于大肠，而结闭之症可解。然则通肾之气，以生血可也，而必加升麻于补肾、补血之中者，盖阴之性凝滞而不善流动，取升麻而升提其阴气，则肺金清肃之令行。况大肠与肺又为表里，肺气通，而大肠之气亦通，肺气通，而肾之气更通，所以闭者不闭，而结者不结也。若用柴胡，虽亦入肝，能提升血分之气，终不能入于大肠，通于肺、肾之气，此柴胡之所以不可代升麻也。

10. 葛根

首见于《神农本草经》，入药部位为豆科植物葛的块根。春、秋采挖，洗净，除去外皮，切片，晒干或烘干。后用盐水、白矾水或淘米水浸泡，再用硫黄熏后晒干，色较白净。性味甘、辛、凉。归脾、胃经。具有升阳解肌，透疹止泻，除烦止渴的功效。应用于治伤寒、温热、头痛、项强、烦热消渴、泄泻、痢疾、麻疹不透、高血压、心绞痛、耳聋。用法用量：内服，煎汤，10～15g；或捣汁。外用，适量，捣敷。

用药经验：葛根辛甘性平，轻扬升发，入阳明经，为宣达阳明中土之气，而外合于太阳经脉之药，能鼓胃气上行，生津止渴。葛根能升阳明清气，兼入脾经，开腠发汗，解肌退热，发表出汗，为治清气下陷泄泻之圣药，气不宣通则热，主治消渴身大热者，从胃府而宣达水谷之津，则消渴自止，从经脉而调和肌表之气，则大热自除，气升津生。肌解热退。疗伤寒中风，阳明头痛。血痢温疟，肠风痘疹，甘者土之冲味，平者金之和气，所以解诸毒，散郁火，解酒毒，利二便，杀百药毒。治呕吐者，和阳明之胃气也，脾为之原，脾与胃合，辛甘入胃，鼓动胃阳，阳健则脾阴亦起，起阴气者，藤引蔓延，从下而上，为治脾虚作渴之仙药。解诸毒者，气味甘辛，和于中而散于外，酒醉则可用此解，火郁则可用此升散。治诸痹者，和太阳之经脉也。上盛下虚之人，虽有脾胃病，亦不宜服。即当用者，亦宜少用，多则反伤胃气，以其升散太过也。葛根、升麻二者皆为辛凉之品，入脾胃二经，善治阳明风热证，常用于风热目病而伴前额痛及眉棱骨痛者。二者又能升发清阳之气，但葛根、升麻皆入脾胃，更专于升举中气。葛根升清，花粉生津。二者相伍，善治口渴，常用于目病火热证、风热证兼口渴者。葛根、黄柏常与补中益气药物相配使用。葛根辛甘轻扬，以助脏腑精气之上承；黄柏苦寒，以防甘温补气药之助火。多用于中气虚弱。然葛根升清阳，黄柏泻虚火，故亦用于元气虚弱，阴火上炎。

（蔡美琪、梁白冰）

第二节　清热药

1. 知母

首见于《神农本草经》，入药部位为百合科植物知母的干燥根茎。春、秋二季采挖，除去须根及泥沙，晒干，习称"毛知母"；或除去外皮，晒干。性味苦、甘、寒。归肺、胃、肾经。具有滋阴降火、润燥滑肠的功效。应用于治烦热消渴、骨蒸劳热、肺热咳嗽、大便燥结、小便不利。用法用量：内服，煎汤，6~12g；或入丸、散。清热泻火，滋阴润燥宜生用；入肾降火滋阴宜盐水炒。

用药经验：知母气寒，禀水气而入肾，味苦无毒，得火味而入心，苦寒之气味能除燥火之邪气，禀天一水德，体用具备。苦者清火，气味俱浓，沉而降，阴也，入足阳明手太阴经气分，主泻无根之肾火，疗有汗之骨蒸，止虚劳之热。滋化源之阴。本经主消渴热中，治心烦躁闷，骨热劳往来。寒能退热，知母寒滑，滑利关门而水自下，补不足者，苦寒补寒水之不足，苦寒益五脏之阴气，肾气劳，憎寒虚损，患人虚而口干。缘水得母气，母气之脏真高于肺，加而用之，通小肠，消痰止嗽，润心肺，补虚乏，张仲景用入白虎，治不得眠者，安心，止惊悸，盗汗不得卧，怠惰嗜卧不能食。治喘淋口病，中风伤暑，发热呕吐，头痛腰痛，小便不通，伤燥热厥，呃逆咯血。治烦躁者，烦出于肺，躁出于肾。故君以石膏，佐以知母，清肾之源，缓以粳甘，使不速下，入白虎汤。加人参，名人参白虎汤。汗后烦热不解。亦用之。凡病小便闭塞而渴者，热在上焦气分，宜清肺中伏热，用气味俱薄之药以滋化源。若热在下焦血分而不渴者，宜滋真水，使阴气行而阳自化，可胜邪热而还真阴，盖天一真阴，实后天生气之元，用黄柏、知母是也。知母下润肾燥而滋阴，上清肺金而泻火，乃二经气分药，黄柏则是肾经血分药，故二药必相须而行。与茯苓同用，清下焦热。与黄芩同用，清上焦热。但苦寒性味，用者当审所宜，勿致反损中土生气，而绝阴化于阳之本也。

2. 夏枯草

首见于《神农本草经》，入药部位为唇形科植物夏枯草的干燥果穗。夏季果穗呈棕红色时采收，除去杂质，晒干。性味辛、苦、寒。归肝、胆经。具有清火，明目，散结，消肿的功效。应用于目赤肿痛、目珠夜痛、头痛眩晕、瘰疬、瘿瘤、乳痈肿痛；甲状腺肿大、淋巴结核、乳腺增生、高血压。用法用量：内服，煎汤，6~15g，大剂量可用至30g；熬膏或入丸、散。外用，适量，煎水洗或捣敷。

用药经验：夏枯草气味苦辛寒，禀金水之气，气寒，禀天冬寒之水气，入足太阳膀胱寒水经，味苦辛，得地火金之味，入手少阴心经、手太阴肺经，遇火令而枯，禀金水之气独全。水制火，金平木，故专主少阳相火，风木胆经之证。无毒，主治寒热，颈疮，禀水气而上清其火热也，尤通心气，头目之火可祛，胸膈之痞可降。破症瘕瘿结气者，禀金气而内削其坚积也，泄肝胆木火之郁窒，而顺利气血之运行，大治瘰疬，散结气，补养厥阴血脉。脚肿乃水气不行于上，湿痹乃水气不布于外。夏枯草感一阳而生，能使水气上行环转，夏枯草专治少阳之证，而具辛散之功，湿邪伤下，脚肿湿痹，无非湿也。苦能燥湿，所以主之，且入肺与膀胱，而有祛湿之力。湿胜则身重，既有祛湿之功，故而轻身。此草大有补养厥阴血脉之功，行肝气，开肝郁，止筋骨疼痛，兼治肝虚睛疼、冷泪羞明，治目珠疼。至夜则甚，冷泪不止，筋脉痛及眼羞明怕日。夏枯草直入心经，以通其气，配伍黄芩、黄连、天花粉之类，得以解炎上之火，凉营泻热，散肿消坚，尤妙心火一平，引火下生脾土，则脾气健旺，而痰更消亡。配以菊花、决明子，可清肝明目，治目赤肿痛，配以石决明、钩藤，可平降肝阳，治头痛、眩晕，配以玄参、贝母、牡蛎等品，可软坚散结，治瘰疬结核。久用亦防伤胃，与参、术同行，方可久服无弊。

3. 黄芩

首见于《神农本草经》，本品为唇形科植物黄芩的干燥根。性苦，寒。归肺、胆、脾、大肠、小肠经。具有清热燥湿，泻火解毒，止血，安胎的功效。《景岳全书》中讲该药"枯者清上焦之火，消痰利气，定喘嗽，止失血，退往来寒热，风热湿热，头痛，解瘟疫，清咽，疗肺痿肺痈，乳痈发背，尤祛肌表之热，故治斑疹、鼠瘘、疮疡、赤眼；实者凉下焦之热，能除赤痢，热蓄膀胱，五淋涩痛，大肠闭结，便血、漏血"，可治疗壮热烦渴，肺热咳嗽，湿热泻痢，黄疸，热淋，吐、衄、崩、漏，目赤肿痛，胎动不安，痈肿疔疮。本品苦寒，能清肺胃、肝胆、大肠湿热，尤善清中上焦湿热。治湿温或暑湿初起，身热不扬、胸脘痞闷、舌苔黄腻等证；也可治湿热中阻，痞满呕吐，湿热泻痢以及湿热黄疸。本品主入肺经，长于清肺热，为治肺热咳嗽之要药。本品能清气分实热，并有退热之功，可用治外感热病，邪郁于内之高热烦渴。本品有清热泻火解毒之功，用治痈肿疮毒。本品炒炭能清热泻火、凉血止血。治热盛迫血妄行之吐血、衄血。陶弘景曾言该药可治疗奔豚及脐下热痛。煎服，3～10g。清热泻火、解毒宜生用，安胎多炒用，清上焦热酒炙用，止血宜炒炭用。

用药经验：笔者针对慢性肾脏病患者常运用该药泻火解毒及燥湿之功。慢性肾脏病患者，素体肾虚，因而一身阴阳不足，无法向其他脏腑输送足够的阴气、阳气，导致脏腑皆虚。脾虚则水液运化不利，出现水湿之邪，久之阻遏气机。肝虚则主疏泄功能失常，全身气机运行不畅，出现血瘀痰湿之病理产物。疾病日久，病理产物瘀堵，瘀而化热，出现火热之象。因此，若慢性肾脏病患者出现口苦咽干，晨起目眵过多，头痛，大便秘结，小便黄赤，舌苔泛黄等火热之象，可在方剂中加入黄芩、大黄，以清热解毒，通腹泄浊。

4. 黄连

首见于《神农本草经》，本品为毛茛科植物黄连、三角叶黄连的干燥根茎。性苦，寒。归心、脾、胃、肝、胆、大肠经。具有清热燥湿，泻火解毒的功效。本品大苦大寒，清热燥湿之力胜于黄芩，尤长于清泄中焦脾胃、大肠湿热。同时清热泻火力强，尤善清心火，对心经热盛所致多种病证均有较好疗效，也善于清泄胃火。本品苦寒清泄，善于清热泻火解毒，治疗邪火内炽，迫血妄行之吐血、衄血。用法：煎服，2～5g。外用适量。

用药经验：针对慢性肾脏病患者，因脾肾两虚，全身津液运行不畅，导致水液等代谢失常，日久化热，出现火热之邪，若患者出现大便秘结、心烦、多梦等火热侵袭症状可加该药，但因其为大苦大寒之品，过量久服易伤脾胃，因此不应久服，脾胃虚寒者忌用。

5. 生地黄

首见于《神农本草经》，本品为玄参科植物地黄的干燥块根。性味甘、寒。归心、肝、肾经。具有清热凉血，养阴生津的功效。本品甘寒，入营血分，善于清热凉血，且善于清解营血分之热而有凉血止血之功。甘寒质润，功能清热养阴生津，入肾经，能滋肾阴而降虚火，养阴津而泄伏热。又因其滋阴润燥以通便，用法：煎服，10~15g。

用药经验：笔者在临证时，针对部分慢性肾脏病患者，表现为阴虚之象，可用该药，患者常表现为口渴、口干、便秘、尿少等症。

6. 牡丹皮

首见于《神农本草经》，本品为毛茛科植物牡丹的干燥根皮。性苦、辛，微寒。归心、肝、肾经。具有清热凉血，活血化瘀的功效。本品苦寒，入心肝血分，善于清解营血分实热。本药入血分而善于清透阴分伏热，为治无汗骨蒸之要药。又因其辛行苦泄，有活血祛瘀之功。用法：煎服，6~12g。清热凉血宜生用，活血化瘀宜酒炙用，止血宜炒炭用。

用药经验：笔者在临证时，针对慢性肾衰竭的患者，部分出现阴虚发热的症状，可使用本药，慢性肾衰竭其病机为"正虚毒蕴"，因此其清透阴分，又能活血祛瘀，运用此药效果甚佳。

7. 蒲公英

首见于《新修本草》，本品为菊科植物蒲公英、碱地蒲公英或同属数种植物的干燥全草。性味苦、甘、寒。归肝、胃经。具有清热解毒，消肿散结，利湿通淋的功效。本品清利湿热，利尿通淋作用较佳。用法：煎服，10~15g。外用鲜品适量，捣敷；或煎汤熏洗患处。

用药经验：蒲公英具有显著的清热解毒作用，对于各种热性疾病，如感冒、咽喉痛、口腔炎等都有良好的疗效。蒲公英可以促进尿液排出，对于水肿、尿路感染也有良效。蒲公英富含纤维素和维生素，可以促进肠胃蠕动，改善消化问题，如胃胀气、消化不良等。临床善用药对增强药效：蒲公英与金银花，金银花清热解毒、凉血消肿，与蒲公英搭配使用，可以增强清热解毒的效果，适用于感冒、喉咙痛等症状。蒲公英与枸杞子：枸杞子具有补肾养肝、明目安神之效，与蒲公英搭配使用，可以保护肝脏，改善视力，适用于肝炎、肝硬化、眼疲劳等问题。蒲公英与车前草：车前草具有利尿通淋、清热解毒的作用，与蒲公英搭配使用，可以增强利尿消肿的效果，适用于尿路感染、水肿等病症。蒲公英与薄荷：薄荷具有疏风散热、利咽透疹的作用，与蒲公英搭配使用，可以舒缓喉咙痛、口腔炎等症状，同时具有清凉口感，适合夏天使用。

8. 连翘

首见于《神农本草经》，本品为木犀科植物连翘的干燥果实。性味苦、微寒。归肺、心、小肠经。具有清热解毒，消肿散结，疏散风热的功效。本品苦寒，外可疏散风热，内可清热解毒，又能清心利尿。用法：煎服，6~15g。

用药经验：连翘入心经，清心火，解疮毒，对于因心火上炎导致的心烦气躁、口舌生疮、失眠多梦等症状有显著疗效。此外，连翘入胃经，对于胃火上攻导致的口腔溃疡、牙龈肿痛也有较好疗效。连翘具有疏散风热的功效，对于风热感冒、发热、头痛、咳嗽等症状有明显的缓解作用。连翘还具有抗菌消炎的作用，常用于治疗感冒、肺炎、扁桃体炎等感染性疾病。针对IgA肾病患者，常因外感风热之邪出现上呼吸道感染，诱发肾病复发或加重，笔者常用本品与金银花、黄芩、牛蒡子合用，治疗风热感冒、咽喉肿痛、咳嗽、扁桃体炎、肺炎等疾病。

9. 土茯苓

首见于《本草纲目》，本品为百合科植物光叶菝葜的干燥根茎。性味甘、淡、平。归肝、胃经。具有解毒，除湿，通利关节的功效。本品甘淡渗利，解毒利湿，适用于湿热引起的热淋、带下、疥癣、湿疹、湿疮。用法：煎服，15～60g。外用适量。

用药经验：土茯苓甘淡渗利，具有很好的利尿作用，可以增加尿量，有助于肾脏排毒；土茯苓中有效成分可以抑制炎症反应，减轻肾脏组织的炎症损伤，有利于肾脏功能的恢复。笔者在肾病治疗中常常与其他药物配伍使用，形成药对，以增强治疗效果。土茯苓配伍黄芪，黄芪具有益气固表、利尿消肿的作用，与土茯苓配伍使用可以增强利尿作用，改善肾功能。土茯苓配伍丹参，丹参具有活血化瘀、舒经止痛的作用，与土茯苓配伍使用可以改善肾脏血液循环，促进肾脏恢复。土茯苓配伍泽泻，泽泻具有利水渗湿、泄热通淋的作用，与土茯苓配伍使用可以增强利尿作用，有利于肾脏排毒。由于慢性肾衰竭晚期，正虚为本，湿浊毒邪蕴蓄不解为标，湿浊弥散至皮肤，常表现为皮肤瘙痒。《景岳全书》有云，"诸痛为实，诸痒为虚也"，土茯苓具有解毒除湿的功效，将本品与白鲜皮、地肤子配伍应用，止痒效果甚佳。

但在用药时也应该注意其副作用：土茯苓药性较强，对胃肠道有一定刺激，可能会出现恶心、呕吐、腹泻等症状。个别人使用土茯苓后可能出现皮肤瘙痒、红肿、疹子等过敏反应，临床应仔细观察，掌握好用药剂量，警惕副作用发生。

10. 白花蛇舌草

首见于《广西中药志》，本品为茜草科植物白花蛇舌草的干燥全草。性味微苦、甘、寒。归胃、大肠、小肠经。具有清热解毒，利湿通淋的功效。本品甘寒，有清热利湿通淋之效。用法：煎服，15～60g。外用适量。

用药经验：白花蛇舌草甘寒微苦，具有显著的清热解毒作用，可有效缓解肾盂肾炎、尿道炎的发热、感染等症状。笔者临证中常与野菊花、蒲公英、土茯苓配伍增强清热解毒、利湿通淋之功。茯苓具有利水渗湿、健脾宁心的作用，与白花蛇舌草配伍，可协同改善水肿症状，促进肾脏功能恢复。

11. 地骨皮

首见于《神农本草经》，本品为茄科植物枸杞子或宁夏枸杞子的干燥根皮。性味甘、寒。归肺、肝、肾经。具有凉血除蒸，清肺降火的功效。本品甘寒清润，入肝、肾经，善清虚热、除骨蒸，为凉血退热除蒸之佳品。又因其性寒，入肺经，能清泄肺热。用法：煎服，9～15g。

用药经验：地骨皮性味甘寒，具有清热解毒的作用，可用于治疗热病、高热烦渴、肺热咳嗽等症。地骨皮滋阴补肾，对于肾阴不足、腰膝酸软、头目眩晕等症状有一定缓解作用。地骨皮还能够凉血止血，对于血热妄行、吐血、衄血有一定疗效。现代研究表明，地骨皮还具有降压降糖作用。药对配伍应用：地骨皮与知母，知母具有清热泻火、滋阴润燥的作用，与地骨皮配伍，能够增强清热解毒、滋阴补肾功效。地骨皮与牡丹皮配伍，可凉血止血、活血化瘀，常用于治疗血热妄行、瘀血阻滞之证。地骨皮与黄柏，黄柏清热燥湿、泻火解毒，与地骨皮配伍，能增强清热解毒、燥湿止痒的功效，常用于治疗湿热黄疸、湿疹瘙痒等症。笔者使用该品还常应用于肾病日久，表现为口干口渴、身热、夜间盗汗、舌质红、苔少等阴液不足。另由于其可清泄肺热，出现外感、咳黄痰等表现时，也可使用。

（蔡美琪、赵万超）

第三节　泻下药

大黄

大黄是我国最早发现的药材之一，距今已有2000年以上的药用历史。始载于东汉《神农本草经》。历代本草均有收录。陶弘景释其名曰："大黄，其色也。将军之号，当取其骏快也。"大黄为蓼科植物掌叶大黄、唐古特大黄或药用大黄的根茎。大黄味苦、性寒，归脾、胃、大肠、肝、心包经。具有泻热通肠、凉血解毒、逐瘀通经的功效。用于实热便秘、积滞腹痛、泻痢不爽、湿热黄疸、血热吐衄、目赤、咽肿、肠痈腹痛、痈肿疔疮、瘀血经闭、跌打损伤，并可治烫伤和上消化道出血。用量为3~15g，酒大黄善清上焦血分热毒，用于目赤咽肿、齿龈肿痛。熟大黄泻下力缓，泻火解毒，用于火毒疮疡。大黄炭凉血化瘀止血，用于血热有瘀出血症。孕妇慎用。《金匮要略》中涉及相关方剂大约25个，例如：大小承气汤为大黄配芒硝，芒硝咸寒软坚，润燥通便，清热泻火，荡涤肠胃积滞，停饮宿食，二药配伍，消炎散结，泻热攻积，用于胃肠燥结便实，或热病邪结、阳明高热、痞满燥实证。大黄附子汤为大黄配附子，附子大辛大热，功能回阳救逆、温肾助阳、祛寒止痛。大黄借附子之大热，"去性存用"；附子借大黄之苦寒，制其燥烈之弊。二药合用，寒热并用，温清并施，辛开苦降，相反相成；荡涤泻下却无伤阳之弊，攻下寓于温阳之中，用于寒实积滞，通阳和腑。大黄䗪虫丸为大黄配伍土鳖虫。土鳖虫咸寒，有小毒，破坚逐瘀，疗伤止痛，破而不峻，能行能和，既能去其死血，又能祛瘀血。两者合用，以通为主，祛瘀生新。

用药经验：很多前来就诊的患者有排便不畅的症状，尤其是肾衰患者，由于慢性肾衰患者体内湿热壅盛，肠燥津亏，会出现大便干结数日一行等腑气不通之证。排便不畅会减少肠道毒素排泄，造成毒素蓄积，从而加重肾脏负担。笔者常用大黄与厚朴进行配伍，大黄苦寒，气味重浊，直降下行，走而不守，泻热通便；厚朴苦温，苦能下气泄实满，温能利气散实满，有燥湿散满以运脾，行气导滞而除胀之功能，为泄中焦实满之气分药。

二药合用，一攻一泄，一寒一温，共奏清泄里实，行气宽中之功。

（丁楠、赵万超）

第四节　化湿药

1. 厚朴

厚朴作为一种传统中药在我国应用已有2000多年的历史，《神农本草经》将其列为上品，始载于《神农本草经》，为木兰科木兰属植物厚朴或凹叶厚朴的干燥干皮、根皮及枝皮，主产于湖北、四川、广东、浙江、陕西、广西、甘肃、河南、贵州等地区，多为繁殖栽培。性味辛、苦、温，归脾、胃、肺、大肠经，具有燥湿消痰、下气除满的功效。临床主治湿滞伤中、脘痞吐泻、食积气滞、腹胀便秘、痰饮喘咳等。《本草正》言厚朴"温降，散滞，除寒湿泻痢"；《开宝本草》云，"疗霍乱及腹痛，胀满，胃中冷逆"，强调了厚朴行气除胀的功效；《本草经疏》道，"胃冷呕逆，腹痛泄泻……娠妇腹痛泻利"；《本草汇言》中载厚朴"伤寒头痛寒热，呕逆泻利，虫积癖积"。用量：3～9g，健胃宜少量，行气及止泻则用量可稍大。本品辛苦温燥，易耗气伤津，故气虚津亏者及孕妇当慎用。

用药经验：临床中一部分患者出现腹胀、便秘、胸闷等症状，这些症状的病机皆为气机不畅所导致，厚朴可以行气除胀，故采用厚朴和一些药进行配伍。用于治疗腹胀时，实胀（腹胀而有小便黄短、大便干结、脉滑数有力）、谷胀（饮食过度而致消化不良）、气胀尤为适宜。如属谷胀，可配山楂、麦芽、神曲等消导药；如属气胀，一般多配半夏、茯苓，如半夏厚朴汤。用于治疗胃实（腹脘胀满、宿食不消、吞酸嗳腐，或有呕吐，相当于消化不良），取其有健胃作用，能消除胃脘实痞，前人称此作用为"平胃"。一般配苍术、茯苓等，方如平胃散；如偏于热者，则配黄连、栀子，方如连朴饮；偏于寒者则配豆蔻、干姜，方如厚朴温中汤。用于平喘时，本品能燥湿消痰，下气平喘，常辅助麻黄、杏仁，治疗痰饮喘咳，有痰多、胸满、咳喘、苔白腻，方如厚朴麻黄汤，或与紫苏子、陈皮、半夏同用。治腹满而大便秘时，可与厚朴、大黄、枳实配伍。用于热结便秘：配大黄、芒硝、枳实，以达峻下热结，消积导滞之效。

2. 藿香

广藿香作为芳香化湿药的代表之一，具有芳香化浊、开胃止呕、发表解暑之功，是一种治疗暑湿之症的常用药。药用部位为唇形科植物藿香的全草或地上部分。性微温，味辛。归肺经、脾经、胃经。藿香始载于东汉杨孚的《异物志》曰，"藿香交趾有之"，其后诸家本草多有记载。《本草正义》：清芬微温，善理中州湿浊痰涎，为醒脾外胃，振动清阳妙品……霍乱心腹痛者，湿浊阻滞，伤及脾土清阳之气则猝然缭乱，而吐泻绞痛，芳香能助中州清气，胜湿辟秽，故为暑湿时令要药。《药品化义》：其气方香，善行胃气，以此调中，治呕吐霍乱，以此快气，除秽恶痞闷。且香能和合五脏，若脾胃不和，用之助胃而进饮食，有醒脾开胃之功。《本草纲目》：升降诸气，脾胃吐逆为要药。《名医别录》：风水毒肿，去恶气，止霍乱心腹痛。其具有化湿醒脾，辟秽和中，解暑，发表散热的功效，但是过量服用可能会引起热势加重且还可能有伐胃、耗气、伤阴。用量5~9g，内服煎汤，或入丸散。可用于湿浊中阻，脘痞呕吐，暑湿表证，湿温初起，发热倦怠，胸闷不舒，寒湿闭暑，腹痛吐泻，鼻渊头痛。藿香有杀菌功能，口含一叶可除口臭，预防传染病，并能用作防腐剂。夏季用藿香煮粥或泡茶饮服，对暑湿重症，脾胃湿阻，脘腹胀满，肢体重困，恶心呕吐有效。同时藿香作为一种食用香草植物受中国人喜爱，尤其是藿香炖鱼引得清朝查嗣琛言"一瓶东阁莲花酒，半尾西斋藿香鱼"。

用药经验：临床上出现胁痛、胃脘胀痛、呕吐酸水、不思饮食等症状时，可用藿香配香附，起到理气化湿的功效，藿香辛香疏散，发表而不峻烈，微温芳香，化湿而不燥热，湿化气行则脾胃调和而呕逆自止。故有外散表邪，内化湿浊以和中止呕之功。香附辛散滞气，苦降逆气，芳香疏散，性平无寒热之偏，为疏理脾胃气结之良品。二药伍用，理气与化湿兼备。气行则湿散，湿去则气疏，二者相辅相成，共奏芳化畅中，理气和胃之功。且具有理气而不伤血，化湿而少劫阴的特点。

3. 佩兰

佩兰为较常用中药，古称兰草，始载于《神农本草经》，列为上品，佩兰之名首见于《本草再新》，兰草与泽兰古时曾有混用，《本草纲目》已指出："兰草，泽兰一类二种也，俱生水旁下湿处，二月宿根生苗成丛，紫茎素枝，赤节绿叶，叶对生，有细齿，但以茎圆节长，而叶光有歧者为兰草；茎微方，节短而叶有毛者为泽兰……。"佩兰为菊科植物佩兰的干燥地上部分。主要含挥发油、香豆精、邻香豆酸、麝香草氢醌、三萜类化合物等。佩兰味辛，性平，归脾、胃、肺经。具有芳香化湿、醒脾开胃、发表解暑等功效。《神农本草经》："主利水道，杀蛊毒。"《名医别录》："除胸中痰癖。"《本草纲目》："消痈肿，调月经。"佩兰可用于湿浊中阻，脘痞呕恶，口中甜腻，口臭，多涎，暑湿表证，湿温初起，发热倦怠，胸闷不舒。用法用量：内服，煎汤，6~10g；鲜品可用15~20g。

用药经验：临床出现暑湿，湿温初起而见身重倦怠、恶寒发热、痞满不舒、舌苔黏腻等症状时。佩兰可与藿香相须为用，佩兰与藿香均为极为常用的暑湿时令要药。佩兰气香辛平，其醒脾化湿之功较强，并有一定的利水作用，历来被推为治脾瘅口甘要药；藿香芳香而不燥烈，温煦而不偏于燥热，既能散表邪，又能化里湿而醒脾开胃。二药相须为用，芳香化湿，清热祛暑，和胃止呕，醒脾增食之功益显。出现脾胃湿滞所致胸闷、消化不良、口苦苔腻等症状，可使用佩兰配黄连，佩兰功善醒脾开胃化湿；黄连功长清热燥湿。两药相伍，清热化浊之功倍增。也可佩兰配砂仁，佩兰气味芳香，清肺开胃，化湿悦脾；砂仁香浓气浊，行气宽中化湿止呕。两药相配，有芳香化湿，醒脾开胃，降逆止呕之功。出现湿阻气滞所致的脘闷腹胀，肠鸣吐泻等症状，可用佩兰配木香，佩兰气味清香，芳香化湿，醒脾开胃；木香芳香浓烈，开壅导滞行气止痛。二药参合，有芳香化湿，行气止痛之功。因暑湿内蕴引发发热头胀、脘闷不饥等症状，可用佩兰配荷叶，佩兰解暑化湿，荷叶清热解暑。两药伍用，轻清宣透，清热解暑湿的功效显著。

4. 豆蔻

豆蔻最早记载于宋朝的《开宝本草》，入药部位为豆蔻的成熟果实。豆蔻味辛、性温，归肺、脾、胃经，可化湿行气，温中止呕，开胃消食。《名医别录》："主温中，心腹痛，呕吐，祛口臭气。"《开宝本草》："主积冷气，止吐逆反胃，消谷下气。"《本草通玄》："白豆蔻，其功全在芳香之气，一经火炒，便减功力；即入汤液，但当研细，乘沸点服尤妙。"《用药法象》："散肺中滞气，宽膈进食。"《本草纲目》："治噎膈，除疟疾寒热，解酒毒"。《本草备要》："散滞气，消酒积，除寒燥湿，化食宽膨。治脾虚疟疾，感寒腹痛，吐逆反胃，白睛翳膜，太阳经目红筋。"《本草便读》："性热气香，入肺部宣邪破滞，味辛质燥，行胃中止呕除寒。"《本草乘雅半偈》："主积冷气，止吐逆反胃，消谷、下气。"主要用于治疗湿阻气滞；脾胃不和；脘腹胀满；不思饮食；湿温初起；胸闷不饥；胃寒呕吐；食积不消。豆蔻具有保护胃肠及肝脏的功能，有抗疲劳、抑制炎症等作用。常用量为 5～15g，煎服。

用药经验：治疗脾肾虚寒，五更泻，肠鸣腹痛，可用肉豆蔻配补骨脂，肉豆蔻温中散寒，行气消胀，收敛涩肠止泻；补骨脂补肾壮阳，补脾止泻，固精缩尿。肉豆蔻以补脾为主，补骨脂以补肾为要。二药合用，一脾一肾，脾肾双补，补肾阳、温下元，以除下焦阴寒，温中土、运脾阳，以化湿止泻。治疗久泻，久痢，证属脾肾两虚者，可用肉豆蔻配诃子，肉豆蔻健胃温中，行气消食，涩肠止泻；诃子敛肺利咽，涩肠止泻。二药合用，温中涩肠、止泻之力增强。治疗脾脏久冷或老年中虚久泻，累及肾阳，肠失固摄，滑泄不止者。可用肉豆蔻配炮附子，肉豆蔻温中健脾，固肠止泻，炮附子温肾壮阳，散寒除湿。二药合用，脾肾兼顾，水谷运，寒湿除，大肠固，泻自止矣。治疗胃肠寒滞之吐泻等症，可用肉豆蔻配木香，肉豆蔻辛温，能温中涩肠止泻；木香辛苦性寒，能行气和胃止痛。二药合用，共奏温中调胃，宽肠行气之功。治疗脾胃虚弱，脏腑虚滑，脐腹疼痛，日夜无度，可用肉豆蔻配厚朴，肉豆蔻长于涩肠止泻，厚朴长于温中燥湿。二药合用，有温脾除湿止泻之功。

（丁楠、赵万超）

第五节　利水渗湿药

1. 茯苓

本品首见于《神农本草经》中，其内容为"茯苓，味甘、性平，一名伏菟，生太山山谷"。茯苓味甘、淡，性平。归心、肺、脾、肾经，具有利水渗湿，健脾宁心的功效。用于水肿尿少，痰饮眩悸，脾虚食少，便溏泄泻，心神不安，惊悸失眠。茯苓主要含有多糖、三萜类、甾醇类（麦角甾醇）成分等；还含蛋白质、脂肪、卵磷脂、腺嘌呤等。具有调节免疫、利尿、抗肿瘤、抗菌等作用。茯苓皮为茯苓菌核的黑色外皮。性能同茯苓。功效利水消肿。应用长于行皮肤水湿，多治皮肤水肿。用量为 15～30g，水煎服。

茯神为茯苓菌核中间带有松根的部分。性能同茯苓。功效宁心安神，应用专治心神不安、惊悸、健忘等。用量同茯苓。

用药经验：对于脾虚运化失常所致泄泻、带下，应用茯苓有标本兼顾之效，常与党参、白术、山药等配伍。可为补肺脾，治气虚之辅佐药。对于脾虚不能运化水湿，停聚化生痰饮之症，可用半夏、陈皮，也可配桂枝、白术同用。治疗痰湿入络、肩酸背痛，可配半夏、枳壳。用于心神不安、心悸、失眠等症，常与人参、远志、酸枣仁等配伍。治疗心脾两虚、气血不足、心神失养之心悸、失眠健忘、食少纳呆等症。茯苓配伍酸枣仁，茯苓补益心脾而安心神，酸枣仁养肝血而安心神，二者合用有补益心脾、养血安神之功，效用类似于茯苓配伍泽泻，二者均为甘淡之品，能导水下行通利膀胱，但茯苓性平偏于健脾渗湿，泽泻性寒善泻肾及膀胱之热以除下焦湿热。二药合用利水渗湿之功尤著且能胜热，用于治疗水湿停滞下焦之水肿、小便不利、泄泻等症属偏热者。

2. 猪苓

本品始载于《神农本草经》。为多孔菌科真菌猪苓的干燥菌核。味甘淡、性平。归肾、膀胱经。功效为利水、渗湿、消肿。主要用于治疗小便不利，水肿胀满，脚气，泄泻，淋、浊，带下。《神农本草经》："主痎疟，利水道。"《药性论》："解伤寒温疫大热，发汗，主肿胀，满腹急痛。"《珍珠囊》："渗泄，止渴，又治淋肿。"《医学启源》："大燥除湿。《主治秘要》云，去心懊憹。"《医学入门》："治中暑消渴。"《本草纲目》："开腠理，治淋、肿、脚气，白浊、带下，妊娠子淋，小便不利。"用量为 6~12g。

临床经验：猪苓配伍白术，猪苓渗湿利水，白术益气健脾利湿。二者合用，有健脾益气、利水渗湿之功效，用于治疗湿盛中阻、分清泌浊失调之泄泻、尿少、身倦纳呆等。猪苓配伍大腹皮，猪苓利水渗湿，大腹皮下气行水。二者合用有利水除胀之功效，用于治疗水肿胀满、小便不利者。猪苓配伍阿胶、滑石，猪苓甘淡利尿，阿胶滋阴润燥，滑石清热通淋。三药合用，有清热、渗利、滋阴之功效，且利水而不伤阴，滋阴而不敛邪，用于治疗水热互结、邪热伤阴、小便不利之症。表邪不解，水湿内停之膀胱蓄水证，可用《伤寒论》之五苓散；脾虚湿盛水肿，泄泻者，与白术、泽泻、茯苓相伍，如《名医指掌》四苓散。

3. 泽泻

泽泻始载于东汉《神农本草经》。《神农本草经》：味甘、性寒。主治风寒湿痹、乳难、消水、养五脏、益气力、肥健。列为上品，具有消水、养五脏、益气力等功效，主治风湿、乳汁不畅等症，久服耳目聪明，不饥延年。《名医别录》：味咸，无毒。主补虚损、五劳，除五脏痞满，起阴气，止泄精、消渴、淋沥，逐膀胱三焦停水。扁鹊云：多服患者眼。《日华子本草》：治五劳七伤，主头旋，耳虚鸣，筋骨挛缩，通小肠，止遗沥，尿血，催生难产，补女人血海，令人有子，叶壮水藏。下乳，通血脉。《药性赋》：味甘、咸，性寒，无毒。降也，阳中阴也。其用有四：去胞垢而生新水，退阴汗而止虚烦，主小便淋沥仙药，疗水病湿肿灵丹。泽泻性寒，味甘，归肾、膀胱经。有利小便、清湿热的功能。用于小便不畅、水肿胀满、泄泻尿少、痰饮眩晕、热淋涩痛、高脂血等症。用法用量：5~10g，水煎服。

临床经验：治疗胃内停饮，头目眩晕，苔白腻，脉弦滑，可用泽泻配白术。泽泻利水除饮，乃通利脾胃之药，以其淡渗能利脾中之水，水去则脾燥而气充，因脾喜燥而恶湿之故；白术能补脾制水，脾健则运化有权，诸病易愈。两药合用，利水健脾，水去脾健，清阳之气上升，浊阴之气下降，则头目眩晕自止。治疗相火过旺，骨蒸盗汗，遗精阳强，可用泽泻配黄柏。泽泻咸寒入肾与膀胱，导下焦湿热垢浊，并泻肝肾二经相火；黄柏苦寒坚肾清热而益阴，故能清热降火，专泻下焦相火。泽泻偏去气分热，黄柏能去血分热。两药合用，清泻相火，一利湿，一燥湿。治疗消渴，烦躁，咽干，面赤，二便不利，舌尖红苔腻，可用泽泻配枳壳，心与小肠相表里。《黄帝内经》曰："心移热于肺，传为鬲消"。今用泽泻泻膀胱之火，枳壳泻大肠之气，两药合用，疏导二腑，使小腑清利，则心火下降。又肺与大肠相表里，大腑流畅，则肺经润泽，宿热既除，其渴自止。治疗阴分虚寒，小便不通，误服寒凉不应者，可用泽泻配附子。泽泻甘淡气薄，功专利水渗湿；附子辛热气雄，能温肾散寒。二药伍用，温肾阳，利水湿，则小便自通。

4. 薏苡仁

薏苡仁是常用利水渗湿药，别名薏米、米仁、苡仁。始载于《神农本草经》。《神农本草经》：味苦，性微寒。主治筋急拘挛，不可屈伸，风湿痹，下气。《名医别录》："除筋骨邪气不仁，利肠胃，消水肿，令人能食。"《本草纲目·卷二十三》："薏苡仁阳明药也，能健脾、益胃。虚则补其母，故肺痈肺痿用之。筋骨之病，以治阳明为本，故拘挛筋急、风痹者用之。土能胜水除湿，故泄痢水肿用之。"薏苡仁为禾本科植物薏苡的干燥成熟种仁。薏苡仁味甘、淡，性微寒，归脾、胃、肺经。功用利水渗湿、祛湿除痹、健脾止泻、清热排脓。主治小便不利、水肿、脚气、湿痹拘挛、湿温初起以及脾虚泄泻、肺痈、肠痈等证。常用量为9~30g。

临床经验：用于治疗湿热水肿、小便不利等症，可与茯苓、滑石、猪苓等同用；治疗脚气、水肿则配防己、木瓜、苍术等或合赤小豆、冬瓜皮煮粥服；对湿滞经络的风湿痹痛、四肢拘挛等症，偏热重者，与苍术、黄柏、牛膝同用，寒重者，当配麻黄、杏仁、甘草，湿热并重者，宜伍滑石、山栀、车前子等；凡湿温或暑湿证，见头痛身重，肢体酸楚，脘痞苔腻，常与杏仁、豆蔻仁、通草等相配伍；对脾虚湿盛导致的食少泄泻，常和党参、白术、山药等同用；用治肠痈初起，右少腹疼痛拒按，右足屈而不伸，可配大黄、牡丹皮、桃仁等药，若肠痈脓已成，另配败酱草、附子、牡丹皮等以治。肺痈胸痛，咳吐黄痰脓血者，可用薏苡仁配伍芦根、桃仁、冬瓜子等。除药用外，薏苡仁还为食疗佳品。脾弱便秘者及孕妇忌用。

5. 车前子

车前子首载于《神农本草经》，为车前科植物车前或平车前的成熟种子，以饱满者质佳。生用或盐水炙用。盐炙后，引药入肾，增强利尿作用，其他作用宜生用。车前子甘寒，归肾经能够利湿，归肝经能够清肝明目，归肺经能够清肺化痰，归小肠经能够泌清别浊，利小便以实大便。用法用量：煎服，5~30g，包煎。或研末冲服，每次3~6g。具有利尿通淋、渗湿止泻、清肝明目、清肺化痰止咳的功效。《神农本草经》载车前子，"主气癃，止痛，利水道小便，除湿痹"。《滇南本草》载车前子"止水泻"。《本草纲目》"止暑湿泻痢"，其作用机制仍然与车前子的利尿作用有关，"利小便以实大便"，用治湿盛水泻，可单用本品研末，米汤送服，或与五苓散同服，以增强疗效。这种泄泻，可呈水样泻，也可以是大便溏而不成形，但一般不兼有里急后重、泻而不爽等。《名医别录》载车前子"明目疗赤痛"。《药性论》载之"能去风毒，肝中风热，毒风冲眼目，赤痛障翳，脑痛泪出"。

临床经验：本品甘寒，既能利水，又能泻热。用治湿热下注膀胱之小便淋漓涩痛，多与木通（或通草）、滑石等清热利湿之品同用，如八正散，这是中医临床治疗泌尿系感染的常用方剂，疗效确切；用治水湿内停之水肿、腹水，可与五苓散配伍，具有显著的利水作用；若配伍肾气丸，可治疗肾阳不足之水肿，如济生肾气丸。取其利水之功，可广泛用于全身各处的水肿，如颅内积水、口唇血管性水肿、阴茎睾丸肿痛、迷路积水、会阴潮湿等。本品性寒，入肝经，能够清肝热而明目。用治肝热之目赤肿痛，多与菊花、决明子等同用；用治肝肾阴亏之两目昏花，则配伍熟地黄、菟丝子等养肝明目之品，如驻景丸。由于车前子具有显著的利水作用，所以对于眼底水肿或视盘水肿等，较为对症。本品性寒，入肺经，能清肺化痰止咳，用治肺热咳嗽痰黄，多与瓜蒌、浙贝母等清肺化痰之品同用。

6. 金钱草

始载于《本草纲目拾遗》，又名遍地香、连钱草、蜈蚣草，为报春花科植物过路黄之全草。金钱草味微甘、性微寒，归肝、胆、肾、膀胱经。金钱草功用也广，各本草有述，《本草纲目拾遗》："去风散毒，煎汤洗一切疮疥。"《百草镜》："治跌打损伤，疟疾，产后惊风，肚痛，便毒，痔漏，擦鹅掌风，汁漱牙疼。"王安卿《采药志》："发散头风风邪，治脑漏，白浊热淋，玉茎肿痛，捣汁冲酒吃。"《本草求原》："祛风湿，止骨痛，浸酒舒筋活络，止跌打闪伤（痛），取汁调酒更效。"《植物名实图考》："治吐血、下血。"《现代实用中药》："解热，镇咳，止渴，止血，利尿。治小儿痫热，疳病，瘰疬。研汁点暴赤眼。以盐揉贴肿毒并风癣。"《植物图鉴》："可作强壮剂，治慢性肺炎。"《民间常用草药汇编》："鲜草捣汁外敷撑耳寒之腮腺炎。金钱草有清热利尿、镇咳、消肿解毒之功。治黄疸、水肿、膀胱结石、疟疾、肺痈、咳嗽、吐血、淋浊、带下、风湿痹痛、小儿疳积、惊痫、痈肿、疮癣、湿疹。"

临床经验：此品甘淡利尿，通淋排石，性寒清热，为清热利尿通淋之要药，常用于热淋，治疗石淋病症，可单味浓煎代茶饮服，或与海金沙、鸡内金等同用。用于湿热黄疸，为肝胆结石之要药，又能清热利湿，利疸退黄，用于湿热黄疸，可与茵陈、栀子同用，现代治疗胆石症配伍茵陈、黄芩、木香等同用。本品又能清热解毒而消肿止痛，用于疔疮肿毒、蛇虫咬伤及烫伤等症，可用鲜金钱草捣汁饮服，以渣外敷局部。

7. 茵陈

茵陈首载于《神农本草经》，为菊科植物滨蒿或茵陈蒿的干燥地上部分，又名茵陈蒿。擅长清除脾胃与肝胆的湿热之邪而退黄疸，为治疗黄疸的要药，因其性寒故也。茵陈味苦、辛，性微寒，归脾胃、肝胆经，其功效是清利湿热、利胆退黄。主治黄疸尿少、湿温暑湿、湿疮瘙痒。《神农本草经》："主治风寒湿热邪气，热结黄疸。"《名医别录》："治通身发黄，小便不利，除头热，去伏瘕。"《本草正义》："茵陈，味淡利水，乃治脾胃二家湿热之专药。"本品苦寒，能清利脾胃肝胆湿热，使之从小便而出，为治黄疸要药，药理研究发现，本品具有良好的利胆作用。茵陈具有祛湿之功，能够治疗湿疹、湿疮等以瘙痒为主要表现的病症，《医学入门》记载茵陈能够"消遍身疮疥"。用量5～60g，煎服。

茵陈药性平和，用量可达 100g。外用适量，煎汤熏洗。

临床经验：治疗湿热黄疸，症见身目发黄、黄色鲜明、大便干结或溏而不畅、脘腹胀满等，常与栀子、大黄同用，即茵陈蒿汤；治疗黄疸湿重于热者，可与茯苓、猪苓等同用，如茵陈五苓散；治疗脾胃寒湿郁滞之阴黄，多与附子、干姜等同用，如茵陈四逆汤、茵陈术附汤等。以茵陈为主药的方剂，其主治证以黄疸为主要表现。临床上治疗湿热内蕴之隐疹、湿疮瘙痒，可单味煎汤外洗，也可与黄柏、苦参等同用，以增强清热燥湿止痒之功。茵陈秉春天升发之气，应于肝而具有疏肝之功，镇肝息风汤配伍本品，使肝气条达而不上逆。

8. 冬瓜皮

别名白瓜皮、白东瓜皮。为葫芦科植物冬瓜的干燥外层果皮。本品始载于《广雅》，载："冬瓜经霜后，皮上白如粉涂，其子亦白，故名白冬瓜，而子云白瓜子也。"《图经本草》云："今处处园圃莳之。其实生苗蔓下，大者如斗而更长，皮浓而有毛，初生正青绿，经霜则白粉。"《开宝本草》曰："而冬瓜皮虽青，经霜亦有白衣。"《本草纲目》载："主驴马汗入疮肿痛，阴干为末涂之，又主折伤损痛。"古代本草记载与现今所用冬瓜皮基本一致。本品性味甘、凉，归脾、小肠经。具有利尿消肿、清热解暑的功效。主要用于水肿胀满，小便不利，暑热口渴，小便短赤。用量为 9～30g。

临床经验：冬瓜皮具有利尿消肿的功效，常有一些患者有周身水肿或双下肢水肿或面部水肿的症状，尤其是肾病综合征的患者，可在原有方剂中加入茯苓、白术健脾行水；加入五加皮、生姜皮，增强利水之功。也可治疗小便不利、小便短赤，配伍金钱草、蒲公英等利尿清热的药物。

9. 地肤子

始载于《神农本草经》，列为上品。入药部位为藜科植物地肤的干燥成熟果实。本品味辛、苦、性寒，归肾、膀胱经。具有清热利湿、祛风止痒的功效。主要用于治疗小便涩痛、阴痒带下、风疹、湿疹、皮肤瘙痒。《神农本草经》："味苦，性寒。主治膀胱热，利小便，补中，益精气。"《名医别录》："无毒。主去皮肤中热气，散恶疮疝瘕，强阴。久服使人润泽。又地肤子，捣绞取汁，主赤白痢；洗目去热暗，雀盲。"《日华子本草》："治客热丹毒。"《本草崇原》："地肤子气味苦寒，禀太阳寒水之气化，故主治膀胱之热而利小便。膀胱位居胞中，故补中而益水精之气。久服则津液滋灌，故耳目聪明，轻身耐老。"用法用量：煎服，9～15g。外用适量，煎汤熏洗。

临床经验：肾衰病患者体内毒素累及皮肤，会出现瘙痒的症状。或服用一些对皮肤有不良反应的激素，也会出现瘙痒、起疹子等皮肤不适症状。可在原有方剂中加入白鲜皮 15g、地肤子 15g，祛风清热止痒。也可用于治膀胱湿热，小便不利，与木通（或通草）、瞿麦、冬葵子等同用。

10. 萹蓄

最早见于《神农本草经》，载："味辛平。主浸淫，疗搔疥痔，杀三虫。生山谷。"为蓼科植物萹蓄的全草。本品味苦、性微寒，归膀胱经。具有利尿通淋、杀虫、止痒的功效。用于热淋涩痛，小便短赤，虫积腹痛，皮肤湿疹，阴痒带下等症。《滇南本草》："利小便。治五淋白浊，热淋，瘀精涩闭关窍，并治妇人气郁，胃中湿热，或白带之症。"《本草纲目》："治霍乱，黄疸，利小便。"《药性论》："主丹石毒发冲目肿痛，又敷热肿效。"《本草求真》："功专利水清热。除湿杀虫。是以小儿病。女子阴蚀浸淫瘙痒疽痔诸病。无不借此以为主治耳。"用量为 9～15g。外用适量，煎洗患处。

临床经验：在临床上萹蓄和瞿麦是对药，是治疗热淋的主要药物。萹蓄与瞿麦同有清热利水通淋之功效。萹蓄苦降下行，入膀胱经，能清利膀胱湿热而利水通淋，长于除下焦之湿热，偏治小便不利之热淋；瞿麦苦寒，性主滑利，为沉降疏泄之品，可治小便淋涩赤痛之淋证。二药共用，以增强导热下行、利水通淋之功，宜用于尿频涩痛、淋漓不畅、小腹胀痛等症状。萹蓄配车前子，车前子甘寒滑利，性善降泄，既能利水道、消水肿，又能别清浊、导湿热；萹蓄味苦而寒，有清热利尿之功。二药相伍，能起到协同作用，有较好的利水通淋、清热泻火之功，特别适合用于热淋、癃闭之证。萹蓄配茵陈，茵陈善于清利脾胃之湿热，为治疗黄疸之要药，二者相配可使清热除湿之功倍增，又能通便退黄，使中焦湿热得清。萹蓄配苍术，苍术味辛主散，性温而燥，化湿运脾，通治内外湿邪；萹蓄苦寒，性沉而降，以清中下焦湿热为长。二药相合，燥湿之力大增，常用于下焦湿热引起的湿热带下、湿疮淋漓并见小便短赤、阴蚀等，均收到较好功效。萹蓄配蛇床子，蛇床子味辛、苦，性温燥，善入脾肾二经，内服有壮肾阳、暖胞宫之功，外用可燥湿杀虫、祛风止痒；萹蓄苦寒，内服清热除湿、杀虫止痒，外用也有燥湿解毒、收敛杀虫止痒之功。二药共用，杀虫止痒之效更著，多用于治疗疥疮、妇人阴痒之滴虫病，可取二药煎汤频洗或坐浴，疗效确实。

11. 瞿麦

本品始载于《神农本草经》，列为中品。为石竹科植物瞿麦和石竹的地上部分。味苦、性寒，归心、肝、小肠、膀胱经。具有利小便、清湿热、活血通经的功效。主治小便不通、热淋、血淋、石淋、闭经、目赤肿痛、痈肿疮毒、湿疮瘙痒。《神农本草经》："主关格诸癃结，小便不通，出刺，决痈肿，明目去翳，破胎堕子，下闭血。"《名医别录》："养肾气，逐膀胱邪逆，止霍乱，长毛发。"《药性论》："主五淋。"《日华子本草》："瞿麦，催生。石竹叶，治痔瘘并泻血，作汤粥食并得子，治月经不通，破血块，排脓。治小儿蛔虫，痔疾，煎汤服。丹石药发并眼目肿痛及肿毒，捣敷。治浸淫疮并妇人阴疮。"《本草图经》："通心经、利小肠为最要。"《本草正》："性滑利，能通小便，降阴火，除五淋，利血脉。凡下焦湿热疼痛诸病皆可用之。"《本草求真》："泻心利水。"用法用量：内服，煎汤，3～10g。

临床经验：用于小便不通或淋痛。瞿麦味苦性寒，清利湿热而利尿通淋，凡湿热下注，小便癃闭不通，或热淋尿频涩痛，常与木通（或通草）、车前子、滑石等同用，以增清湿热、利尿通淋之功。若治血淋，须配小蓟、蒲黄、栀子等同用，共奏利尿通淋、凉血止血之效。治石淋，常与金钱草、石韦、海金沙等同用，以通淋排石。用于血瘀经闭，瞿麦能通利血脉，凡血瘀经闭者，可与当归、赤芍、桂枝等同用，以活血通经；若配木通（或通草）、大黄，以酒煎服，增破瘀通经之效。瞿麦之性苦寒，入肝经而清泄肝热，凡肝火上炎，目赤肿痛者，与龙胆草、夏枯草等同用，以清肝火。

12. 灯芯草

灯芯草始见于宋朝的《开宝本草》。植物的干燥茎髓，抽芯或晾干切碎入药。本品味甘淡，性微寒，归心、肺、小肠经。具有清心火、利小便的功效。用于治疗心烦失眠、尿少涩痛、口舌生疮。《本草纲目》："降心火，止血通气，散肿止渴。"《开宝本草》："五淋，生煮服之。败席煮服，更良。"《和剂局方》："草梢瞿麦灯芯草，湿热诸淋宜汤煎。"用法用量：1~3g，水煎服。

临床经验：常用其和瞿麦、木通（或通草）、车前子等中药配伍，以改善小便不畅、淋沥涩痛之症。另外灯芯草单药煎服或者和木通（或通草）、竹叶、栀子一起使用，还可治疗心火旺盛造成的失眠心烦。

（丁楠、韩颜霞）

第六节　温里药

1. 干姜

本品始载于《神农本草经》，来源为姜科植物姜的干燥根茎。味辛、性热。归经入脾、胃、肺经。干姜具有温中散寒，回阳通脉，温肺化饮的功效。功能主治温中逐寒，回阳通脉。治心腹冷痛，吐泻，肢冷脉微，寒饮喘咳，风寒湿痹，阳虚吐血、衄血、下血。《神农本草经》："主胸满咳逆上气，温中，止血，出汗，逐风湿痹，肠澼下痢。生者尤良。"《珍珠囊》："干姜其用有四：通心助阳，一也；去脏腑沉寒痼冷，二也；发诸经之寒气，三也；治感寒腹痛，四也。"《本草纲目》："干姜，能引血药入血分、气药入气分。又能去恶养新，有阳生阴长之意，故血虚者用之。凡人吐血、衄血、下血，有阴无阳者，亦宜用之，乃热因热用，从治之法也。"《医学入门》："炮姜，温脾胃，治里寒水泄，下痢肠澼，久疟，霍乱，心腹冷痛胀满，止鼻衄，唾血，血痢，崩漏。"

临床经验：用于脘腹冷痛，寒呕，冷泻。本品辛热燥烈，主入脾胃而长于温中散寒、健运脾阳。治胃寒呕吐，脘腹冷痛，每配高良姜用，如二姜丸。治脾胃虚寒、脘腹冷痛、呕吐泄泻，多与党参、白术等同用，如理中丸。用于亡阳证。本品性味辛热，能回阳通脉。故可用治心肾阳虚，阴寒内盛所致之亡阳厥逆，脉微欲绝者，每与附子相须为用，如四逆汤。用于寒饮咳喘，形寒背冷，痰多清稀之证。本品辛热，善能温肺化饮，常与细辛、五味子、麻黄等同用，如小青龙汤。

2. 肉桂

肉桂始载于《神农本草经》，历代本草均有记载，李时珍谓："凡木叶心皆一纵理，独桂有两道如圭形，故字从圭。其色如肉，故名。"中药材肉桂亦称桂皮，是一种温里药，为樟科樟属植物肉桂的干燥树皮。本品药味辛、甘，性大热。归肾、脾、心、肝经。肉桂辛甘而热，温补行散，气厚纯阳。入肾经，缓补肾阳而补火助阳或引火归元。入肝、心、脾经，消沉寒痼冷而散寒止痛，温通经脉而活血散瘀。既长于益阳消阴、缓补肾阳与引火归元，为补火助阳之要药；又入血分，善温通经脉，改善微循环，血瘀有寒者宜用。基本功效为补火助阳、引火归元、散寒止痛、温通经脉。用于阳痿宫冷、腰膝冷痛、肾虚作喘、虚阳上浮、眩晕目赤、心腹冷痛、虚寒吐泻、寒疝腹痛、痛经经闭。《本草汇言》中记载："肉桂，治沉寒痼冷之药也。凡元虚不足而亡阳厥逆，或心腹腰痛而吐呕泄泻，或心肾久虚而痼冷怯寒，或奔豚寒疝而攻冲欲死，或胃寒蛔出而心膈满胀，或气血冷凝而经脉阻遏，假此味厚甘辛大热，下行走里之物，壮命门之阳，植心肾之气，宣导百药，无所畏避，使阳长则阴自消，而前诸证自退矣。"

临床经验：肉桂配附子，肉桂和附子皆为辛、甘、大热之品，皆有补火助阳、散寒止痛之功。两者通过补命门之火，用于温助全身的阳气，所以阳虚诸证，不管肾阳虚、心阳虚，或者脾阳虚、脾肾阳虚、心脾阳虚，或者心肾阳虚，肉桂和附子常常相须为用。二者还可引火归元，引龙雷之火下潜，而不在上为患，比如虚阳上冲的心悸、牙疼、面肿、喉痹、耳肿、面赤、鼻塞、口渴等症状。张景岳的《本草正》提出了附子"大能引火归原"，郭佩兰的《本草汇》提出肉桂可以引火归原。但附子具有回阳救逆之功，而肉桂不能。肉桂配干姜，干姜和肉桂皆为辛、大热之品，皆可温里散寒。干姜归脾、胃、心、肺经，肉桂归肝、肾、心、脾经。干姜作用部位偏于中上，肉桂可温肾与命门之火。肉桂可补火暖土，佐干姜温脾阳。肉桂补坎中一阳，水火既济，上助心阳。"阳虚则外寒"，素体阳气不足者，阴寒之邪更容易侵袭人体。故欲散内外阴寒之邪，在温散的同时配以补火助阳之药。干姜肉桂两药相伍，相得益彰。肉桂配黄连，为交泰丸的药物组成。命火不足，不能鼓舞肾水上交于心，心火上亢而致心肾不交。黄连苦寒，善于清心热，泻心火；肉桂温热，长于和心血，补命火。二药合用，寒热并用，相辅相成，有泻南补北，交通心肾之妙。两药配伍，可用于治疗心火亢盛、肾阳不足所致的心悸、失眠、口舌生疮等。肉桂配茯苓，肉桂补火助阳，茯苓利水渗湿，健脾止泻。阳气虚则生水湿，水湿内停则阻遏阳气。水湿为阴邪，需要阳气化之；水湿趋下，需要淡渗利之。茯苓利水渗湿，可通阳气；肉桂温阳化气，可祛水湿。两药相使，常用于阳虚水停之证。肉桂配人参，肉桂辛甘大热，人参甘温益气，气虚日久伤阳，气虚的发生发展是病久损伤元阳，气虚是原始病因，是导致阳衰的基础病因，阳气衰减是气虚发展演变的最终结果。对于很多慢性疾病、病程多以年计的患者，气虚和阳虚一般容易同时存在。肉桂和人参两药相使，前者补火助阳，后者大补元气，且肉桂之辛合人参之甘，辛甘化阳。肉桂配黄芪，肉桂辛热，补火助阳，黄芪甘温益气。十全大补汤中黄芪肉桂，黄芪甘温，为补气要药，《灵枢·营卫生会》说，"人受气于谷，谷入于胃，以传于肺，五脏六腑皆以受气"，即肺所吸入的自然之清气与脾所吸收的水谷之精气合而成为后天之气，由于黄芪归经脾肺，大补后天之气，又兼具升阳、固表、托疮等多方面作用，肉桂辛甘大热，补火助阳，温通血脉，与诸益气养血之品同用，可温通阳气，鼓舞气血生长，从而增强本方补益虚损之功，正如张秉成所云："各药得温养之力，则补性愈足。"

（丁楠、韩颜霞）

第七节　理气药

1. 枳实

枳实始载于《神农本草经》，列为中品。刘宋《雷公炮炙论》始见有枳壳之名。枳实与枳壳源于同一种植物的果实，枳实为其幼果，枳壳为其大果或未成熟果实。《本草纲目》曰："枳实、枳壳气味功用俱同，上世亦无分别。魏晋以来，始分实、壳之用。"《本草图经》云："七月、八月采者为实，九月、十月采者为壳。今医家多以皮厚而小者为枳实，完大者为壳。"枳的果实，顾名思义，乃称枳实。枳壳虽也是枳的果实，但果实囊内汁胞干缩，果皮菲薄而中虚，且入药须除瓤核，只用皮壳，故名枳壳。药用部位为芸香科植物酸橙的幼果。本品性微寒，味苦、辛、酸。归脾经、胃经。具有破气消积、化痰散痞的功效。属理气药。用法用量：3～9g，水煎内服；或入丸、散。外用：适量，研末调涂；或炒热熨。用于治疗饮食积滞所致的脘腹痞满胀痛、热结便秘、腹痞胀痛、湿热泻痢、里急后重、胃下垂、子宫脱垂、脱肛等。

临床经验：可治饮食积滞，脘腹痞满胀痛，该品辛行苦降，善破气除痞、消积导滞。常与山楂、麦芽、神曲等同用，如曲麦枳术丸；若胃肠积滞，热结便秘，腹满胀痛，则与大黄、芒硝、厚朴等同用，如大承气汤；治湿热泻痢、里急后重，多与黄芩、黄连同用，如枳实导滞丸。治胸阳不振、痰阻胸痹之胸中满闷、疼痛，该品能行气化痰以消痞，破气除满而止痛。多与薤白、桂枝、瓜蒌等同用，如枳实薤白桂枝汤；治痰热结胸，可与黄连、瓜蒌、半夏同用，如小陷胸加枳实汤；治心下痞满、食欲不振，可与半夏曲、厚朴等同用，如枳实消痞丸。治疗气血阻滞之胸胁疼痛，该品善破气行滞而止痛，可与川芎配伍；若属寒凝气滞，可配桂枝。

2. 佛手

又称佛手柑，始载于《滇南本草》。李时珍《本草纲目》曰："其实状如人手，有指，俗呼为佛手柑。"佛手（佛手柑）是芸香科植物佛手的果实。性温，味辛、苦、酸。归肺经、脾经、肝经。具有疏肝理气、和胃止痛。用法用量：3～9g，煎服。用于治疗肝胃气滞、胸胁胀痛、胃脘痞满、食少呕吐。《滇南本草》："补肝暖胃，止呕吐，消胃寒痰，治胃气疼痛。止面寒疼，和中行气。"《本草纲目》："煮酒饮，治痰气咳嗽。煎汤，治心下气痛。"《本经逢原》："专破滞气。治痢下后重，取陈年者用之。"《本草再新》："治气疏肝，和胃化痰，破积，治噎膈反胃，消癥瘕瘰疬。"《随息居饮食谱》："醒胃豁痰，辟恶，解酲，消食止痛。"

临床经验：本品辛香走散，直达肝脾，能疏肝郁，行气滞，和脾胃，止疼痛，故常用于肝郁气滞及肝胃不和诸证。凡肝郁气滞，胸闷胁痛者，可与香附、郁金、延胡索等配伍，以理气止痛；若肝气犯胃，胁胀脘痛，呕吐吞酸者，宜与黄连、吴茱萸、藿香等同用，以疏肝和胃；若脾胃气滞，脘腹胀痛，呕恶食少者，可与木香、枳壳等相合，以理气和胃；若脾虚气滞，脘腹胀满而痛者，当与砂仁、陈皮、白术配用，以健脾理气；若肠胃不调，泻痢后重者，应与木香、黄连等并施，以行气止痢。本品清香味浓，辛开苦降，既能疏肝行气，又能燥湿化痰，故常用于咳嗽痰多者，尤宜于咳嗽不止、胸膈作痛之证。临床多与丝瓜络、郁金、枇杷叶等配伍。

3. 香附

本品首载于《名医别录》，为莎草科植物莎草的根茎，性味辛、苦、温，归脾、胃、大肠、胆经，具有行气，调中，止痛的功效，此药有"气中血药"之称，李时珍曾认为该药："乃是足厥阴、手少阳三焦气分主药，而兼通十二经气分。生则上行胸膈，外达皮肤，熟则下走肝肾，外彻腰足。炒黑则止血，得童溲浸炒则入血分而补虚，盐水浸炒则入血分而润燥。青盐炒则补肾气。酒浸炒则行经络，醋浸炒则消积聚，姜汁炒则化痰饮。得参、术则补气，得归、地则补血，得木香则疏滞和中，得檀香则理气醒脾，得沉香则升降诸气，得川芎、苍术则总解诸郁，得栀子、黄连则能降火热，得茯神则交济心肾，得茴香、破故纸则引气归元，得厚朴、半夏则决壅消胀，得紫苏、葱白则解散邪气，得三棱、莪术则消磨积块，得艾叶则治血气暖子宫，乃气病之总司，女科之主帅。"常用于脾胃气滞所致的食欲不振、食积不化、脘腹胀痛、肠鸣泄泻及下痢腹痛、里急后重等证；脾运失常导致的肝失疏泄和脾胃气虚运化无力导致的脾胃系统问题以及气机郁滞导致的月经不调、痛经、带下等，有"妇科痛经要药"之誉。用量3～10g，生用专行气滞，煨熟用以止泻。

用药经验：肾脏疾病多为慢性疾病，具有病情缠绵，病情难以完全康复的特点，因此疾病日久，患者常郁郁寡欢，且担心疾病进一步进展成为终末期肾脏病，因此会出现肝气郁结的表现，肝条畅全身之气，肝气郁则全身之气运行不畅，久之脾胃运化失常。因此笔者在临床过程中，见到心情郁闷、焦虑的患者；常有叹气、胁肋部疼痛等肝气郁滞表现的患者或具有腹胀、肠鸣等脾胃气滞证表现的患者常应用香附配伍乌药进行治疗。香附配伍乌药，属相须之用。《韩氏医通》中的青囊丸，即两种药物组合而成，治疗一切气痛。

（丁楠、韩颜霞）

第八节　止血药

1. 小蓟

本品首载于《名医别录》，为菊科植物刺儿菜的干燥地上部分，味甘、苦，性凉，归心、肝经。具有凉血止血，散瘀解毒消痈的功效。《医学衷中参西录》认为："鲜小蓟根，性凉濡润，善入血分，最清血分之热，凡咳血、吐血、衄血、二便下血之因热者，服着莫不立愈。又善治肺病结核，无论何期，用之皆宜，即单用亦可奏效。并治一切疮疡肿疼，花柳毒淋，下血涩疼。盖其性不但能凉血止血，兼能活血解毒，是以有以上诸效也。其凉润之性，又善滋阴养血，治血虚发热。至女子血崩赤带，其因热者用之亦效。"常用来治疗由于血热导致的吐血、衄血、尿血、血淋、便血、崩漏等，由于其具有散瘀解毒消痈的作用，因此还被用于治热毒疮疡初起肿痛之证。用量 5 ~ 12g，急性期可用至 30g。

用药经验：针对肾脏疾病，笔者常用于治疗具有尿血的肾炎患者或泌尿道感染患者，此类患者尿常规常显示潜血阳性，有镜下红细胞。中医认为尿血的发病机制之一为热蓄下焦，损伤肾与膀胱脉络所致，除外感邪热之外，心、小肠、肝等脏腑皆可成为此等火热之源，但亦有因脾肾不固，血失统摄或气滞血瘀，络阻血溢所致。因此在临床上凡见有小便黄赤、心烦口渴、口舌生疮、夜寐不安等血热症状，常使用小蓟进行治疗，且常配伍生地黄、滑石、栀子、通草、竹叶等，类小蓟饮子的组成，以清热凉血通淋。吴昆在《医方考》中讲："下焦热结血淋者，此方主之。下焦之病，责之湿热。法曰：病在下者，引而竭之。故用生地黄、栀子凉而导之，以竭其热；用滑石、通草、竹叶淡而渗之，以竭其湿；用小蓟、藕节、蒲黄消而逐之，以去其瘀血；当归养血于阴，甘草调气于阳。古人治下焦瘀热之病，必用渗药开其溺窍者，围师必缺纸之义也。"该药还可与蒲黄合用，二药合用，止血而不留瘀，堪称止血绝配。但笔者同样认为，该药不应长期使用，以防止方药过于寒凉，损伤脾胃。

2. 地榆

本品首载于《神农本草经》，为蔷薇科植物地榆或长叶地榆的干燥根，性味苦、酸、涩、微寒。归肝、大肠经。具有凉血止血，解毒敛疮的功用。在《本草求真》中有写："地榆，诸书皆言因其苦寒，则能入下焦血分除热，俾热悉从下解。又言性沉而涩，凡人症患吐衄崩中肠风血痢等症，得此则能涩血不解。按此不无两歧，讵知其热不除，则血不止，其热既清，则血自安，且其性主收敛，既能清降，又能收涩，则清不虑其过泄，涩亦不虑其或滞，实力解热止血药也。"常被用于治疗由于血中之热而导致的便血、痔血、血痢、崩漏等证，本品另有治疗水火烫伤、痈肿疮毒、湿疹的作用，为治烧烫伤之要药。用量 9 ~ 15g，止血多炒炭用，解毒敛疮多生用。

用药经验：在临证时，笔者遇见尿血的肾炎患者或泌尿道感染的患者，常使用该药，笔者认为地榆作为一味苦寒的中药，具有较强的沉降特性，因此适合用于治疗下焦血热妄行之证。与小蓟不同，小蓟因入心经，性凉，可清泄心火，且可利尿，因而用于治疗尿血。但笔者认为应用该药时应该注意患者导致尿血的原因，判断是否为热入下焦而导致的尿血。

3. 白茅根

本品首载于《神农本草经》，本品为禾本科植物白茅的干燥根茎，性甘、寒，归肺、胃、膀胱经。具有凉血止血，清热利尿的作用。在《本草正义》中有讲："白茅根，寒凉而味甚甘，能清血分之热，而不伤干燥，又不黏腻，故凉血而不虑其积瘀，以主吐衄呕血。泄降火逆，其效甚捷，故又主胃火哕逆呕吐，肺热气逆喘满。且甘寒而多脂液，虽降逆而异于苦燥，则又止渴生津，而清涤肺胃肠间之伏热，能疗消谷燥渴。又能通淋闭而治溲血下血，并主妇女血热妄行，崩中淋带。又通利小水，泄热结之水肿，导瘀热之黄疸，皆甘寒通泄之实效。然其甘寒之力，清泄肺胃，尤有专长，凡齿痛龈肿，牙疳口舌诸疮，及肺热郁滞之咽痛腐烂诸证，用以佐使，功效最着，而无流弊。"该药被用于治疗因血热导致的咳血、吐血、衄血、尿血，因其甘寒入血分，能清血分之热而凉血止血，可用治多种血热出血之证，可单用，或配伍其他凉血止血药。因其性寒降，入膀胱经，能清热利尿，余热下行，对下焦血热之尿血、血淋之证尤为适宜。如治小便出血，可单用本品煎服；或配伍小蓟、黄芩、血余炭等药；还可治疗热病烦渴，肺热咳嗽，胃热呕吐，因本品甘寒，善清肺胃之热，降泄火逆；还可治疗湿热黄疸，水肿尿少，热淋涩痛，因能清热利尿以除湿退黄、消退水肿、通淋。本品可单独煎服，也可与其他清热利尿药同用。用量为 9～30g。鲜品加倍。止血多炒炭用，清热利尿宜生用。

用药经验：白茅根因其出色的清下焦热的特性，因此笔者在临床过程中，常运用它治疗小便热灼，或其他疾病合并出现排尿不适，尿常规检查显示具有白细胞增多等泌尿系统感染性疾病，常用剂量为 30g。在临证过程中，笔者发现，高血压患者同样可在方药中加入白茅根，其具有一定的降压效果，类似于西医利尿剂发挥降压作用之理，使患者血压更加平稳达标。

4. 茜草

本品首载于《神农本草经》，为茜草科植物茜草的干燥根及根茎，性苦、寒，归肝经。具有凉血、祛瘀、止血、通经的功用。在《本草经疏》中，缪希雍是这样形容的："茜草，行血凉血之要药也。非苦不足以泄热，非甘不足以活血，非咸不足以入血软坚，非温少阳之气不足以通行，故主痹及疸，疸有五，此其为治，盖指蓄血发黄，而不专于湿热者也。痹者血病。行血软坚则痹自愈。甘能益血而补中，病去血和，补中可知矣。苦寒能下泄热气，故止内崩及下血。除热，故益膀胱。跤跌则瘀血，血行则跤跌自安。凉无病之血，行已伤之血，故治蛊毒。《药性论》味甘主六极伤心肺，吐血泻血；《日华子本草》味酸止鼻洪，带下，产后血晕，乳结，月经不止，肠风痔瘘，排脓，治疮疖，泄精，尿血，扑损瘀血，皆取其凉血行血，苦寒泄热之功耳。"因本品味苦性寒，善走血分，既能凉血止血，又能化瘀止血，故可用于血热妄行或血瘀脉络之出血证，对于血热夹瘀之出血尤为适宜；又因为本品主入肝经，能活血通经，故可用治血滞闭经、风湿痹痛、跌打损伤之证，尤为妇科调经要药。用量为 6～10g。止血炒炭用，活血通经生用或酒炒用。

用药经验：慢性肾脏疾病常常病程缠绵，尤其是慢性肾衰竭，作为一种目前无法治愈的疾病更是如此。在《临证指南医案》中明确指出"久病入络"的观点，强调"初之为气结在经，久则血伤入络"。因此赵玉庸提出"肾络瘀阻"病机学说，笔者在临证中同样发现久患慢性肾衰竭的患者血瘀症状十分明显，常有面色晦暗、口唇色紫、舌质紫暗或有瘀点、瘀斑、尿中潜血及镜下红细胞难消等血瘀证的表现，临证时在方药中加入活血化瘀止血的茜草，使瘀阻的肾络通畅，肾络通则肾血运畅行，脏腑精气能正常营养肾脏，肾中精气逐渐充足，血尿减少，达到延缓慢性肾脏病进展的目的。

（高雨航、韩颜霞）

第九节 活血化瘀药

1. 川芎

本品首载于《神农本草经》，为伞形科植物川芎的干燥根茎，性味辛、温，归肝、胆、心包经。具有活血行气，祛风止痛的作用，在《丹溪心法》中写道："苍术、抚芎，总解诸郁，随证加入诸药，凡郁皆在中焦，以苍术、抚芎开提其气以升之。"朱丹溪同时也说："川芎味辛，但能升上而不能下守，血贵宁静而不贵躁动，四物汤用之以畅血中之元气，使血自生，非谓其能养血也。即痈疽诸疮肿痛药中多用之者，以其入心而散火邪耳。又开郁行气，止胁痛、心腹坚痛、诸寒冷气疝气，亦以川芎辛温，兼入手、足厥阴气分，行气血而邪自散也。"该药辛香行散，温通血脉，既能活血祛瘀，又能行气通滞，为"血中气药"，功善止痛，为治气滞血瘀诸痛证之要药，同时由于本品性善行窜，《本草汇言》称其能"下调经水，中开郁结"，善通达气血，为妇科活血调经要药；同时本品秉性升散，《本草汇言》谓其能"上行头目"，既能活血行气止痛，又长于祛风止痛，为治头痛之要药；因其辛散温通，能"旁通络脉"，具有祛风通络止痛之功，因此可治风湿痹阻、肢节疼痛。用量为3~10g。

用药经验：笔者在临床中遇见因心情郁闷而导致胁肋部疼痛或因各种原因导致血行不畅出现疼痛的患者，常在方药中加入一定量的川芎，收效显著。川芎其性主升，因此可上行至头面，治疗头面疾患。在临床中，笔者常用川芎与黄芪进行配伍，两药相使，可增强川芎活血化瘀之功。若遇到肾脏疾病证属气阴两虚证的患者，可以山药与川芎配伍，达到活血化瘀、气阴双补之效，从而改善气阴两虚的病理状态。若患者阴虚内热较重兼有血瘀之象，则可用川芎与生地黄配伍，两者相须为用，一者清热生津，一者祛瘀活血，则燥热津伤瘀血自除。若患者血瘀症状明显，则可以配伍单红花，二者相须为伍，改善患者气滞血瘀的现象。

2. 郁金

本品首载于《药性论》，为姜科植物温郁金的干燥块根，性味辛、苦、寒，归肝、胆、心、肺经。具有活血止痛，行气解郁，清心凉血，利胆退黄的功用，在《本草求真》中，黄宫绣如此描述郁金："郁金，辛苦而平。诸书论断不一，有言此属纯阴，其论所治，皆属破气下血之说。有言性温不寒。其论所治，则有疗寒除冷之谓。究之，体轻气窜，其气先上行而微下达，凡有宿血凝积，及有恶血不堪之物，先于上处而行其气，若使其邪、其气、其痰、其血在于膈上而难消者，须审宜温、宜凉，同于他味兼为调治之。如败血冲心，加以姜汁童便；去心疯癫，明矾为丸、朱砂为衣之类。若使恶血、恶痰、恶瘀、恶淋、恶痔在于下部而难消者，俟其辛气既散，苦气下行，即为疏泄，而无郁滞难（羁）留之弊矣。书云，此药纯阴而寒者，因性主下而言也。有云是药性温者，因气味辛香，主上而言也。各有论说不同，以致理难划一耳，因为辨论正之。"该药辛散苦泄，既能活血祛瘀以止痛，又能疏肝行气以解郁，善治气滞血瘀之证；其辛散苦泄性寒，归心、肝经，能清心解郁开窍，可治热病神昏，癫痫发狂；其性寒苦泄，辛散解郁，能清降火热，解郁顺气，凉血止血，善治肝郁化热、迫血妄行之吐血衄血等；由于该药入肝胆经，能疏肝利胆，清利湿热，也可用于治疗肝胆病。用量为3~10g。

用药经验：笔者运用该药治疗肾脏病，主要取其活血行气解郁的功效，慢性肾脏病患者其血瘀、气滞症状明显时，可用郁金配伍枳壳，两药相伍，一气一血，气血并治，以理气为先，共奏疏肝理气解郁之效，可治疗肝郁气滞、气滞血涩而导致的两胁肋部疼痛，饮食不消等。笔者在临证中发现，此药能降气，气降则火降，可使随气而升的血或气等，回到本来的位置，临床遇见打嗝、嗳气等患者，同样可加入该药。

3. 延胡索

本品首载于《雷公炮炙论》，为罂粟科多年生植物延胡索的干燥块茎。性辛、苦、温。归肝、脾、心经。具有活血，行气，止痛的功用，《本草经疏》中言："延胡索，温则能和畅，和畅则气行；辛则能润而走散，走散则血活。血活气行，故能主破血及产后诸病因血所为者。妇人月经之所以不调者，无他，气血不和，因而凝滞，则不能以时至，而多后期之证也。腹中结块，产后血晕，暴血冲上，因损下血等证，皆须气血和而后愈，故悉主之也。崩中淋露，利守不利走，此则非与补气血药同用，未见其可。"该药辛散温通，既能活血，又能行气，且止痛作用显著，为活血行气止痛要药。李时珍谓其"能行血中气滞，气中血滞，故专治一身上下诸痛"，临床可广泛用于血瘀气滞所致身体各部位的疼痛，例如，气血瘀滞，胸胁、脘腹疼痛，胸痹心痛，经闭痛经，产后瘀阻，跌扑肿痛等。用量 3 ~ 10g，生用行瘀破血力强，醋制可加强止痛之功，酒炒活血通络为优。

用药经验：笔者在临床中，常配伍金铃子使用，两药相配，一气一血，行气止痛，活血散瘀。主治肝气郁结，气滞血瘀，出现胸腹胁肋部疼痛等症状。两药合用，属于相使为用，疗效倍增。刘完素在《素问病机气宜保命集》中将两药合用，称之为金铃子散，可以治疗肝气郁滞、气郁化火而导致的脘腹疼痛证，故也为笔者喜用。另有久病瘀阻腰部或下肢经脉，出现腰痛、下肢疼痛明显，固定不移；或腰部扭伤，血瘀疼痛者，也可用本品行气活血，通经止痛。

4. 丹参

本品首载于《神农本草经》，为唇形科植物丹参的干燥根及根茎。性味苦、微寒，归心、肝经。具有活血祛瘀，通经止痛，清心除烦，凉血消痈的功效，清代王学权在《重庆堂随笔》中这样描述："丹参，降行血，血热而滞者宜之，故为调经产后要药。设经早或无血经停，及血少不能养胎而胎不安，与产后血已畅行者，皆不可惑于功兼四物之说，并以其有参之名而滥用之。即使功同四物，则四物汤原治血分受病之药，并非补血之方，石顽先生已辨之矣。至补心之说，亦非如枸杞子、龙眼，真能补心之虚者，以心藏神而主血，心火太动则神不安，丹参清血中之火，故能安神定志；神志安，则心得其益矣。凡温热之邪，传入营分者则用之，亦此义也。若邪在气分而误用，则反引邪入营，不可不慎。"本品苦泄，归心、肝经，主入血分，功善活血化瘀，调经止痛，祛瘀生新，为治血行不畅、瘀血阻滞之经产病的要药，《本草纲目》谓其能"破宿血，补新血"，可治妇女月经不调，经期错乱，经量稀少，经行腹痛，经色紫暗或伴血块，产后恶露不下，少腹作痛；又因该药入心肝血分，性善通行，能活血化瘀，通经止痛，为治疗血瘀证的要药；该品性寒入血分，既能凉血活血，又能散瘀消痈，可用于热毒瘀阻所致的疮痈肿痛；同时因性寒入心经，有清心凉血、除烦安神之功，可用于治疗心烦不眠，用量 10 ~ 15g。活血化瘀宜酒炙用。

用药经验：丹参具有活血祛瘀凉血的功用。笔者在多年的临床经验中，对于丹参常应用药对共同治疗，运用最多的就是丹参配伍黄芪。《妇人明理论》认为，一味丹参功同四物，但其实丹参活血祛瘀的作用明显，而养血的功效较为薄弱，因此配伍补气药黄芪，使气行则血行。黄芪补益肺、脾元气，丹参活血化瘀，养血。二药合用，益气与活血并用，气旺血行，血充气也旺，共奏益气活血之功，既补肾脏病患者自身不足的元气，又可使瘀阻的肾络通畅，改善肾脏血液微循环障碍。若患者血瘀指征明显，正气尚充盛，笔者常常运用丹参配伍红花，两药均为活血之品，相使为用，使活血化瘀之力大增，可奏奇效。

5. 牛膝

本品首载于《神农本草经》，为苋科植物牛膝的干燥根。性味苦、甘、酸、平。归肝、肾经。具有逐瘀通经，补肝肾，强筋骨，利尿通淋，引血下行的功效。《本草经疏》有云："牛膝，走而能补，性善下行，故入肝肾。主寒湿痿痹，四肢拘挛、膝痛不可屈伸者，肝脾肾虚，则寒湿之邪客之而成痹，及病四肢拘挛，膝痛不可屈伸。此药性走而下行，其能逐寒湿而除痹也必矣。盖补肝则筋舒，下行则理膝，行血则痛止。逐血气，犹云能通气滞血凝也。详药性，气当作痹。伤热火烂，血焦枯之病也，血行而活，痛自止矣。入肝行血，故堕胎。伤中少气，男子阴消，老人失溺者，皆肾不足之候也。脑为髓之海，脑不满则空而痛。腰乃肾之府，脊通髓于脑，肾虚髓少，则腰脊痛；血虚而热，则发白。虚羸劳顿，则伤绝。肝藏血，肾藏精，峻补肝肾，则血足而精满，诸证自瘳矣。血行则月水自通，血结自散。"因其苦泄甘缓，归肝、肾经，性善下行，长于活血通经，多用于妇科瘀滞经产诸疾；又因苦泄下行，功善活血祛瘀，通经止痛，可治跌打损伤、腰膝瘀痛；由其味苦通泄，味甘缓补，性质平和，主归肝肾经，既能活血祛瘀，又能补益肝肾，强筋健骨，善治肝肾不足之证；该药性善下行，既能利尿通淋，又能活血祛瘀，为治下焦水湿潴留病症常用药；味酸苦降泄，能引热下泄，引血下行，常用于气火上逆、火热上攻之证。用量 5~12g。活血通经、利尿通淋、引血（火）下行宜生用，补肝肾、强筋骨宜酒炙用。

用药经验：笔者在临床上常配伍生地黄进行使用，治疗瘀血内阻，身体虚羸，腰膝酸软，肌肤枯燥之证。牛膝功擅活血通经，引血下行；生地黄能补肝肾，益精血，强腰膝，润肌肤。二药合用，一补一行，相须相佐，补而不滞，行而不破，可使肾脏病患者虚羸得补，而肾络瘀血得去，足少阴肾经经脉和调，则全身诸证好转。中医认为腰为肾之府，肾脏病患者常常有腰部酸痛的肾虚症状，因此笔者常用牛膝及杜仲相配伍，共同补肝肾，强筋骨，缓解患者腰痛症状。

6. 水蛭

本品首载于《神农本草经》，为水蛭科动物蚂蟥、水蛭或柳叶蚂蟥的干燥全体。性味咸、苦、平，有小毒。归肝经。具有破血通经，逐瘀消症的功效。《本草经疏》有云："水蛭，味咸苦气平，有大毒，其用与虻虫相似，故仲景方中往往与之并施。咸入血走血，苦泄结，咸苦并行，故治妇人恶血、瘀血、月闭、血瘕积聚，因而无子者。血畜膀胱，则水道不通，血散而膀胱得气化之职，水道不求其利而自利矣。堕胎者，以具有毒善破血也。"因本品咸苦入血通泄，主归肝经，破血逐瘀力强，常用于瘀滞重症；还可以治疗中风偏瘫，跌打损伤，瘀滞心腹疼痛。用量 1~3g。

用药经验：著名中医学家吕仁和教授在 20 世纪 80 年代提出肾络癥瘕是糖尿病肾病

的病机关键；对络病理论与癥瘕理论进一步发展，认为肾络从某种意义上可以理解为肾脏的排泄功能，并提出肾脏疾病的根本病机为外感六淫、内伤七情、饮食不节、起居无常等因素造成人体正气亏虚，或毒阻血脉，或气虚血滞，久病入络，造成气滞、血瘀而形成微型癥瘕，聚积于肾络，即形成肾络微型证候，损伤肾脏本身，进而影响肾脏的功能从而导致各种肾脏疾病的形成。笔者同样非常认同这种观点，因此在临床上针对肾脏疾病，常常运用水蛭配伍莪术，水蛭咸苦平，咸可软坚散结，苦能泄，咸能胜血，入肝经血分，其功擅破血逐瘀。莪术味苦、辛，性温，辛散温通，可行气破血，消积止痛，其行气之力为优。气为血帅，血为气母，气行则血行，水蛭得莪术则能破血而行血中之气，莪术得水蛭则破血祛瘀力更甚。二药合用，气血并治，使气血行，瘀血去，治疗肾络癥瘕的症状。另外，笔者也时常会应用水蛭配伍大黄，两种中药都具有逐瘀消癥的作用，而且其力均较强。水蛭专能破瘀血而生新血，疏通肾络，大黄能泻热凉血、活血通络，两者配伍通经消癥的功效更加显著，用以治疗久病入络，出现慢性肾脏纤维化，肾小球硬化，如糖尿病肾病、慢性肾脏病等难治性疾病所致蛋白尿、血肌酐升高有一定治疗作用，水蛭有小毒，具有破血作用，应把握好使用量，并注意有出血倾向者谨慎使用。

7. 益母草

本品首载于《神农本草经》，为唇形科植物益母草的新鲜或干燥地上部分。性味苦、辛、微寒。归肝、心包、膀胱经。具有活血调经，利尿消肿，清热解毒的功效。《本草汇言》：益母草，行血养血，行血而不伤新血，养血而不滞瘀血，诚为血家之圣药也。妇女临产之时，气有不顺，而迫血妄行，或逆于上，或崩于下，或横生不顺，或子死腹中，或胞衣不落，或恶露攻心，血胀血晕，或沥浆难生，暇涩不下，或呕逆恶心，烦乱眩晕，是皆临产危急之症，唯益母草统能治之。又疮肿科以之消诸毒，解疔痈疽，以功能行血而解毒也。眼目科以之治血贸瞳人，及头风眼病，以功能行血而去风也。习俗以益母草有益于妇人，专一血分，故屡用之。然性善行走，能行血通经，消瘀逐滞甚捷，观其治疗肿痈疽，眼目血障，则行血活血可知矣。产后诸疾，因血滞气脉不和者，用之相宜，若执益母之名，施于胎前之证，血虚形怯，营阴不足者，肝虚血少，瞳仁散大者，血脱血崩，阳竭阴定者，概而与之，未尝不取咎也。因其辛散苦泄，主入血分，功善活血调经，祛瘀通经，为妇科经产病的要药，可治疗瘀滞月经不调，痛经经闭，恶露不行；其既能利水消肿，又能活血化瘀的特性，使其尤宜于水瘀互结的水肿，可单用，或与白茅根、泽兰等同用；而其辛散苦泄，性寒清热，既能活血散瘀以止痛，又能清热解毒以消肿。用量：9～30g；鲜品 12～40g。

用药经验：慢性肾脏病后期病机关键为脾肾虚损，浊毒潴留，为本虚标实之病，本虚责之于脾肾，标实主要归结为湿浊、瘀血、毒邪，治疗上多采用补肾健脾、活血化瘀、化湿利尿等疗法。益母草活血通利之功显著，针对肾脏病患者有面色晦暗、腰部疼痛、肢体水肿、舌质暗红或有瘀点、瘀斑等血瘀证，笔者认为"瘀血不去，肾气难复"，因此在此证主方中加入益母草，往往效如桴鼓。同时有研究发现，慢性肾脏病晚期病理表现为肾间质纤维化，普遍存在外周血流减缓、血液黏度增加、血小板聚集等高凝状态，与中医学"瘀血"相一致。而益母草作为活血化瘀类药物可降低血液黏度，消除血小板积聚，激活纤溶系统，从而减少肾脏凋亡细胞，保护肾脏功能。

8. 鸡血藤

本品首载于《本草纲目拾遗》，为豆科植物密花豆的干燥藤茎。性味苦、甘、温。归肝、肾经。具有活血补血，调经止痛，舒筋活络的功效。《饮片新参》中描述鸡血藤："去瘀血，生新血，流利经脉。治暑痧，风血痹症。"因本品苦泄甘缓，温而不烈，性质和缓，既能活血，又能补血，为妇科调经要药，凡妇人血瘀及血虚之月经病均可应用；因本品既能活血通络止痛，又能养血荣筋，为治疗经脉不畅、络脉不和病证的常用药，可以治疗风湿痹痛，肢体麻木，血虚萎黄。用量 9～15g。

用药经验：肾脏疾病无论得病抑或者复发，均离不开风邪侵袭，早在《素问·水热穴论》就有："勇而劳甚，则肾汗出，肾汗出逢于风，内不得入于脏腑，外不得越于皮肤，客于玄府，行于皮里，传为胕肿，本之于肾，名曰风水。"点明水肿的病机乃正气亏虚，风邪侵袭人体，其病位在肾。由于肾病患者体虚肾亏，易外感风邪，且外风可循经入里、深伏肾中、内扰于肾。肾病往往病程漫长，病机复杂，脏腑功能失调、气血阴阳失衡，故存在内生之风，或阴虚生风，或血虚生风，或血燥生风，或肝阳化风，或热盛生风。起居无节、过度劳累、情志失调等病因可耗伤肝肾阴血，肾病日久，亦可导致肾阴不足、阴液亏虚、气血不足，内风自生。因此临床针对该种病理情况，笔者常运用鸡血藤配伍豨莶草和穿山龙，豨莶草，性辛、味苦，寒，归肝、肾经，功用祛风湿，利关节，且有解毒活血之功。穿山龙，味甘、苦，性温，归肝、肾、肺经，功用祛风除湿，舒筋通络，活血止痛，止咳平喘。"风性开泄"与"肾主封藏"之性相左，尿中大量泡沫，尿检大量尿蛋白，为风邪鼓动之象，提示了肾中伏风的存在。肾中伏风深伏于内，非普通风药之力能及，应选用祛风湿止痹之品。且风为百病之长，风邪可挟湿邪犯肾，湿亦可为风邪犯肾之病理产物，湿性重浊腻滞，尿蛋白反复难消，肾病难愈。祛风湿药可祛有形之湿邪，使风邪势孤易祛。豨莶草、穿山龙为祛风除湿、活血通络之药，治疗肾病血尿、蛋白尿的作用可靠，且穿山龙补虚，契合肾病正虚邪侵之病机。三药合用祛风养血、活血通络以达"治风先治血，血行风自灭"之效，临床使用效果甚佳。

9. 泽兰

本品首载于《神农本草经》，为唇形科植物毛叶地瓜儿苗的干燥地上部分。性味苦、辛、微温。归肝、脾经。具有活血调经，祛瘀消痈，利水消肿的功效。在《本草求真》中有写："泽兰，虽书载有和血舒脾、长养肌肉之妙，然究皆属入脾行水，入肝治血之味，是以九窍能通，关节能利，宿食能破，月经能调，癥瘕能消，水肿能散，产后血淋腰痛能止，吐血、衄血、目痛、风瘫、痈毒、扑损能治。观此，则书所云舒脾和血，不过因其水消血除之意，岂真舒脾和血之味也乎。入补气补血之味同投，则消中有补，不致损真，诚佳品也。"因本品辛散苦泄，温通行滞，功善活血调经，为妇科经产瘀血病证的常用药，用来治疗血瘀月经不调，经闭痛经，产后瘀阻腹痛；因能活血祛瘀以消肿止痛、消痈散结，可用于跌打伤痛、疮痈肿毒；因为既能活血祛瘀，又能利水消肿，对瘀血阻滞、水瘀互结之水肿尤为适宜，以本品与防己等份为末，醋汤调服，治疗产后水肿。用量 6～12g。

　　用药经验：水肿是肾脏病常见的症状之一。中医认为水肿是指体内水液代谢障碍，泛溢肌肤所致。瘀血在肾病水肿的始终皆扮演着重要的角色，而活血化瘀利水成为治疗水肿的常用方法之一，临证运用泽兰随证加减治疗肾病水肿，水血兼顾，常获佳效，泽兰具化瘀与行气之效，兼活血利水之功；辛开苦降，可调肝脾肺之气机；苦温燥湿，芳香透达，通利经络，气血统治，可祛湿解毒；气温质轻，能兼散风邪，诚如徐灵胎所云，泽兰"质阴而气阳，故能行乎人身之阴而发之于阳也"。笔者在临床上常运用泽兰治疗肾病水肿，最常用的就是泽兰配伍泽泻，泽泻可泻膀胱之邪气，为利水第一良品，因此两药合用获效弥彰。肾病水肿如出现血不利化为水者可选用泽兰配伍川芎、当归以增强活血化瘀之效。肾脏中藏有先天之元气，肾脏衰，则脏腑之气不足，同样会影响脾胃，出现水肿，利水消肿之法常易伤及脾气，因此用泽兰、白术、黄芪配伍，泽兰得白术、黄芪，行气消水之效增，而无耗伤脾气之虑。白术、黄芪得泽兰之助，补益脾气而更无碍邪之弊，三药同用，益气而不滞水，利水而不伤正，治疗肾病水肿脾虚水停证可谓相得益彰。笔者运用泽兰配大黄治疗肾病水肿，尤其是体内瘀血症状明显而便秘的患者，大黄之性骏快，素有将军之称，其可"破癥瘕积聚，留饮宿食，荡涤肠胃，推陈致新，通利水谷"，甄权谓之"通女子经候，利水肿，利大小肠"。泽兰配大黄在治疗肾病水肿用意有二：两药皆有活血破瘀之功，相伍而用，其效益强；泽兰活血利水，使体内多余水液从小便而去；大黄荡涤肠胃，通腑泄浊，可使水饮从大肠而走，二者配伍使用，化瘀利水消肿之力增强，且兼能泄浊解毒，对于正气未虚之人可以选用。

（高雨航、韩颜霞）

第十节　化痰止咳平喘药

1. 桔梗

　　本品首载于《神农本草经》，为桔梗科植物桔梗的干燥根。性味苦、辛、平。归肺经。具有宣肺、祛痰、利咽、排脓的功效。在《本草求真》中讲："桔梗，按书既载能引诸药上行，又载能以下气，其义何居，盖缘人之脏腑胸膈，本贵通利，一有寒邪阻塞，则气血不通，其在于肺，则或为不利，而见痰壅喘促鼻塞；其在阳明，则或风热相搏，而见齿痛；其在少阴，则因寒闭火郁，而见目赤喉痹咽痛；久而火郁于肺，则见口疮肺痛干咳；火郁上焦，则见胸膈刺痛；肺火移郁大肠，则见下痢腹痛，腹满肠鸣。总皆寒郁于肺，闭其窍道，则清不得上行，浊因不得下降耳。桔梗系开提肺气之药，可为诸药舟楫，载之上浮，能引苦泄峻下之剂，至于至高之分成功，俾清气既得上升，则浊气自克下降，降气之说理根于是。"因本品辛散苦泄，开宣肺气，有较好的祛痰作用，为肺经气分病之要药，治咳嗽痰多，咯痰不爽，无论寒热皆可应用，因此用来治疗咳嗽痰多，咯痰不爽，胸闷不畅；又因可宣肺泄邪以利咽开音疗哑；该品性散上行，能利肺气以排壅肺之脓痰；此外，本品又可开宣肺气而通利二便，用治癃闭、便秘，如朱丹溪所创之法，是"以升为降"之意。常用于气虚升降失司，小便不通之证。用量 3～10g。

用药经验：桔梗具有载药上行的功用，且还具有解毒利咽之途，IgA 肾病患者常常因为外感风寒或咽喉疾病，而导致复发及加重，因此笔者出诊时针对感受外邪，出现咽喉不利、咳嗽咳痰等症时常在汤药中加入桔梗治疗此病症。由于肾脏病患者常出现气滞问题，因此笔者常用桔梗配伍枳壳，桔梗味苦、辛，性平。入肺经。辛则宣肺发散，苦则降泄下气，此药之升降助肺之升降也。故桔梗既升且降，宣肺利胸膈，而有开宣肺气，祛痰排脓之功。借其升浮之力，为舟楫胜载之用。气虚下陷诸证亦多用之。枳壳味辛、酸、苦泄，行气之力较枳实缓和，长于行气开胸，宽中除胀，凡积滞内停，痰浊阻塞，气滞不畅而见胸痹、结胸、痞满、便秘及泻痢后重等皆可随证选用。二药配伍，一升一降，一宣一散，桔梗开肺气之郁，并可引苦泄降下之枳壳上行入肺，枳壳降肺气之逆，又能助桔梗利膈宽胸，具有升降肺气、开郁化痰、宽中利膈的作用，两药合用，则可助肺气正常升降，进而使肺气发挥正常生理作用。

2. 桑白皮

本品首载于《神农本草经》，为桑科植物桑的干燥根皮。性味甘、寒。归肺经。具有泻肺平喘，利水消肿的功效。《本草纲目》有云："桑白皮，长于利小水，乃实则泻其子也，故肺中有水气及肺火有余者宜之。'十剂'云，燥可去湿，桑白皮、赤小豆之属是矣。宋医钱乙治肺气热盛，咳嗽而后喘，面肿身热，泻白散。桑白皮、地骨皮皆能泻火从小便去，甘草泻火而缓中，粳米清肺而养血，此乃泻肺诸方之准绳也。元医罗天益言其泻肺中伏火而补正气，泻邪所以补正也。若肺虚而小便利者，不宜用之。"因其性寒，能清泻肺火，兼泻肺中水气而平喘咳，因此用来治疗肺热喘咳；因本品能肃降肺气，通调水道而利水消肿，可治肺气不宣，水气不行之全身水肿胀满，面目肌肤水肿，小便不利等症；此外，本品还有清肝降压、止血之功，可治肝阳肝火偏旺之高血压病及衄血、咳血。用量 6～12g。泻肺利水、平肝清火宜生用；肺虚咳喘宜蜜炙用。

用药经验：笔者认为在肾脏病中，主要运用桑白皮治疗肾病水肿，适用于各部位水肿，尤以肺水、胸水为主。临床以头面、四肢、腹背肿胀，按后留有指痕，甚至凹陷没指，患者自觉肿胀部位有紧胀感、皮肤光亮，身倦乏力，舌苔薄滑，脉濡滑为特点。《药品化义》记载："桑白皮，治皮里膜外水气水肿。"《药性论》记载："桑白皮，治水气水肿，利水道，消水气。"孟诜指出：桑白皮，可下一切风气水气。焦树德先生认为：桑白皮利水，偏于水之上源。因此在临床遇见头面部及上肢水肿，常加入桑白皮。笔者在临床中常配伍地骨皮。桑白皮甘寒入肺经气分，清热而不伤气，行水不伤阴，有清热平喘，止咳祛痰之功；地骨皮甘淡寒，偏于阴分，能泻肺中伏火，清肾中虚热以退蒸。二药配伍，气阴两清，使肺火清则逆气降，肾热清则虚火不致犯肺而咳喘、蒸热均除，常用来治疗肺热阴虚喘嗽的患者，患者表现为午后身热，汗出，身肿，小便不利，目赤等症状。

（高雨航、于金令）

第十一节 安神药

1. 龙骨

本品首载于《神农本草经》，为古代哺乳动物如三趾马类、犀类、鹿类、牛类、象类等骨骼的化石或象类门齿的化石。性味甘、涩、平。归心、肝、肾经。具有镇惊安神、平肝潜阳、收敛固涩的功效。《医学衷中参西录》中讲："龙骨，质最粘涩，具有翕收之力，故能收敛元气，镇安精神，固涩滑脱。凡心中怔忡、多汗淋漓、吐血衄血、二便下血、遗精白浊、大便滑泄、小便不禁、女子崩带，皆能治之。其性尤善利痰，治肺中痰饮咳嗽，咳逆上气。其味微辛，收敛之中仍有开通之力，故《神农本草经》谓其主泻痢脓血，女子漏下，而又主癥瘕坚结也。徐（大椿）氏议论极精微，所谓敛正气而不敛邪气，外感未尽亦可用之者，若仲景之柴胡加龙骨牡蛎汤，桂枝甘草龙骨牡蛎汤诸方是也，愚于伤寒、温病，热实脉虚，心中怔忡，精神骚扰者，恒龙骨与萸肉、生石膏并用。龙骨既能入气海以固元气，更能入肝经以防其疏泄元气，且能入肝敛戢肝木，愚于忽然中风、肢体不遂之证，其脉甚弦硬者，知系肝火肝风内动，恒用龙骨同牡蛎加于所服药中以敛戢之，至脉象柔和，其病自愈。愚用龙骨约皆生用，惟治女子血崩，或将漏产，至极危时，恒用煅者，取其涩力稍胜，以收一时之功也。"因本品质重，入心、肝经，能镇静安神，为重镇安神的常用药，宜于心神不宁、心悸失眠、健忘多梦等症；因入肝经，质重沉降，有较强的平肝潜阳作用，宜于肝阴不足，肝阳上亢之头晕目眩，烦躁易怒等；其味涩能敛，有收敛固涩之功，宜于遗精、滑精、遗尿、尿频、崩漏、带下、自汗、盗汗等多种正虚滑脱之症；因性收涩，煅后外用有收湿、敛疮、生肌之效，宜于湿疮流水，痒疹。用量15～30g，先煎。外用适量。镇静安神、平肝潜阳生用，收敛固涩宜煅用。

用药经验：临证中笔者常将龙骨与牡蛎作为药对进行使用，牡蛎味咸而涩，性微寒，归心、肝、脾、肾经，有软坚散结、收敛固涩的功效。龙骨和牡蛎，二者功用相近，都有收敛固涩的作用，笔者认为，人体的精气是有限的、动态平衡的，当平衡被打破，精气过量外泄时，需要用收敛固涩的方法使精气停止外泄。龙骨与牡蛎合用，能够相互促进，极大增强益阴潜阳、软坚散结、涩精止血的功效，是治疗遗精等肾气不固症状的常用药对，另有一点，龙骨有收敛正气，而不收敛外在邪气的性质。龙骨配伍牡蛎，扶正不敛邪，扶正是扶助正气，增强机体的抗病能力；驱邪即祛除病邪，也即祛除外来邪气。徐灵胎言："龙得天地纯阳之气以生。藏时多，见时少，其性虽动而能静。故其骨最黏涩，最收敛正气，凡心神耗散，肠胃滑脱之疾，皆能已之。"又曰："阳之纯者，乃天地之正气。"龙骨牡蛎并用，虽然二者是收敛固涩之品，但是并不敛邪气，反而能逐邪气外出，起到扶正的效果，也就是增强机体抗病能力。由于肾脏病患者常忧虑病情，且体内脏腑阴阳常常受损，因此会出现失眠的症状，而龙骨能够镇静安神，牡蛎能够镇惊养阴。二者合用，镇静安神，精神自足，虚弱自愈，每次使用均能奏效。

2. 远志

本品首载于《神农本草经》，为远志科植物远志或卵叶远志的干燥根。性味苦、辛、温。归心、肾、肺经。具有安神益智、交通心肾、祛痰开窍、消散痈肿的功效。《医学衷中参西录》中讲："远志，其酸也能翕，其辛也能辟，故其性善理肺，能使肺叶之翕辟纯任自然，而肺中之呼吸于以调，痰涎于以化，即咳嗽于以止矣。若以甘草辅之，诚为养肺要药。至其酸敛之力，入肝能敛辑肝火，入肾能固涩滑脱，入胃又能助生酸汁，使人多进饮食，和平纯粹之品，固无所不宜也。若用水煎取浓汁，去渣重煎，令其汁浓若薄糊，以敷肿疼疮疡及乳痈甚效，若恐其日久发酵，每一两可加蓬砂二钱溶化其中。愚初次细嚼远志尝之，觉其味酸而实兼有矾味。后乃因用此药，若末服至二钱可作呕吐，乃知其中确含有矾味，是以愚用此药入汤剂时，未尝过二钱，恐多用之亦可作呕吐也。"因其味苦、辛，性温，性善宣泄通达，既能开心气而宁心安神，又能通肾气而强志不忘，为交通心肾、安定神志、益智强识之佳品，适宜于心肾不交之心神不宁，失眠多梦，健忘惊悸，神志恍惚；且味辛通利，能利心窍，逐痰涎，故可用治痰阻心窍所致之癫痫抽搐、惊风发狂等症；因该药入肺经，能祛痰止咳，故可用治痰多黏稠、咳吐不爽；因本品辛行苦泄温通，可疏通气血之壅滞而消散痈肿，用于疮疡肿毒，乳房肿痛。用量 3 ~ 10g。

用药经验：笔者在临证时常常依据药对进行治疗，第一组药对是远志配龙骨。远志苦辛，能上益心气，下壮肾阳；龙骨甘涩质重，能下入肾经，固涩精液，收敛阳气，使精气秘而不泄，则精气自足，元阳自壮，故虽无补养之功，而能收补养之效。二药相辅相成，交通心肾，而使水火既济，生化无穷也。用来治疗心肾不交之心神不宁、惊悸不安、失眠健忘等症。第二组药对是远志配茯神。远志交通心肾，安神益志；茯神宁心安神。人在正常生理情况下，心阳下交于肾，肾阴上承于心，心肾相交则睡眠正常，记忆力健全。两药合用，可起安神定志之效。笔者常治疗神志不宁之夜寐不安诸症；慢性肾脏病5 期的患者，常常需要使用透析治疗来替代肾脏功能，而有研究表明，长时间的透析，往往导致患者认知功能损伤，导致生活质量严重下降，此时笔者常运用远志配石菖蒲进行治疗。远志芳香清冽，辛温行散，宁心安神，散郁化瘀；石菖蒲辛散温通，利气通窍，辟浊化湿，理气化痰，活血止痛。远志通于肾交于心，石菖蒲开窍启闭宁神。二药伍用，通心窍、交心肾，益肾健脑聪智，开窍启闭宁神之力增强。

（高雨航、于金令）

第十二节　平肝息风药

1. 牡蛎

本品首载于《神农本草经》，为牡蛎科动物长牡蛎、大连湾牡蛎或近江牡蛎的贝壳。味咸，性微寒。归肝、胆、肾经。具有潜阳补阴，重镇安神，软坚散结，收敛固涩，制酸止痛的功效。《本草经疏》有云："牡蛎味咸平，气微寒，无毒，入足少阴、厥阴、少阳经。其主伤寒寒热、温疟洒洒、惊恚怒气、留热在关节去来不定、烦满、气结心痛、心胁下痞热等证，皆肝胆二经为病。二经冬受寒邪，则为伤寒寒热；夏伤于暑，则为温疟洒洒；邪伏不出，则热在关节去来不定；二经邪郁不散，则心胁下痞；热邪热甚，则惊恚怒气，烦满气结心痛。此药味咸气寒，入二经而除寒热邪气，则营卫通，拘缓和，而诸证无不瘳矣。少阴有热，则女子为带下赤白，男子为泄精，解少阴之热，而能敛涩精气，故主之也。"因本品咸寒质重，入肝经，有与石决明类似的平肝潜阳之功，并能益阴，多用治水不涵木、阴虚阳亢、眩晕耳鸣之证；又因本品质重能镇，有重镇安神之功，用治心神不安、惊悸怔忡、失眠多梦等症；本品味咸，能软坚散结，可治疗痰火郁结之痰核、瘰疬、瘿瘤等；本品煅后有与煅龙骨相似的收敛固涩作用，可用于多种滑脱不禁之证，例如自汗盗汗，遗精滑精，崩漏带下等；煅牡蛎有制酸止痛作用，用治胃痛泛酸。用量9～30g，先煎。潜阳补阴、重镇安神、软坚散结生用，收敛固涩、制酸止痛煅用。

用药经验：针对阴虚明显，症见烦热汗出、心悸失眠、神魂不安等症状的患者，笔者常运用牡蛎配五味子进行治疗，生牡蛎性寒质重，敛阴清热，潜阳镇惊，软坚散结，收敛固涩；五味子五味俱备，而酸独胜，入肺有生津之功，入肾则有固精养髓之效。二药伍用，生津止渴以敛汗，安神镇惊以除烦，相辅相成，其功益彰；有研究发现，牡蛎具有一定降压的作用，临床常用牡蛎配葛根，生牡蛎咸寒，平肝潜阳，重镇安神，降血压。生葛根甘辛平，解肌退热，生津止渴，善活血脉，扩张血管而降压。两药配伍，生津通络，重镇潜阳，能降血压；另外，笔者常运用牡蛎配夏枯草治疗肝郁化火，虚风上扰证，症见头晕，口苦心烦，夜寐多梦，耳鸣眼花等，因牡蛎咸寒，重镇安神，平肝潜阳；夏枯草苦寒泄热，辛寒散结。牡蛎以养阴镇潜为主，夏枯草以清肝火、散郁结为要。二药伍用，一镇静、一散郁，相辅相成，共奏镇息风阳，清利上窍之效。

2. 天麻

本品首载于《神农本草经》，为兰科植物天麻的干燥块茎。性甘、平，归肝经。具有息风止痉，平抑肝阳，祛风通络的功效。在《本草正义》中这样说："天麻气味，古皆称其辛温，盖即因于《神农本草经》之赤箭，而《开宝本草》、甄权诸家，称其主诸风湿痹、冷气瘫痪等证，皆因辛温二字而来，故视为祛风胜湿，温通行痹之品。然洁古诸家，又谓其主虚风眩晕头痛，则平肝息风，适与祛风行痹宣散之法相背。使其果属辛温宣散，则用以治虚风之眩晕头痛，宁不助其腾而益张其焰？何以罗天益且谓眼黑头眩，风虚内作，非天麻不能治？从此知果是风寒湿邪之痹着瘫痪等证，非天麻之所能奏效也。盖天麻之质，厚重坚实，而明净光润，富于脂肪，故能平静镇定，养液以息内风，故有定风草之名，能治虚风，岂同诳语。今恒以治血虚眩晕，及儿童热痰风惊，皆有捷效，故甄权以治语多恍惚，善惊失志，东垣以治风热，语言不遂，皆取其养阴滋液，而息内风。盖气味辛温之说，本沿赤箭之旧，实则辛于何有，而温亦虚言。"因本品主入肝经，功擅息风止痉，且味甘质润，药性平和，故治疗肝风内动，惊痫抽搐，不论寒热虚实，皆可配伍应用；因其既息肝风，又平肝阳，善治多种原因之眩晕、头痛，为止眩晕之良药；并且该药既息内风，又祛外风，并能通经络，止痛，可治疗手足不遂，肢体麻木，风湿痹痛。用量3～10g。

用药经验：肾脏病患者偶见肝风内动，风痰上扰之头晕目眩，头重脚轻，走路不稳，手足麻木，因此笔者常用天麻配钩藤，天麻息风祛痰，平肝止痉，稍嫌温燥；钩藤清热息风，定惊止抽。两药合用，钩藤之清能减天麻之燥，平肝息风，而无弊害；若患者出现风痰上扰清窍、头目不利、头痛眩晕、目昏鼻塞等症，则用天麻配川芎，天麻辛平柔润，功能息风化痰，养血柔肝，为治头风之佳品。川芎辛温走窜，走而不守，功能上行头目，祛风散寒，行气止痛，为治头痛之要药。二药相辅为用，共奏清利头目，化痰消风之效；糖尿病肾病常会出现周围神经病变，表现为对称性肢体麻木、疼痛、感觉异常、蚁走感、灼热感、感觉过敏、感觉减退、感觉消失等症状，笔者常运用天麻配防风，天麻功善息风，定惊，治疗肢体麻木，头痛风痹，半身不遂。防风辛温，可发表，祛风，胜湿，止痛。《药类法象》曰之："治风通用，除上焦风邪。"二药合用，一息风定惊，使风邪自内而消；一辛温发表，鼓动风邪自卫表发出。二药共奏祛风除湿，通络止痹之效。

（高雨航、于金令）

第十三节　补虚药

1. 党参

本品首载于《增订本草备要》，为桔梗科植物党参的干燥根。性味甘、平，归脾、肺经。具有补脾益肺，养血生津的功效。《本草正义》有讲："党参力能补脾养胃，润肺生津，健运中气，本与人参不甚相远。其尤可贵者，则健脾运而不燥，滋胃阴而不湿，润肺而不犯寒凉，养血而不偏滋腻，鼓舞清阳，振动中气，而无刚燥之弊。且较诸辽参之力量厚重，而少偏于阴柔，高丽参之气味雄壮，而微嫌于刚烈者，尤为得中和之正，宜乎五脏交受其养，而无往不宜也。特力量较为薄弱，不能持久，凡病后元虚，每服二、三钱，止足振动其一日之神气，则信乎和平中正之规模，亦有不耐悠久者。然补助中州而润泽四隅，故凡古今成方之所用人参，无不可以潞党参当之，即凡百证治之应用人参者，亦无不可以潞党参投之。"因本品味甘、性平，主归脾、肺二经，有与人参类似的补益脾肺之气的作用而药力较为平和，为补中益气之良药，可以治疗脾肺气虚、食少倦怠、咳嗽虚喘等症；其有气血双补之功，故适用于气虚不能生血，或血虚无以化气，而见面色苍白或萎黄、乏力、头晕、心悸等症的气血两虚证；本品有补气生津作用，适用于气津两伤，气短口渴，以及内热消渴。用量 9 ~ 30g。

用药经验：肾病日久，可出现气短、心悸、胁痛等问题，笔者常用党参配丹参，党参补气益脾，益气补血。丹参凉血安神，补血活血。两药合用，补气养血，气血同治，既补气又凉血；若患者出现唇干口渴、心烦、舌红少津等气阴两虚证的表现，则会运用党参配天花粉，党参补气健脾，天花粉甘寒生津，能止渴除烦。两药配合，益气生津，"培土生金"，不燥不热；肾病日久，体内毒素蓄积，常会出现恶心、便秘等脾胃虚弱的表现，此时则运用党参配茯苓进行治疗，脾虚气弱之证，法当补气健脾，恢复中焦的健运。党参补气健脾，偏于补中，配甘淡之茯苓，不仅助党参补脾，且渗湿作用又照顾了脾喜燥而恶湿的生理特点。通过茯苓的甘淡渗湿，使党参能发挥补益脾气的作用。

2. 黄芪

首见于《神农本草经》，入药部位为根，味甘、性微温，归脾、肺经，具有健脾补中，升阳举陷，益卫固表，利尿，托毒生肌的功效。黄芪可补肾气，黄芪有"补气圣药"之称，可调节免疫功能，延缓人体的衰老；黄芪可治肾风，肾风病以水肿、腰痛、面色黧黑为主。水湿内停，即为水肿，肾脏失司封藏，故见蛋白尿。《神农本草经》中言"黄芪主大风"，肾风当从风论治，黄芪可利水消肿，消内风，风邪得除，此病痊愈，现代药理表明可利尿消肿，可使血浆白蛋白得到改善，并且可减少尿蛋白的遗失。黄芪不但可补气，且可滋肾阴，《医学衷中参西录》示"用之得当又能滋阴"。用量 9～30g。

用药经验：肾脏藏元阴，寓元阳，由于肾虚，功能活动衰减，气化蒸腾作用减弱，致精气下泄，出于小便而成蛋白尿，笔者在临床中运用黄芪以固摄精微，补养肾气。而患者脾肾亏虚日久，湿浊内蕴，乏力纳差明显时，笔者在肾衰处方中常用黄芪来增健脾运，以祛湿浊。患者若膀胱气化不利，出现尿频症状，亦在处方中使用黄芪，与柴胡、升麻合用以补气升阳，与五苓散共增膀胱气化之力；若患者在临床中出现气虚自汗现象，可加用白术、防风取玉屏风散之意。如气虚明显者可以使用蜜炙黄芪，增强其补中益气的作用。

3. 白术

本品首见于《伤寒论》，入药部位为根茎，味甘、苦、性温，归脾、胃经。具有健脾燥湿，消痰利水的功效。白术为补脾燥湿之要药，临床应用非常广泛，可单用，亦多在复方中应用，治疗内伤外感具有中流砥柱之功。古代医家常用白术配伍不同中药治疗蓄水证、眩晕、肠鸣泄泻、痰饮、虚劳、肢节疼痛、便秘等，如五苓散，白术配伍茯苓治疗气化不利之蓄水证；泽泻汤，白术配伍泽泻可治疗支饮眩晕；白术附子汤，白术配伍附子治疗风湿相搏、身体疼烦等；理中汤，白术配伍干姜主治太阴病脾胃虚寒；苓桂术甘汤，白术配伍桂枝主治中阳不足之痰饮；白术六一汤，白术配伍甘草治疗脾胃不和、心腹痞满、胁肋胀痛，重在健脾者甘草用量大，若健脾兼除湿消饮者，白术用量重；桂枝芍药知母汤，白术配伍芍药治疗风湿阻络之诸肢节疼痛等。白术可固本止汗，治疗反复感冒，对体虚感冒，动辄汗出，症状若有若无，缠绵不愈者疗效甚好；《黄帝内经》云"思虑伤脾""胃不和则卧不安"。白术具有健脾和胃、疏肝解郁、安神定志之功，临床中可治疗因工作或家庭烦恼引起的失眠健忘或焦虑不安；李东垣在《枳术丸》中云："治痞，消食强胃。"由此可知，白术具有消痞除满，强胃健中之功效。可治疗慢性胃炎、萎缩性胃炎及其癌变前后诸症；亦可治疗慢性肝炎、脂肪肝以及初期肝硬化所致的胸膈痞满、不思饮食、大便不调诸症。用量 6～12g。

用药经验：笔者在治疗肾病患者有水肿症状时，应用益肾利水方，其中含有白术，笔者认为肾病患者多有脾脏亏虚，应用白术可健脾脏以运化水湿；白术具有调节便秘的功效，笔者在临床中针对大便干燥的患者，采用白术 20～30g 可具有通便效果，以达通腑之功。对于脾虚泄泻、气虚自汗肾病患者，应用麸炒白术，其温和的药性能够调和脾胃，增强脾胃的运化功能，还能益气固表，增强人体免疫力，对于气虚引起的自汗、乏力等症状也有一定的改善作用。

4. 山药

本品首见于《药谱》，入药部位为薯蓣的块茎，性味甘、平，归肺、脾、肾经。具有补脾养胃、生津益肺、补肾涩精的功效。蛋白尿是肾脏疾病中最常见的症状，蛋白乃体内精微，与脾肾两脏功能失调密切相关。山药具有养脾阴、滋肾阴、补肾气的功效，可使气化得助、津液得升，以收补肾治本之效。山药多与补气药、健脾补肾药、祛湿药等配伍共同治蛋白尿，也可单用取其滋阴功效预防早期糖尿病肾病。一般治疗蛋白尿用 15～30g，多配伍补气之黄芪、党参、健脾之白术、祛湿之苍术等；糖尿病肾病乃阴虚为本，燥热为标之病，主要责之肺、脾胃、肾等脏腑。《滇南本草》谓山药有"强阴"功效，且山药可补上、中、下三焦，故山药用于糖尿病肾病可谓恰到好处。治疗早期糖尿病肾病，山药可单用，剂量可增至 30～60g；用量 15～30g。

用药经验：IgA 肾病血尿的原因为肺经风热和肾阴虚夹湿两者，而山药擅滋肾阴，故临床期多用于 IgA 肾病后者的血尿治疗。张锡纯《医学衷中参西录》载："血淋之症，大抵出之精道也。其人或纵欲太过而失于调摄，则肾脏因虚生热。"其方剂理血汤专治阴虚内热证血尿且效果明显，山药一般用至 15g～20g。《本草经读》谓："山药，能补肾填精，精足则阳强、目明、耳聪。"山药在慢性肾功能衰竭的治疗上常多用至 15g 需配伍补气药、活血疏肝药、化湿药等，根据证型化裁，如脾肾气虚证可用香砂六君汤加减，气阴两虚证用参芪地黄汤，肝肾阴虚证用六味地黄汤合二至丸加减，阴阳两虚可用金匮肾气丸合二至丸加减。山药对于慢性肾脏病的治疗多取其滋阴益肾、涩精止遗的功效，临床应用当灵活配伍，随证加减，不可墨守成规。

5. 肉苁蓉

本品首见于《神农本草经》，入药部位为肉苁蓉或苁蓉、迷肉苁蓉等的肉质茎，性味甘、咸、温，归肾、大肠经，具有补肾阳、益精血、润肠通便的功效。肉苁蓉甘咸质润，善润肠道，用于治疗便秘。《圣济总录·卷一八六》欢蓉丸，用肉苁蓉 60g，山药、五味子、菟丝子、赤石脂、白茯苓、泽泻、熟地黄、山茱萸、巴戟天、覆盆子、石斛各 30g。共为细末，酒煮面糊，入蜜少许，同和丸，如绿豆大，每服 15～20g，温酒或粟米饮下，食前服。功能温补脾肾，开胃进食。适用于老年脾胃虚弱，食欲不振，二便不调者。《重订严氏济生方·卷四》之润肠丸，以肉苁蓉 60g，沉香 30g，上药为细末，用麻子仁汁打糊为丸，如梧桐子大，每服 50 丸，空腹米汤饮下。功能温肾益精，润肠通便。主治肾虚精亏，津液耗伤，大便秘结。肉苁蓉可用于治疗消渴，如《外台秘要·卷十一》之花灰蓉丸，用花灰蓉、泽泻、五味子、巴戟天、地骨皮、瓜蒌各 30g，磁石 45g，韭子、龙骨、炙甘草、牡丹皮各 36g，干地黄 75g，禹余粮 25g，桑螵蛸 30 枚。研细末，蜜和丸，如梧桐子大；空腹牛乳送下 20 丸，日服 2 次。主治肾消。《圣济总录·卷五十九》之肉苁蓉丸，用肉苁蓉 60g，泽泻、熟地黄、五味子、巴戟天、地骨皮、人参、瓜蒌根、炙甘草、韭子、牡丹皮各 30g，桑螵蛸 30 枚，赤石脂、龙骨、磁石、禹余粮各 45g。为末，炼蜜为丸，如梧桐子大，每服 30 丸，牛乳汁送下。功能补肝益肾，固涩止遗。主治消渴，小便无度。《本草汇言》谓："肉苁蓉，滋肾补精血之要药……久服则肥健而轻身，益肝肾补精血之效也。"《医学入门·卷七》之加减内固丸，用肉苁蓉、巴戟天、山茱萸、菟丝子各 90g，石斛、胡芦巴各 60g，补骨脂 75g，小茴香 30g，附子 15g。研细末，炼蜜为丸，如梧桐子大，每服 30 丸，空腹温酒或盐汤服下。功能补肾壮阳。主治命门火衰，肾寒阴痿，元阳虚惫，阴弱于下，阳浮于上，水火不能既济。《寿世保元·卷五》之壮肾散，以肉苁蓉、巴戟天各 180g，淫羊藿、杜仲、大茴香、小茴香各 150g，远志 120g，青盐 240g，共为末，每次 6g，用猪腰切开，掺药末在内，纸裹，火烧熟，细嚼酒下。治肾经虚损，腰腿遍身疼痛。用量 10 ~ 15g。

用药经验：笔者针对患者出现老年肾虚，大便秘结，则选用肉苁蓉取济川煎之意，或患者出现腰膝酸软怕冷、小便清长的肾阳虚症状，则宜选用肉苁蓉。

6. 淫羊藿

本品首见于《神农本草经》，入药部位为淫羊藿的干燥叶。性味辛甘、温，归肝、肾经。具有补肾阳，强筋骨，祛风湿的功效。应用：《草本备要》言其"补命门，益精气，坚筋骨，利小便"。常用于治疗肾阳虚衰引起的阳痿、遗精、早泄、尿频及风寒湿痹、四肢麻木等症，且其温补肾阳之功可治少弱精子症、不育症。临床上淫羊藿常配熟地黄、郁金、芍药、柴胡等补肾解郁，用于肾虚肝郁之抑郁症，《神农本草经》谓淫羊藿"强志"，治"老人昏耄，中年健忘"。《医学入门》云淫羊藿"补肾虚、助阳，治偏风手足不遂、四肢皮肤不仁"。因此淫羊藿常配补肾活血化痰之品，用于中风后抑郁的治疗。淫羊藿补肾壮阳，常配熟地黄、白芍等补肾填精、柔肝补血之品，以调整机体阴阳平衡，用于更年期抑郁症的治疗。用量为 3 ~ 9g。

用药经验：笔者在临床中针对肾阳亏虚及阳痿早泄的患者，常应用右归丸加淫羊藿、锁阳加减治疗。

7. 续断

本品首见于《神农本草经》，入药部位为川续断或续断的根，性味苦、辛、微温，归肝、肾经，具有补肝肾，强筋骨，续折伤，止崩漏的功效。临床中续断配伍他药治疗视物不明、腰痛、滑胎、便血、中风寒湿、痉挛骨痛、瘀血留滞等疾病。续断配伍杜仲，如补肾续断丸，宋·《圣济总录》讲续断补肝肾，配伍杜仲益精气，相须为用，同入肾中，主治眼视物不明，茫茫昏暗；续断配伍补骨脂，明·《万病回春》讲续断补而不滞，配伍补骨脂补骨温肾，主治腰痛并脚酸腿软；续断配伍干姜，如续断止利汤，续断补下焦而通经，配伍干姜温中阳而止血，主治下焦虚寒损之便血，好因劳冷而发；续断配伍萆薢，如续断丹，《景岳全书》讲续断补肝肾而微温，强壮筋骨，配伍萆薢祛风除湿，主治中风寒湿，筋挛骨痛；续断配伍川芎、当归，如续断饮，续断虽以补肝肾强筋骨见长，但亦能通行血脉，配伍川芎、当归气血通调，补中有行，主治血分病，瘀血留滞，血化为水，四肢水肿，皮肉赤纹。月经不调主要与肝、脾、肾相关，气血经脉不荣或不通而致病，续断可滋补肝肾，配伍桑寄生、杜仲、牛膝等药，相须为用，同固先天之本，通行血脉；肾病、心血管疾病等以虚为主者，在临床中续断、杜仲均能补益肝肾，相须为用，增强疗效；风湿性关节炎多属本虚标实，以气血不足、肝肾亏虚为本，风寒湿瘀等邪气阻滞为标，常用独活寄生汤（独活、川续断、延胡索、厚朴各 10g，桑寄生、当归尾、鸡血藤、牛膝、赤芍、茯神各 20g，白术、葛根、木瓜各 15g，甘草 3g），其中续断补肝肾，桑寄生、独活强筋骨、祛风湿，三药性微温而散寒，配伍当归、牛膝通行血脉。用量为9～15g。

用药经验：慢性肾小球肾炎为本虚标实之病，与脾肾关系密切，因续断兼有补肝肾、强筋骨、续折伤，止崩漏及提高正气的作用，所以临床最适用于正气虚弱，尤其是肝肾虚而兼有风寒湿及血瘀者，或者创伤后期及后遗症等。

8. 杜仲

首见于《神农本草经》，入药部位为杜仲的树皮，性味甘、温，归肝、肾经。具有补肝肾、强筋骨、安胎的功效。杜仲配伍不同中药治疗痹证、高血压、腰脊伤痛、妇科疾病等。如独活寄生汤，杜仲与独活配伍，治疗肝肾不足之痹证；天麻钩藤饮，杜仲配伍天麻，治疗肝阳上亢型高血压；杜仲汤，杜仲配伍赤芍，治疗腰脊伤痛；温胞饮，杜仲配伍巴戟天，治疗肾阳不足型月经不调、不孕；右归丸，杜仲配伍枸杞子、肉桂，治疗肾阳不足、命门火衰证；生熟地黄汤，杜仲配伍桑寄生，治疗肝肾不足、气血亏虚之胎动不安。杜仲常作为腰部疾患的引经之药。杜仲在临床亦可治疗筋骨创伤，特别是创伤后期。杜仲可用于治疗骨关节疼痛。徐彦纯在《玉机微义》中认为杜仲为"通关机之剂"；魏之秀在《续名医类案》中认为杜仲为"环跳脱出"的"下行响导"之剂。黄元御在《玉楸药解》中认为杜仲去关节湿淫。陆清洁清宫方中的"蠲痹汤"是治疗骨节疼痛的要方。杜仲还可用于骨质增生。《中华临床中药学》：用于治疗肥大性脊椎炎、颈椎病、增生性关节炎、骨刺等。杜仲在预防骨质疏松方面的作用也极为突出。用量为6～9g。

用药经验：笔者在对杜仲的应用中主要针对腰膝酸痛，《中药八百种详解》："甘温补肝肾，壮筋骨，为治腰痛必用之品。"且"腰为肾之府"，而其本身有"补肝肾"之效，因而无论肾虚、风湿、寒湿、湿热、血瘀所致腰部疼痛，杜仲为必选之药物。

9. 菟丝子

首见于《神农本草经》，入药部位为旋花科植物菟丝子的干燥成熟种子，性味甘、温，归肝、肾、脾经，具有滋补肝肾、固精缩尿、安胎、明目、止泻的功效。菟丝子配伍不同中药治疗腰膝酸软等肾虚病证及生殖系统疾病。如左归丸中菟丝子配伍熟地黄，治疗肾阴不足之腰膝酸软；右归丸中菟丝子配伍附子、肉桂、鹿角胶，治疗肾阳不足、命门火衰之腰痛阳痿；七宝美髯丹中菟丝子配伍何首乌，治疗肝肾不足之脱发、齿牙动摇、腰膝酸软；茯菟丸中菟丝子配伍茯苓，治疗脾肾两虚之遗精尿浊、妇女白带；菟丝子丸中菟丝子配伍桑螵蛸，治疗肾气虚衰、元阳不足之阳痿遗精、腰膝酸软；补骨脂丸中菟丝子配伍补骨脂，治疗下元虚衰之腰膝酸软。陈士铎在《本草新编》中记载，重用或一味菟丝子专用，可于两病上收到奇功：一是梦遗，"服之而效验如响，亦有不可思议之奇"；二是阳痿、早泄，服之"则阳坚而不泄"。张锡纯称其于千百味药中，得一最善治流产之药，乃菟丝子是也。李维贤治疗妊娠胎漏，喜用保产无忧汤，方中亦有菟丝子；李维贤受《名医别录》所载菟丝子治疗"寒血为积"启发，治疗女性月经后期，于经前使用，重用菟丝子，疗效显著，安全有效；菟丝子治疗腰膝冷痛，可一味单用，亦可与一、二味药配伍应用。明代《本草汇言》中载王靖远论述曰："菟丝子专补肝脏风虚，活利腰膝间，一切顽麻痿痹诸疾。"《本草纲目》菟丝子条下附方治小便赤浊，心肾不足，精少血燥，口干烦热，头晕怔忡；《奇效良方》载菟丝丸治膏淋；菟丝子治疗皮肤病，内服、外用皆宜；《神农本草经》记载菟丝子汁能祛面部黑斑；葛洪《肘后备急方》所载治面上粉刺方："捣生菟丝，绞取汁，涂之"；菟丝子可治消渴，《名医别录》载菟丝子主"口苦燥渴"；《药性论》言其"主消渴热中"；《全生指迷方》载有菟丝子丸治消渴。用量为6～12g。

用药经验：笔者在临床中常在慢性肾病蛋白尿阶段应用，菟丝子温而不燥，女贞子滋而不腻，为平补益肾脏阴阳的药对，对于慢性肾病大量蛋白尿期可大量使用以图速效。

10. 当归

首见于《神农本草经》，入药部位为伞形科植物当归的干燥根，性味甘、辛温，归肝、心、脾经，具有补血活血，调经止痛，润肠通便的功效。当归可配伍不同中药治疗月经不调、不孕、心痛、胃脘痛、内外疮疡、腿疼臂疼、成癖症瘕等。当归补血汤，当归益血和营，引黄芪补气之力入归阴血，共奏益气养血之功。配伍川芎，如佛手散，当归补血活血，与川芎互补互用，当归之润以制川芎之燥，川芎之燥以缓当归之润，使祛瘀不伤血，补血不致血瘀，从而起到活血祛瘀、补血和血之效，用以治疗妊娠胎动下血，或子死腹中，下血疼痛。配伍白芍，如当归芍药散，当归以补血养肝，与芍药配伍共奏柔肝养血、缓急止痛之功，可治疗妇人妊娠腹痛及妇人腹中诸疾。配伍吴茱萸，如当归四逆加吴茱萸生姜汤，当归以补血行血止痛，吴茱萸得当归温散则不伤阴血，当归得吴茱萸生血而不碍血行，二药相辅相成，刚柔相济，共奏温经活血、调经止痛之效。配伍生姜、羊肉，如当归生姜羊肉汤，当归以补血养肝止痛，治疗寒疝腹中痛、产后腹痛及胁痛里急，共奏补血养肝、缓急止痛之功。配伍人参，如乌梅丸，当归补血活血、行气止痛，与人参合用，补养气血，用以温脏安蛔。且与方中温中药配伍使用，具有益气养血温中，以温补下焦虚寒、养血通脉、调和阴阳之功，治疗四肢厥冷。配伍桂枝，如当归四逆汤，当归味苦入心以助心血，补血活血，配以桂枝之温通经脉，以治疗血虚受寒之四肢厥冷。配伍苦参，如当归贝母苦参丸，当归和血润燥，二药相合以清膀胱湿热、通利小便，治妊娠小便难，饮食如故。用量为6～12g。

用药经验：笔者在针对血虚受寒出现腰腿麻木、手足厥寒症状的患者时，善用当归四逆汤以改善症状；患者出现血虚便秘亦加入当归，以润肠通便。

11. 熟地黄

首见于《本草图经》，入药部位为玄参科植物地黄或怀地黄的根茎，经加工蒸晒而成。性味甘、微温，归肝、肾经，具有滋阴补血，益精填髓的功效，应用：方剂中熟地黄配伍养阴、温阳之品，如宋四物汤中熟地黄配伍当归补血养肝、活血调经；地黄饮子中用熟干地黄配伍麦冬补肾填精的同时，又可滋阴益胃，补后天以滋先天主治下元虚衰，痰浊上泛之喑哑证；玉女煎中选用熟地黄配伍麦冬，滋肾阴又清胃热，治疗胃热阴伤引起的消渴、齿衄诸症；金匮肾气丸用熟地黄甘温滋肾以填精，配伍肉桂、附子辛温补肾助化气，治疗肾阳不足诸疾；阳和汤中重用熟地黄滋补阴血、填精益髓，配伍少量麻黄取其"外可宣透皮毛腠理，内可深入积痰凝血之中"，以通经络而使熟地黄补而不滞，治疗阴疽。用量为 9～15g。

用药经验：笔者常应用熟地黄与黄芪为药对，两药味厚气薄，熟地黄重在填补肾精，黄芪重在补气生精。两者互助互用，共行形气同调，气固填精之效。

12. 白芍

首见于《神农本草经》，入药部位为毛茛科植物芍药的干燥根，性味苦、酸、微寒，归肝、脾经，具有平肝止痛、养血调经、敛阴止汗的功效。以白芍为主要药物的方剂很多，如芍药汤、芍药甘草汤、桂枝汤、黄芩汤、逍遥散、四物汤、痛泻要方、柴胡疏肝散等。随着配伍的变化，白芍的作用也有所不同：桂枝汤中用白芍敛阴和营，使桂枝辛散而不伤阴，合桂枝一散一收，调和营卫；小青龙汤用白芍，一合桂枝调和营卫，二配甘草酸甘化阴，且能缓和麻黄、桂枝辛散太过；麻子仁丸用白芍，意在养阴和里；四逆散用白芍，一配柴胡疏肝清热，二合甘草缓急止痛；逍遥散用白芍既助柴胡疏肝，又合当归养血；痛泻要方用白芍合白术疏肝健脾，且缓急止痛；小建中汤用白芍，一者养阴血，二合饴糖、甘草酸甘化阴，缓挛急调肝；芍药汤中白芍与当归调和营血，配甘草缓急止痛；四物汤中白芍配当归、熟地黄、川芎补血活血，为补血调血基础方。白芍用于阴虚血虚的月经不调、经行腹痛、崩漏等本品能养血调经，常用于妇科疾病。如补血调经的基本方四物汤，即由白芍配伍当归、川芎、熟地黄所组成。经行腹痛可加香附、延胡索；崩漏不止加阿胶、艾炭。若血虚有热可配黄芩、黄柏、续断等，如保阴煎；若血瘀不行，可加丹参、鸡血藤、桃仁、红花等逐瘀行血。白芍用于肝气不和，胁肋脘腹疼痛，或四肢拘挛作痛如逍遥散以白芍配伍当归、白术、柴胡等，治血虚肝郁胁肋疼痛；柴胡疏肝散以白芍配柴胡、川芎、香附、枳壳等治肝气郁结之胁肋疼痛，寒热往来；芍药甘草汤以白芍与甘草同用，治肝脾失和、脘腹挛急作痛和血虚引起的四肢拘挛作痛；痛泻要方以本品配伍防风、白术、陈皮，治肝郁脾虚之腹痛泄泻；芍药汤以本品配伍木香、槟榔、黄连等治下痢腹痛。白芍用于肝阳上亢所致头痛、眩晕之症。白芍能平抑肝阳，多配伍生地黄、牛膝、代赭石等，治肝阳上亢引起的头痛、眩晕，如镇肝息风汤、建瓴汤。配阿胶、龟甲、生牡蛎、鸡子黄等滋阴息风，治神倦瘛疭，脉气虚弱，如大定风珠。用量为6～15g。

用药经验：笔者在针对阴虚盗汗及营卫不和的表虚自汗时，使用白芍配伍生地黄、牡蛎、浮小麦等敛阴止汗；治营卫不和，表虚自汗，常配伍桂枝、甘草等，如桂枝汤，可以调和营卫。

13. 麦冬

首见于《神农本草经》，入药部位为百合科植物麦冬的干燥块根，性味甘、微苦、微寒，归心、肺、胃经，具有养阴生津，润肺清心的功效。临床中麦冬配伍相应中药治疗气津两伤之咳呕气逆、咽喉干燥疼痛、虚劳羸瘦少气等。炙甘草汤，麦冬去心滋阴清心，与人参、炙甘草合用益气补心脾，治疗心悸气短、脉结代、虚劳肺痿等属阴血不足、气阴两伤者；麦门冬汤、竹叶石膏汤，前方治疗肺胃阴亏之咳呕气逆、咽喉干燥疼痛，后方治疗伤寒、温热、暑病之后余热未清、气津两伤、气逆欲呕；地黄饮子，麦冬去芯，滋阴益胃，与石斛合用增强滋阴益胃，补后天以充养先天，治疗卒中后遗症之阴阳两虚者；

一贯煎，麦冬养阴生津，配合生地黄滋阴养血生津，治疗肝肾阴虚、血燥气郁之胸胁痛、吞酸吐苦、咽干口燥等症；增液汤，麦冬连芯滋肺增液、生津濡肠，与玄参合用增强滋阴润燥、润肠通便之功，治疗热邪伤津之便秘。用量为 6～12g

用药经验：临床中笔者应用麦冬养阴清心除烦，配伍生地黄、竹叶芯、酸枣仁、太子参、知母、牛膝、枸杞子、柏子仁，治疗失眠、心悸、更年期综合征；益胃生津，配伍沙参、生地黄、玉竹、石斛，治疗糖尿病合并高脂血症；滋阴清热，配伍生地黄、玄参，治疗肠燥便秘、糖尿病津亏便秘、干燥综合征。

14. 枸杞子

首见于《神农本草经》，入药部位为茄科植物宁夏枸杞子的干燥成熟果实，性味甘、平，归肝、肾经，具有滋补肝肾，益精明目的作用，临床枸杞子配伍不同中药治疗虚劳、梦泄遗精、瘦削少气、目视不明等。枸杞子配伍当归，如一贯煎中枸杞子滋补肝阴，又能生津，配伍当归养血滋阴柔肝，治疗肝肾阴虚、肝气不舒证；配伍菊花如杞菊地黄丸（原名杞菊六味丸：各药为末，炼蜜为丸，如梧桐子大，每服 3 枚，空腹服），枸杞子滋补肝肾、益精明目，菊花清肝明目，二药合用可起到养肝明目的作用，治疗肝肾阴亏所致视物昏花、羞明畏光等症；枸杞子配伍人参如龟鹿二仙胶，枸杞子滋阴则火不泄，人参固气则精不遗，合用滋阴益精，治疗真元虚损、精血不足症见梦泄遗精、瘦削少气、目视不明等；枸杞子配伍菟丝子如七宝美髯丹，枸杞子滋肾阴，菟丝子益肾阳，二药均有益肾精之功，合用则阴阳并补，益肾精，固肾气，治疗肝肾不足所致梦遗滑精、肾虚不育等。用量为 6～12g。

用药经验：临床中笔者应用枸杞子配伍鹿角胶、菟丝子滋补肝肾，治疗肝肾不足而致的腰膝无力、阳痿不举等；枸杞子配伍天花粉、黄精滋阴生津，治疗消渴病气阴不足证；枸杞子合五味子、续断、杜仲、白薇补肝益肾，治疗心脏病而见肝肾不足者；枸杞子合菟丝子、补骨脂、淫羊藿组成平补肾之阴阳，四药入肝肾，虽药力不及桂附、熟地黄，然贵在药性平和，不燥不腻，四药均为 10g 左右，味重量轻，徐以补之。

（凌宇航、于金令）

第十四节　收涩药

1. 五味子

首见于《神农本草经》，入药部位为木兰科植物五味子或华中五味子的干燥成熟果实。性味酸、甘、温，归肺、心、肾经，具有收敛固涩、益气生津、补肾宁心的功效。临床五味子配伍不同中药治疗喘咳及其他冲气上逆之症。小青龙汤中五味子敛肺止咳，配伍芍药和营养血，既可增强止咳平喘之功，又可制约诸药辛散温燥太过之弊及治疗外寒里饮的咳喘症；小柴胡去参姜枣加干姜五味子汤中五味子配伍干姜，干姜辛味峻猛、五味子酸敛，二味融合，相互制约，可宣散收敛，止咳平喘，治疗伴有喘咳之疾病；射干麻黄汤中五味子与半夏相伍，治疗寒饮郁肺的喘咳；桂苓五味甘草汤中五味子配伍茯苓，治疗冲气上逆之证。

用药经验：笔者应用五味子常配伍煅龙骨、煅牡蛎、麻黄根等治疗各种病因所致汗多症，多为10g；常配伍西洋参、麦冬治疗气阴两虚型心悸，组成生脉散，其中五味子敛阴宁心安神，为6～10g；常配伍麻黄、细辛、干姜等治疗寒哮，为5～9g，多为9g，其中五味子敛肺止咳，干姜、细辛辛散温肺，一散一收，相辅相成，也常用止嗽散加五味子6g，沙参12g，麦冬10g，治疗阴虚久咳者也。吕仁和在治疗膜性肾病时，合用生脉散治疗感冒后尿蛋白加重，其中五味子20g，太子参30g，麦冬10g；常加生地黄、地骨皮、五味子清热育阴，治疗过敏性紫癜性肾炎过程中激素减量时出现阴虚、热毒之证，五味子多为10～20g。六味地黄汤配伍五味子、远志、补骨脂等治疗肾气不纳的声门闭合不全，五味子常用10g。

2. 浮小麦

首见于《神农本草经》，入药部位为植物小麦的干燥轻浮瘪瘦的果实，性味甘、凉，归心经，具有止虚汗，养心安神的功效。甘麦大枣汤以小麦为主，主治思虑过度、心阴受损所致精神恍惚，心中烦饥、睡眠不安诸症。也治肝气不和，悲伤欲哭，不能自主，甚或言行失常，恐惧抑郁焦虑。小麦能补益气血，调养心神。明代医家兰茂在《滇南本草》中说麦芽能使"妇人奶乳不收，乳汁不止"。麦芽回乳，尽人皆知。小麦解毒疗疮疗效颇佳。用陈年麦粉，久炒成黄黑色，放冷后，研为末加陈年老醋调成糊，熬如黑漆收存瓷罐中，用时摊纸上，剪孔贴患处，可止疼痛消肿毒。此方在河南民间广为应用，治疗如蜂窝织炎、流行性腮腺炎、急性乳腺炎、丹毒、外伤感染等效果较好。现代研究证实，浮小麦可改善人体对食物的消化吸收且可降脂降糖。麦芽含淀粉酶、转化糖酶、维生素C、蛋白分解酶、蛋白质、脂肪酶、脂肪、可溶性淀粉、卵磷脂、糊精、麦芽糖、葡萄糖等，故能帮助食物消化，尤能帮助淀粉类食物消化。对米、薯、芋等物停滞，及小儿乳汁不化之症，用麦芽治疗疗效显著。在小麦制粉工艺中提取的胚芽，具有低糖、高蛋白质、高纤维素、不饱和脂肪酸、多种维生素及微量元素，特别还含有合成胰岛素必需的丝氨酸、缬氨酸、亮氨酸及锌元素等。由于小麦富含膳食纤维，对肠道内容物的水合作用、脂质的乳化作用、消化酶的消化作用调节过剩营养素的消化吸收，特别是葡萄糖的吸收，可抑制血糖的升高，同时还可促进胰岛素的分泌，有益于治疗糖尿病。用量为15～30g。

用药经验：笔者认为汗为心之液，心气虚则肢冷自汗；阴血虚则心悸少眠，睡中盗汗。自汗者以浮小麦配玉屏风散，甚者加龙骨、牡蛎以益心气而敛汗。盗汗者以浮小麦配生地黄、五味子、龙骨、牡蛎养阴敛汗。湿热盗汗，也可以浮小麦与茵陈、龙胆草相伍以清利湿热以止汗。

3. 肉豆蔻

首见于《药性论》。入药部位：肉豆蔻科肉豆蔻属植物肉豆蔻的干燥种仁，性味辛、温，归脾、胃、大肠经。功效：温中行气，涩肠止泻。肉豆蔻于临床中最常应用于四神丸，具有温肾、暖脾、止泻的功效。用治五更泄泻、不思饮食或久泻不愈、腹痛、腰酸肢冷、神疲乏力等，由肉豆蔻、补骨脂、五味子、吴茱萸等组成。用量为3～9g。

用药经验：临床中笔者应用其可治疗虚寒便秘，认为虚寒便秘是下焦阳虚，阳气不运，传送失职而阴凝于下，故通过补肾温阳达到治疗目的；治疗五更泄泻，四神丸治五更泄泻图缓收之功，若改为汤剂，又有力峻速达之效。

4. 金樱子

首见于《雷公炮炙论》，入药部位为蔷薇科植物金樱子的果实，性味酸涩、平，归肾、膀胱、大肠经，具有固精缩尿，涩肠止泻的功效。《蜀本草》对金樱子药性和治疗记载，言"平，温，主治肠滑下痢"。《本草纲目》进一步论述："金樱子，性酸、涩、平、无毒；主治脾泄下痢，止小便利、涩精气；补血益精，有奇效。"《医学入门》提出金樱子有益肾作用，曰："金樱子，燥脾益肾止遗精，和血调脏治痢泻，久服耐老身亦轻。疗脾泻下痢，止小便利，涩精气，久服养精益肾，调和五脏。"《景岳全书》对金樱子生熟之性进行区分，该书述："金樱子，生者色青酸涩，熟者色黄甘涩，当用其将熟微酸而甘涩者为妙。其性固涩，涩可固阴治脱，甘可补中益气。"《本草蒙筌》载："涩精滑自流，梦中精泄；止小便数去，睡后尿遗。杀寸白虫，塞休息痢。"后世医家陈士铎在《本草新编》中记载金樱子治疗精滑之症配伍用药注意事项，曰："金樱子，世人竞采以涩精，谁知精滑非止涩之药可止也。遗精梦遗之症，皆尿窍闭而精窍开，不兼用利水之药以开尿窍，而仅用涩精之味以固精门，故愈涩而愈遗也。所以用金樱子，必须兼用山药、莲子、薏苡仁之类，不单止遗精而精滑反涩，用涩于利之中，用补于遗之内，此用药之秘，而实知药之深也。"古文献中记载金樱子治疗滑精遗精、尿频遗尿、久痢久泄等症，对当今以金樱子治疗肾病具有一定的指导意义。用量为 6～12g。

用药经验：笔者临床中常应用金樱子针对性地治疗尿频之症，并且其强于收涩而补益不足，配合菟丝子及女贞子使用，则补中有收，既补肾气，又固精气，可针对性地治疗蛋白尿。

5. 芡实

首见于《本草纲目》，入药部位为睡莲科植物芡实的干燥成熟种仁，性味甘涩、平，归脾、肾经，具有固肾涩精，补脾止泄的功效。古代医籍记载芡实可通过配伍相应中药治疗遗精滑精、带下、短气、咳喘、不寐、啰呃。如清《傅青主女科》易黄汤，芡实甘涩平，能益肾健脾、收敛固涩、除湿止带，为治疗带下证之佳品；山药甘平，补脾益肾，固涩止带，补而不滞，养阴不腻，《本草求真》曰："山药之补，本有过于芡实，而芡实之涩，更有胜于山药。"二者配伍，脾肾两补，止泻止带益彰，治疗肾虚湿热带下。清《医学衷中参西录》理痰汤，芡实收敛冲气，更以收敛肾气，而厚其闭藏之力；清半夏降冲胃之逆，二者配伍补肾健脾、降气化痰，治疗痰涎郁塞胸膈，满闷短气；或渍于肺中，喘促咳逆；停于心下，惊悸不寐；滞于胃口，胀满呃逆。用量为 9～15g。

用药经验：临床中芡实甘涩收敛，善于益肾固精；金樱子酸涩性温，功专固涩，笔者常应用二者配伍，能使肾气得补，精关自固，治疗肾虚不固之腰膝酸软，遗精滑精。

6. 桑螵蛸

首见于《神农本草经》，入药部位为螳螂科昆虫大刀螂、小刀螂或巨斧螳螂的干燥卵鞘，性味甘、咸、平，归肝、肾经，具有益肾固精、补脾止泻、祛湿止带的功效。古医籍中记载桑螵蛸可通过配伍相应中药治疗遗精、尿频、遗尿、寒疝、经期延长等疾病。桑螵蛸配伍覆盆子，如桑螵蛸丸（宋《太平圣惠方》）。桑螵蛸补肾气、固精关，与覆盆子固精缩尿，治疗下焦虚冷，精滑不固，遗涩不断；桑螵蛸配伍龙骨、龟板，如桑螵蛸散。用量为5~9g。

用药经验：笔者经常应用桑螵蛸补肾固精止遗，配伍龙骨收敛固涩，镇心安神，配伍龟甲滋养肾阴，补心安神。桑螵蛸得龙骨则固涩止遗之力增，得龟甲则补肾益精之功著，主治小便数、健忘。

（凌宇航、于金令）

第十五节　肾科特色药

1. 黄蜀葵花

首见于《嘉佑本草》，入药部位为锦葵科植物黄蜀葵的花朵，性味甘、辛，归心、肾、膀胱经，具有通淋、消肿、解毒的功效，据《嘉佑本草》记载："黄蜀葵花，六、七月采，阴干之……治诸恶疮脓水久不瘥者，作末敷即愈，为疮家要药。"中成药黄蜀葵花提取物组成，临床治疗肾小球肾炎取得可观疗效。近代药理研究表明黄蜀葵花可以降低蛋白尿、血尿、延缓肾间质纤维化。用量为5~15g。

用药经验：①慢性肾炎：肾脏疾病往往与湿热积聚有关，黄蜀葵花因其清利湿热、消肿解毒的功效，能够帮助肾脏排出多余的水分和毒素，从而缓解肾脏负担，是笔者治疗慢性肾炎的常用中药。②其他肾脏疾病：除了慢性肾炎外，黄蜀葵花还可用于治疗肾病综合征、急性肾炎等。黄蜀葵花中含有大量的酮类物质，具有强效的抗氧化作用，能够清除体内自由基，减轻肾脏的氧化应激反应，同时也有助于缓解肾脏的肿胀和炎症，促进肾脏恢复，提高患者的生活质量。

2. 鬼箭羽

首见于《日华子本草》，入药部位为卫矛科植物卫矛的具翅状枝条或翅状附属物，性味苦、寒，归肝经，具有破血、通经、杀虫的功效。在《雄草经集注》中，"鬼箭羽山野处处有之……为用甚稀"。主治中恶腹痛，去白虫，消皮肤风毒肿，令阴中解。据《本草纲目》记载，鬼箭羽主治女子崩中下血，腹满汗出，除邪，杀鬼毒蛊注。"又有鬼箭羽生山石间……山人不识，惟樵采之。"《名医别录》中有疗妇人血气大效的记载。以往鬼箭羽是应用较少的活血化瘀类中草药，并多用于驱鬼魅除邪，用其组方也就更少。近来药理研究表明，其具有降血糖、调血脂及延缓动脉粥样硬化等作用，临床用于治疗糖尿病、高脂血症、动脉硬化等效果显著。用量为4~9g。

用药经验：慢性肾脏病其病情缠绵难愈，"久病入络"导致肾中络脉瘀阻，使肾主藏精、主水、主气化等功能失常。活血通络药物能改善肾脏的血供，延缓肾脏纤维化的进展。鬼箭羽是笔者治疗慢性肾衰的常用药物，《日华子本草》言其"破癥结"专攻血分，破瘀血散症结，现代研究中其可保护肾小管，并可减少细胞外基质的沉积，防止肾小球硬化。

（凌宇航、于金令）

附 医家小传

个人简介

远方（1963—），女，辽宁省沈阳市人。1987年7月于辽宁中医学院中医医疗系毕业后留校，在辽宁中医学院附属医院（现辽宁中医药大学附属医院）从事内科肾脏病的临床、教学及科研工作至今。承蒙辽宁省中医药管理局、辽宁中医药大学及附属医院各级领导、各位专家的关怀与厚爱，使远方教授在37年的中医生涯中淬炼成长，成立"远方辽宁省名中医传承工作室"，为培养省内基层医院中医人才，推动中医药的传承与发展甘当桥梁纽带。

远方教授于2004年9月晋升为主任医师，2005年5月获批硕士研究生导师，2004年7月至2023年2月，历任肾病科副主任、肾病科主任、内科五党支部书记、国家中医药管理局"十二五"中医药重点学科中医肾病学学科带头人、第四批全国名老中医药专家郭恩绵教授学术经验继承人。现任辽宁中医药大学附属医院肾病科主任医师、教授（三级岗），博士研究生导师，辽宁省名中医，国家中医药管理局中医药重点学科中医肾病学学科带头人，辽宁省中医肾病重点专科负责人，远方辽宁省名中医传承工作室负责人，沈阳市中医药专家学术经验继承工作指导老师，辽宁省中医系列高级职称评审专家。

一、师从名医名家，中西医均衡发展

人生的意义在于创造价值，医疗教育者的价值在于救治患者，传承学术。远方教授在实现自我价值的过程中不断汲取医学营养，把握每一次提高自己专业能力的机会。1987年9月在医务科工作之余，有幸侍诊造诣深厚的中医前辈穆长青老中医、马智教授、郭恩绵教授，以及中西医汇通专家李文浦教授。耳濡目染前辈们的仁医仁术及谆谆教诲，对远方教授的从医之路产生深远影响。为了完善和提升自我，她于2000年3月前往广州中山医科大学高级肾病研修班进修深造，在国内外知名肾病专家、中西医结合治疗肾病创始人、博士研究生导师叶任高教授的门下，学到先进的疑难肾病诊治技术。2008—2011年

师承郭恩绵教授期间，多次参加全国及辽宁省优秀中医人才培训班，聆听国医名师的专题报告，潜心研习古籍医理，快速提升了运用经方加减治疗疑难杂症的疗效。2012 年担任肾病科主任和辽宁省中西医结合肾脏病专业委员会主任委员后，远方教授积极参加全国中医药学、中西医结合和现代医学的高层次会议，如全国中医经典师资研修班、北京协和医院高端国际肾病培训班，紧跟中西医最新研究进展。十多年来历经国家级、省级学术会议专题交流、讲演和主持的锤炼，使远方教授视野开阔，临床积淀愈加深厚，中西医专业均衡发展。于 2001 年和 2017 年在肾病科首次开展腹膜透析和肾活检技术，填补了院内两项空白。2007—2022 年先后获得辽宁中医药大学名中医、沈阳市名中医、辽宁省名中医殊荣，成为辽宁省乃至国内肾脏病行业中医、中西医知名肾病专家，求医者众多，地域覆盖全国周边省份。

二、传承前辈经验，创新学术理论

远方教授致力于中医肾病的主要研究方向为慢性肾纤维化的基础与临床领域。她在学经典、多临床的从医之路上孜孜以求，潜心挖掘中医理论内涵，教书育人，培养后学，情怀大义。现每周出诊 3 个半日，周均门诊量 90 人次，年均出诊 140 日以上，累计接诊患者 4300 余人次，对本专业常见病、疑难病的诊治积累了丰富经验。远方教授临床辨病与辨证相参，擅长慢性肾衰竭及其并发症、各种病理类型的肾炎肾病蛋白尿、复杂尿路感染的中医药治疗。继承郭恩绵教授学术经验，总结恩师的学术思想，在肾病理论上有所创新。

对于慢性肾衰竭以"正虚毒蕴"立论，建立固本培元、化瘀解毒泄浊大法，结合中医特色外治法，有效延缓肾功能进展。①慢性肾衰竭从脾论治。主持立项辽宁省科学技术厅自然基金项目——"肾衰竭方拆方重组对慢性肾衰竭大鼠肾间质纤维化影响的研究"，为优化肾衰竭方药物组成，从脾论治慢性肾衰竭提供实验证据，获得辽宁省中西医结合学会科技奖二等奖。②慢性肾衰竭湿瘀互结，需邪实同治。为阐明其药效机制，2017 年获得省科学技术厅自然基金资助项目——"基于 CHIP/TGF ~ β 通路研究化瘀泄浊法对肾间质纤维化的干预作用"，发表核心期刊论文 6 篇以上。③慢性肾衰竭浊毒弥漫三焦，须通腑泄浊排毒。就其理论基础和技术创新，立项辽宁省中医临床重点专科服务能力建设项目——"慢性肾衰竭中医内外合治诊疗方案拓展应用的临床研究"，建立"慢性肾衰竭中医量化辨证及个体化精准中西医结合治疗策略"方案，协作立项辽宁省中医药临床学科能力建设项目。

对难治性肾病重视从后天之本论治，斡旋气机升降，构建培土生金、培土益肾、化瘀利水之法，减轻水肿和蛋白尿，保护肾功能。对困扰中老年患者的反复尿路感染及尿频、排尿不适综合征，运用中医气化理论指导临床实践获得满意疗效。

三、学高为师，德高为范，硕果累累

远方教授为师严宽相济、提携后学，为医殚精竭虑、施德济民，处世柔和敦厚、虚怀若谷。37年来无论是作为临床医生，还是学科带头人，始终以"学高为师，德高为范"的标准严格要求自己，从立德树人、为人师表及医教研等多方面发展，硕果累累。2000年起，先后获评病历书写优秀奖，优秀青年医师，医德医风先进个人（两次），有突出贡献女知识分子，大学优秀教师（两次）荣誉称号，所在肾内科被评为先进带教科室；主任医师查房评比大赛勇夺第一名，郭恩绵工作室特殊贡献奖，中医医案分享会比赛喜获二等奖；获得大学优秀共产党员，先进工作者，优秀党支部，学科建设贡献奖等多项荣誉表彰。

2005年至今远方教授呕心沥血，培养医学硕士61名，考取博士3名，其中早期毕业生已成为省内外医疗技术专业骨干。主持并参加中药新药研究20余项。主持立项省科学技术厅课题2项、省卫健委和省教育厅课题3项，参与国家级、省市级课题多项。获省中西医结合学会科技进步奖二等奖1项（第一名），沈阳市科技进步奖1项（第二名）。在《辽宁中医杂志》《中国实验方剂学杂志》《中国中西医结合肾病杂志》《时珍国医国药》《辽宁中医药大学学报》等核心期刊发表学术论文86篇，参编医学专著5部。

作为学科专科带头人，重视学科队伍建设，加强人才培养，积极开展新技术、新疗法，中西医并重。慢性肾衰竭、膜性肾病等优势病种中医特色突出，肾组织活检术、血液净化等现代诊疗技术全面，使肾病专科专病的临床疗效处于省内领先、国内知名。在2022年艾力彼排名中，肾病科入围全国中医医院肾内科30强。

专业特长

擅长运用中西医融合、辨病辨证相参、经方时方合用的多元思维，个体化治疗慢性肾衰竭及其并发症。擅长各种病理类型的肾炎、肾病蛋白尿、水肿及复发尿路感染，糖尿病肾病、痛风性肾病、高血压肾病、紫癜性肾炎、狼疮性肾炎等疑难肾病的中西医诊治，以及水肿、腰痛、尿频、汗证的经方调理。

学术团体任职

兼任辽宁省中西医结合学会常务理事及肾脏病专业委员会主任委员；中国中医药研究促进会肾病分会副会长；中华中医药学会肾病分会、世界中医药联合会肾病专业委员会、中国中药协会肾病中药发展研究专业委员会、中国民族医药学会肾病分会、中国中医药肾脏病防治联盟血液透析技术专家委员会常务委员；中国肾脏病大数据应用创新联盟常务理事；辽宁省中医药学会理事及肾病专业委员会副主任委员、名誉副主任委员；辽宁省肾脏病及血液净化临床医学协同创新联盟副理事长；辽宁省养生康复学会肾脏病血液净化专业委员会、辽宁省细胞生物学学会肾脏病和血液净化专业委员会副主任委员；辽宁省医学会肾脏病专业委员会、辽宁省中医药学会中医标准化专业委员会常委；广东省新黄浦中医药联合创新研究院医学专家委员会委员；辽宁省中西医结合学会心身医学专业委员会、辽宁省药学会药物临床评价研究专业委员会委员；辽宁省中医肾病专科联盟主席单位负责人；辽宁省肾病质量控制中心、辽宁省及沈阳市医学会医疗鉴定专家组成员。